So isst Frau ihr Fett weg!

Christine Blohme

So isst Frau ihr Fett weg!

GUT ESSEN · GUT FÜHLEN · GUT AUSSEHEN

Meyer & Meyer Verlag

Papier aus nachweislich umweltverträglicher Forstwirtschaft.

Garantiert nicht aus abgeholzten Urwäldern!

So isst Frau ihr Fett weg!

Bibliografische Information der Deutschen Nationalbibliothek
Die Deutsche Nationalbibliothek verzeichnet diese Publikation in der Deutschen Nationalbibliografie; detaillierte bibliografische Details sind im Internet über <http://dnb.d-nb.de> abrufbar.

© 2014 by Meyer & Meyer Verlag, Aachen
Auckland, Beirut, Budapest, Cairo, Cape Town, Dubai, Hägendorf,
Indianapolis, Maidenhead, Singapur, Sydney, Teheran, Wien

Member of the World Sport Publishers' Association (WSPA)

Druck und Bindung: B.O.S.S Druck und Medien GmbH
ISBN 978-3-89899-868-0
E-Mail: verlag@m-m-sports.com
www.dersportverlag.de

Inhalt

Vorwort

„Die sollen einfach weniger essen!", lautete der knappe Kommentar meiner 84-jährigen Mutter. Ich hatte ihr erzählt, dass ich ein Buch für Frauen schreiben werde, die abnehmen wollen.

Wäre schön, wenn es so einfach wäre, doch die Realität ist wesentlich komplexer. Übergewichtigen, und ganz besonders Fettleibigen, wird häufig Willensschwäche unterstellt. Und, mal ehrlich, wer hat sich beim Anblick einer übergewichtigen Frau, die in der S-Bahn einen Schokoriegel isst, noch nicht bei solchen Gedanken ertappt: „Ist ja kein Wunder, selbst schuld, dass die so dick ist."?

Meine Klientinnen in der Beratung empfinden ihr Übergewicht häufig als nach außen sichtbaren Makel. Und darunter leiden sie. Warum also essen sie nicht einfach weniger?

Die Welt, in der wir heute leben, macht es uns extrem schwer. Normalgewichtige sind in unserem Land längst nicht mehr der Normalfall, über die Hälfte der Frauen ist übergewichtig. Wer meint, sie seien alle mit zu wenig Willenskraft ausgestattet, macht es sich zu einfach. Die Schlanken gehören inzwischen zu einer Minderheit. Ich neige fast dazu, von einer unterdrückten Minderheit zu sprechen, denn unsere Umgebung und der „übliche" Lebensstil ist perfekt dafür ausgelegt, dass wir zunehmen. Genetisch betrachtet, sind wir schlecht darauf vorbereitet, ständig von einem gigantischen Angebot an Nahrung umgeben zu sein. Die Fähigkeit, für Notzeiten Fettspeicher anzulegen, in der Urzeit ein Überlebensvorteil, wirkt heute gegen uns. Im Alltag haben wir es unserem Körper bequem gemacht, für das, was unser Organismus eigentlich braucht, zu bequem. Wir sind zu „Sitzern" geworden, tägliche Bewegung bedeutet für viele nur noch vom Schreibtischstuhl zum Aufzug, über den Autositz und dann irgendwann erschöpft auf das Sofa. Dazwischen heißt es, mehr oder weniger hektisch den Alltag zu organisieren. Essen gibt es fast überall und gerne auch im Vorbeigehen, weil vorher ja keine Zeit dafür war.

Ob jemand mit seinem Gewicht gut zurechtkommt oder nicht, wird von sehr vielen Faktoren beeinflusst. Noch einer, der mir besonders wichtig erscheint: Abnehmen ist eben nicht für jede Frau gleich einfach oder schwer, die Welt ist hier nicht gerecht. Wie gut oder schlecht der Stoffwechsel die angebotenen Nährstoffe verarbeitet, ist zu einem großen Teil durch die individuelle genetische Ausstattung festgelegt. Natürlich gibt es da auch noch den anderen Teil, den jede Frau selbst beeinflussen kann. Mit starken Strategien, damit sie mit ihrem Gewicht und mit ihrem Essen glücklich wird.

Ausschlaggebend für meine Entscheidung, dieses Buch zu schreiben, war die mit Abstand meistgestellte Frage bei meiner Arbeit als selbstständige Ökotrophologin: „Stimmt es wirklich, dass …?". In Beratungsgesprächen, Kursen und Workshops erlebe ich, vorsichtig ausgedrückt, Verwirrung. Auch gut informierte Menschen finden es schwierig, die Flut an zum Teil sehr widersprüchlichen Informationen zum Thema Essen einzuordnen.

Aber weshalb ein Buch gerade für Frauen?

Sie essen anders, sie „diäten" wesentlich häufiger und auch ihre Methoden zum Abnehmen unterscheiden sich von denen der Männer. Und natürlich gibt es große physiologische Unterschiede zwischen den Geschlechtern, vom höheren Körperfettanteil bis zur wechselnden Hormonsituation im Laufe des Lebens. Empfehlungen für so etwas Individuelles, wie den persönlichen Ernährungs- und Lebensstil, sollten zu den speziellen Bedürfnissen passen.

Dass der Bedarf auch bei den Männern da ist, zeigt der Erfolg des Ratgebers *So isst Mann sein Fett weg*, von meiner Kollegin Heike Lemberger. In meinem Buch gibt es viele Parallelen zu diesem „Männerbuch". Auch ich empfehle, weitgehend nach der LOGI-Methode zu essen. Das tue ich deshalb, weil es sich mit dieser schmackhaften Ernährungsweise dauerhaft gut essen lässt und die Versorgung mit allen wichtigen Nährstoffen bestens funktioniert. Die Kohlenhydrate werden dabei an den persönlichen Bedarf angepasst, das bringt klare Vorteile für die Gesundheit und auf der Waage.

Was weiß die Wissenschaft wirklich über das Thema Gewichtsmanagement? Dieses Buch gibt Ihnen einen Überblick zum heutigen Stand. „Nimmt Frau wirklich mehr ab, wenn sie Kohlenhydrate am Abend reduziert statt tagsüber? Oder bringt weniger Fett auf dem Teller doch die größeren Erfolge?" Sind diese Aussagen Vermutungen oder gibt es dafür tatsächlich Beweise?

Dieses Wissen übersetze ich in praktikable Tipps für jeden Tag. Denn mit „einfach weniger essen" werden Sie Ihr Wohlfühlgewicht kaum erreichen, geschweige denn halten. Eher schon, indem Sie klug auswählen und kombinieren, sodass sich viele Fallen erst gar nicht auftun. Schließlich geht es darum, wie Sie leckeres Essen auf den Teller bekommen. Und wie Sie lernen, sich regelmäßig satt zu essen und trotzdem – oder gerade deshalb – abnehmen.

Viel Vergnügen beim Lesen, beim Ausprobieren und beim Essen.

Ihre
Christine Blohme

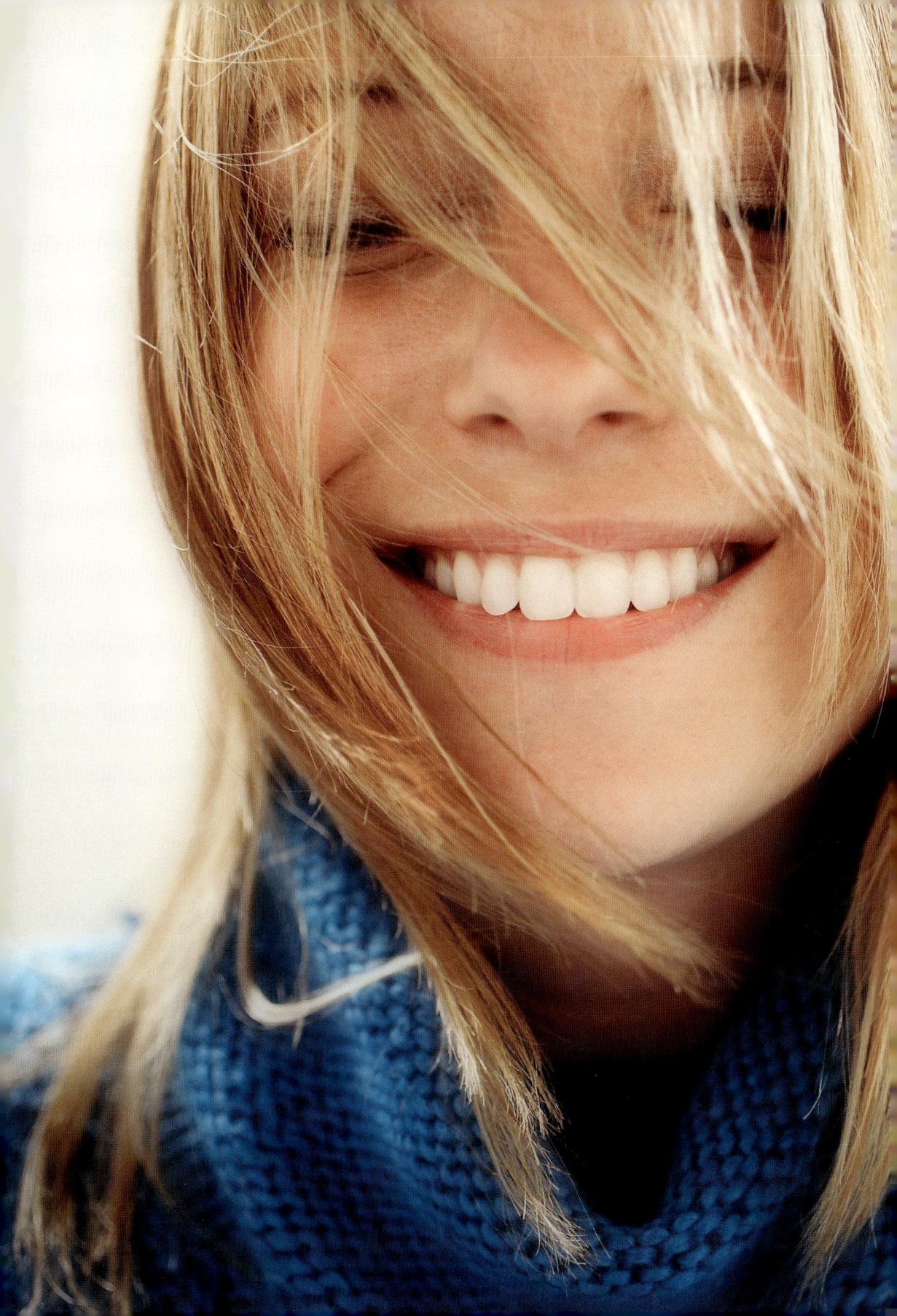

1

SIE MÖCHTEN SOFORT LOSLEGEN?

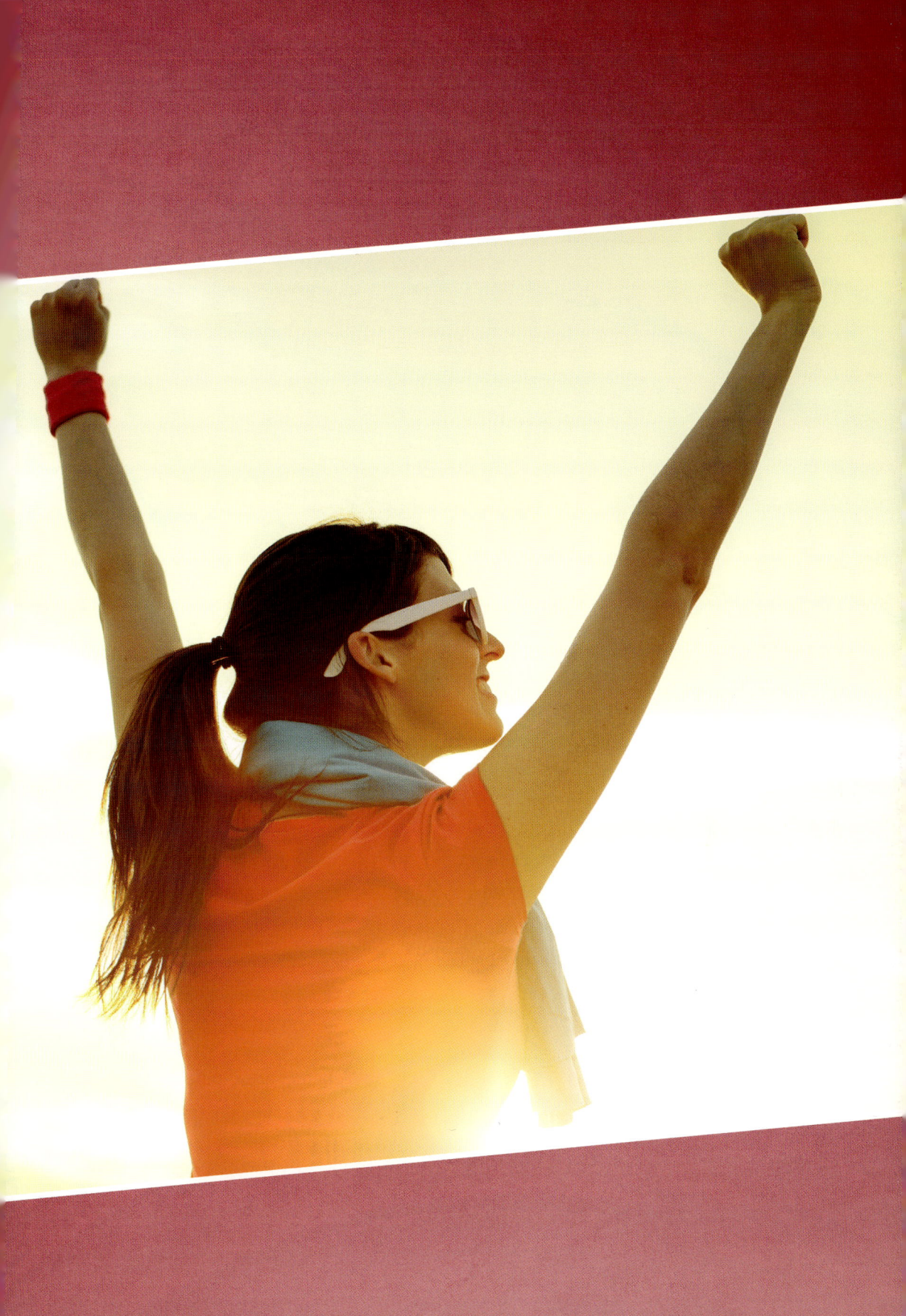

1 SIE MÖCHTEN SOFORT LOSLEGEN?

1.1 So ticken wir

Das vermute ich zumindest. Die meisten Frauen, die sich von mir beraten lassen oder zu einem Kurs kommen, haben einen Entschluss gefasst. Sie möchten es anpacken, etwas verändern, endlich mit ihrem Gewicht besser klarkommen. Und zwar schnell. Ich ahne, dass es Ihnen ähnlich geht, weil Sie zu diesem Buch gegriffen haben.

Auf der Suche nach Namen oder Beschreibungen für meine Kurse frage ich gerne Betroffene aus dem Bekanntenkreis, ob der Titel für sie ansprechend und verständlich ist. „Langfristig zum Wohlfühlgewicht", so wollte ich einen Kurs zum Thema Gewichtsreduktion nennen. Die Reaktion einer sehr diäterfahrenen Freundin war eindeutig: „Würde ich nie hingehen. Ich will sofort abnehmen und nicht irgendwann."

Ein verständlicher persönlicher Wunsch. Und: Studienergebnisse unterstützen ihn sogar. Langsam und schrittweise, lautet die gängige Empfehlung für gesundes und nachhaltiges Abnehmen. So wird es seit Langem an den Hochschulen gelehrt. Auch ich war fest davon überzeugt, bis mich die aktuellen Fakten eines Besseren belehrten. So veröffentlichte das *New England*

Journal of Medicine 2013 einen spannenden Artikel. Eine Gruppe von 20 Experten hatte dafür die Studienlage analysiert. Die Aussage, dass schnell und viel abzunehmen mit schlechteren Langzeiterfolgen einhergeht als langsam und schrittweise, haben sie zum widerlegten Mythos erklärt.

An der University of Florida untersuchten Lisa Nackers und ihr Team in einer Studie (2010), ob Frau mit der langsameren Variante wirklich erfolgreicher Gewicht verliert als mit einer anfänglich rascheren Gewichtsabnahme. Die Teilnehmerinnen, die durch ihr Programm im ersten Monat mehr als 680 g pro Woche abgenommen hatten, waren insgesamt wesentlich erfolgreicher als jene, die weniger als 230 g verloren hatten. Innerhalb von 18 Monaten hatten die anfänglich schnelleren Abnehmerinnen nicht nur insgesamt mehr Gewicht reduziert, sie hielten ihr erreichtes Gewicht auch länger. Deshalb empfehlen die Wissenschaftler in ihrer Zusammenfassung, für die ersten Wochen nicht nur kleine Veränderungen in Verhalten und Lebensstil anzugehen, sondern durchaus ambitioniertere.

Es kommt noch dicker. Ausgerechnet die von uns Ernährungsberaterinnen meist verpönten Formula-Diäten schneiden bei den wissenschaftlichen Untersuchungen zum erfolgreichen Abnehmen am besten ab. Natürlich, wer 3 x täglich mit einem angerührten Pulver insgesamt nur etwa 600 Kilokalorien zu sich nimmt, verliert sehr viel Gewicht. So weit, so bekannt. Doch was die Studien außerdem zeigen, ist, dass die Diäten mit sehr geringer Kalorienzufuhr (auch *VLED* genannt, von englisch *very-low-energy diet)*, auch längerfristig die wesentlich besseren Ergebnisse bringen. 4-5 Jahre nach einer VLED wogen diejenigen, die erfolgreich abgenommen hatten, durchschnittlich immerhin noch 7 kg weniger als zuvor. Bei der langsamen, moderaten Gewichtsreduktion mit einer kalorienreduzierten Mischkost blieben im selben Zeitraum nur 3 kg weniger auf der Waage. Eine VLED ist eine sehr extreme Variante. Natürlich taucht da die Frage nach Genuss und Lebensfreude auf, denn 3 x täglich ein angerührter Drink als Mahlzeit hat keinen besonders hohen Spaßfaktor. Trotzdem kann die Methode gerade für Menschen mit sehr hohem Gewicht sinnvoll sein. In Kap. 12 erfahren Sie mehr zu den reinen Formula-Diäten. Und wie Sie die günstigen Effekte von einzelnen Formula-Mahlzeiten, auch bei kleineren Abnehmzielen, gut nutzen können.

Erfolge in weiter Ferne empfinden wir nicht als direkte Belohnung. Aus psychologischer Sicht könnte das einer der Gründe für diese Studienergebnisse sein. „Wenn ich 10 kg abnehme, werde ich damit mein Risiko, in 20 Jahren an einem Herzinfarkt zu sterben, entscheidend verringern." Ein durchaus sinnvolles Ziel, aber leider wenig geeignet, um sich daraus die nötige Bestätigung für das Weitermachen zu holen. Die Psyche braucht das Erfolgserlebnis, so nah wie möglich an der jeweiligen Veränderung, um es damit zu verbinden. Wenn sich die Zahl auf der Waage relativ schnell nach unten bewegt, belohnt das Ihre Anstrengungen sehr direkt.

Trotzdem gibt es beim Abnehmen keine Zauberei. Anfangserfolge erreichen viele, danach wird es spannend. Alte Gewohnheiten zu verändern, ist erst einmal anstrengend, zumindest bis neue daraus geworden sind. Im Durchschnitt dauerte es in einer englischen Studie 66 Tage, bis der tägliche Spaziergang oder die morgendliche Gymnastik automatisch abliefen. Wie lange der Weg zur jeweiligen Routine dauert, wird von verschiedenen Faktoren beeinflusst: Etwa, wie oft und wie regelmäßig Sie das neue Verhalten üben und ob Sie positive Erlebnisse damit verknüpfen.

Um Ihren Anfangsschub zu nutzen, finden Sie in den ersten drei Kapiteln alles, was Sie zum Durchstarten brauchen.

Danach geht es darum, dranzubleiben, Ihr Essen zu genießen und dabei klug zu kombinieren. Damit Sie dauerhaft gut mit Ihrem Gewicht zurechtkommen – und langfristig.

1.2 Diese Buch hilft Ihnen nur, wenn …

… Sie keine Wunderdiät erwarten!

„In einer Woche zur Traumfigur", fördert als Aufmacher zwar den Verkauf von Zeitschriften, aber – Sie ahnen es vermutlich – realistisch sind solche Versprechen nicht.

Mit diesem Buch mache ich Ihnen Angebote: Veränderungen Ihrer Essgewohnheiten, Ihres Lebensstils, die in der Praxis gut funktionieren beziehungsweise wissenschaftlich untermauert sind. Optimal wäre beides, doch für viele Verhaltensempfehlungen gibt es schlicht keinen klaren Beweis zur Wirksamkeit. Was wissen wir wirklich? Gibt es zum Beispiel einen Nachweis dafür, dass man mit einer fettarmen Diät besser abnimmt als mit einer kohlenhydratreduzierten? Um solche Fragen geht es in diesem Buch, der aktuelle Stand der Wissenschaft dient dabei als Grundlage.

Dann sind Sie dran. So banal es sich anhört: Um in Ihrem Leben etwas zu verändern, müssen Sie etwas ändern! Und ganz ohne Anstrengung wird es nicht gehen.

Genießen Sie eigentlich Ihr Essen? Essen Sie gerne? Unzählige diätgeplagte Frauen erzählen mir, dass das schlechte Gewissen in ihrem Hinterkopf fast durchgehend aktiv ist. Essen ohne zuzunehmen und mit Genuss, ist für viele Frauen mit Gewichtsproblemen ein Widerspruch. Hinzu kommt der Faktor Zeit. Nebenbei zu essen, ist normal geworden, gleichgültig, ob unterwegs oder am Schreibtisch. Wer nebenbei isst, nimmt kaum wahr, was er isst und meist auch nicht wie viel.

Es geht darum, dass Sie auswählen, welche Verbesserungen zu Ihnen passen. Persönliche Vorlieben und Tagesabläufe unterscheiden sich gewaltig. Genauso wie der individuelle Bedarf an Nährstoffen und Energie je nach Mensch variiert.

Mit diesem Buch können Sie lernen, besser und entspannter zu essen. Ihr Essen wichtiger zu nehmen, bedeutet zum Beispiel, dass Sie realisieren, ob Ihnen das, was da auf Ihrem Teller liegt (wenn es denn auf einem Teller liegt), wirklich schmeckt. Oder zu erleben, wie regelmäßiges Sattessen dazu führt, dass Sie mit Ihrem Gewicht besser zurechtkommen.

Sehr effektiv und ohne großes Leiden erreichen Sie das, indem Sie nur so viele Kohlenhydrate essen, wie Sie wirklich brauchen. In der Abnehmphase müssen Sie natürlich stärker reduzieren, um Erfolge zu erzielen. Haben Sie Ihr Wohlfühl-gewicht erreicht, dann haben Sie im besten Fall auf dem Weg dorthin eine Er-nährungsweise ausprobiert und kennengelernt, die dauerhaft funktioniert. Mei-ne praktischen Empfehlungen richten sich weitgehend nach der LOGI-Methode. Die Abkürzung steht für **L**ow **G**lycemic and **I**nsulinemic **D**iet und bedeutet, dass Sie mit dieser Kost Ihre Zucker- und Insulinwerte in einen sehr günstigen Be-reich bringen. Was sich anhört wie eine Diät, ist in Wirklichkeit eine leckere Ernährungsweise fürs Leben. Sie essen sich an Lebensmitteln wie Gemüse, Salat, Fleisch, Fisch und Käse satt. Ein mit Schinken und Käse überbackener Blumen-kohlauflauf ist kein Problem für Ihre Figur. Wenn, ja, wenn Sie Nudeln, Brot, Reis und Co. weglassen oder zur kleinen Beilage machen.

Warum ich Abnehmen gerade auf diese Weise empfehle? Es gibt unzählige Di-äten, mit denen Sie Gewicht verlieren können. Um dauerhaft mit Ihrem Essen und Ihrem Gewicht glücklich zu werden, muss es Ihnen schmecken. Wenn Sie die Kohlenhydrate anpassen und Ihre Mahlzeiten klug zusammenstellen, lässt sich damit lecker satt werden. Ihre Leistungsfähigkeit und Ihre Stimmung profitieren davon. Und selbst, wenn Sie so umstellen, dass Sie Ihr Gewicht nur halten und nicht abnehmen, können Sie damit Ihre Laborwerte, wie etwa Blutzucker und Blutfette, verbessern.

1.3 Wie Sie am meisten von diesem Buch profitieren

Lesen Sie zuerst die Kap. 1 und 2 – dann können Sie mit den beiden Einstiegstagen und/oder dem Wochenplan in Kap. 3 beginnen. Neugier hilft Ihnen dabei: „Was schmeckt mir? Wann bin ich wirklich satt? Und wie müde oder wach fühle ich mich nach unterschiedlichen Speisen?" Betrachten Sie das Ganze als eine spannende Reise. Unterwegs finden Sie heraus, mit welchen Gewohnheiten Sie sich wohlfühlen und was Ihnen guttut.

Während Sie bereits dabei sind, Ihre neue „Essweise" auszuprobieren, lesen Sie weiter. Damit bleiben Sie im Thema und erfahren gleichzeitig, wie die unterschiedlichen Mahlzeiten und Nährstoffe auf Sie und Ihren Stoffwechsel wirken. Wenn Sie verstehen, was Sie konkret davon haben, wird Ihnen das Verändern leichter fallen. So können Sie sich beispielsweise viel Frust ersparen, wenn Sie wissen, wann Ihr Körper besonders gern mit Heißhunger auf Süßes reagiert.

Ich empfehle Ihnen, aufzuschreiben, was Sie essen und trinken, in welcher Form auch immer. Tatsache ist, dass diejenigen, die ein Ernährungstagebuch führen, alleine durch das Notieren bereits anders essen. Und was das Aufschreiben besonders wertvoll macht: Sie realisieren, was Sie bereits verändert haben. Die meisten Kursteilnehmerinnen erzählen bei den Treffen erst einmal, was in der vergangenen Woche alles nicht geklappt hat. Die negative Seite steht klar im Vordergrund: „Eigentlich wollte ich ja … und jetzt habe ich schon wieder …".

Den Frauen wird oft erst auf Nachfrage klar, was sie bereits erfolgreich angepackt haben. „An vier von fünf Tagen habe ich nicht am Schreibtisch gegessen. In dieser Woche bin ich 3 x nach dem Abendessen eine halbe Stunde an die Luft gegangen." Diejenigen, die eine Art Tagebuch führen oder auch eine App zum Eintragen nutzen, behalten den Überblick und machen vor allem ihre Erfolge sichtbar.

2

SO NUTZEN SIE IHRE ANFANGSMOTIVATION

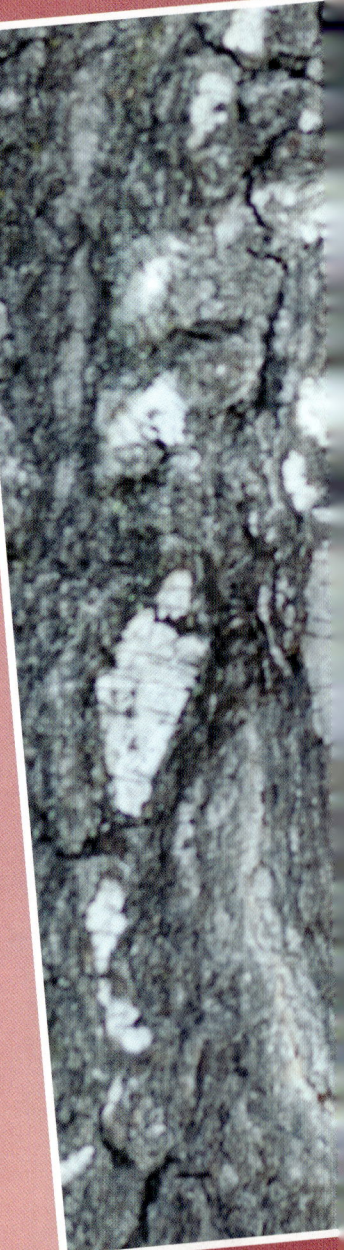

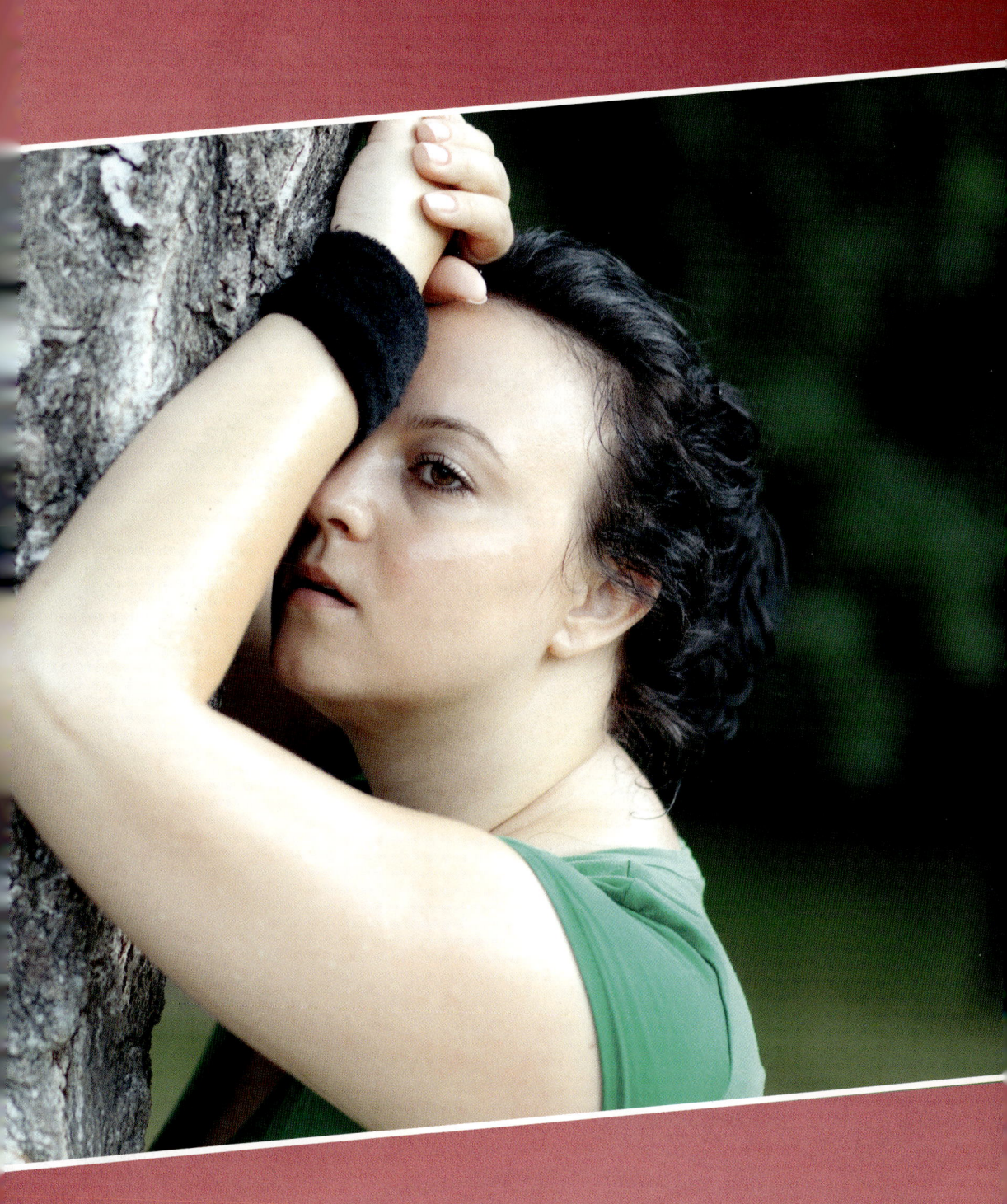

2

SO NUTZEN SIE IHRE ANFANGS-MOTIVATION

2.1   Abnehmen oder aufgeben?

Etwa 2,3 Millionen Frauen hielten in Deutschland nach einer repräsentativen Befragung gerade Diät, um ihr Gewicht zu reduzieren. Das Abnehmen funktioniert bei den meisten etwa ein halbes Jahr lang, besonders gut gelang dies mit begleitenden Programmen. Doch dann nimmt die Mehrzahl langsam wieder an Gewicht zu. Relativ wenige Studien beobachteten, wie es nach zwei oder mehr Jahren mit den Erfolgen aussieht. Sie deuten darauf hin, dass es etwa 20 % sind, die ihr neues Gewicht langfristig halten. Diese Fakten stehen nicht hier, um Sie davon abzuschrecken, etwas zu verändern. Im Gegenteil: Wer die Realität kennt, kann sich besser darauf einstellen.

Was machen die erfolgreichen 20 % also anders? Nach dem aktuellen Stand der Wissenschaft sind es viele kleine Komponenten und Verhaltensweisen, die beeinflussen, ob jemand nachhaltig abnimmt oder eben nicht. Ein einfaches Patentrezept für alle ist leider nicht bekannt.

Einer dieser positiven Unterstützer ist ein greifbarer Anfangserfolg. Wenn Sie etwa die beiden Einstiegstage gut planen und erfolgreich abschließen, erleben Sie, dass Sie es können. Sie selbst haben etwas zustande gebracht. Psychologen bezeichnen das mit dem schönen Wort „Selbstwirksamkeitserwartung". Gemeint ist damit, wie sehr jemand daran glaubt, aus eigener Kraft etwas schaffen zu können. Misserfolge schwächen die Selbstwirksamkeit und Frauen mit unzähligen gescheiterten Abnehmversuchen sind dafür extrem gefährdet. Ihr Erfolg zu Beginn ist nur ein Beispiel dafür, wie Sie das Vertrauen in Ihre eigenen Fähigkeiten stärken können. Nehmen Sie all die kleinen Dinge wahr, die Sie schon angepackt haben. Ja, sich zu verändern, ist zunächst anstrengend. Und immer wieder, während Sie neue Gewohnheiten angehen und alte über Bord werfen, geben Ihnen die kleinen Erfolgserlebnisse wertvolle Unterstützung. Aufschreiben hilft, um diese Erfolge überhaupt zu realisieren, zum Beispiel in Ihrem persönlichen „Das-tut-mir-gut-Tagebuch". Und noch eins – damit Sie erleben, dass Sie die Dinge, die Sie sich vorgenommen haben, auch schaffen: Sie brauchen sinnvolle Ziele. Wie Sie die Ziele auswählen, von denen Sie profitieren, lesen Sie in Kap. 8.

2.2   Die Sache mit der Willenskraft

Wie Kinder mit Versuchung umgehen, zeigte der Psychologe Walter Mischel bereits Ende der 1960er-Jahre. Für sein berühmtes Marshmallow-Experiment setzte er Vierjährige alleine in einen Raum, vor sich auf dem Tisch ein verlockendes Stück Mäusespeck. „Wenn du es nicht aufisst, bis ich wiederkomme", so war den Kleinen vorher erklärt worden, „dann bekommst du ein zweites dazu."

Etwa zwei Drittel der Kinder konnten der süßen Versuchung widerstehen. Sie beherrschten bereits mit vier Jahren die Kunst, den sofortigen Genuss für ein späteres, größeres Ziel aufzuschieben.

Woran liegt das? Ist es ein festgelegtes Persönlichkeitsmerkmal, das darüber entscheidet, ob wir bei Verlockungen eher Ja oder Nein sagen? Wie so oft beim Menschen, – ein Teil dessen, was uns ausmacht, ist angeboren. Doch das, was wir als genetische Ausstattung mitbringen, ist in hohem Maße formbar, etwa durch unser Umfeld. Und natürlich durch das, was wir tun. Die Willenskraft vergleichen Psychologen mit einem Muskel, der trainierbar ist – aber auch ermüdet.

Entscheidungen zu treffen, bedeutet für das Gehirn schwere Arbeit. In Tests lässt sich gut zeigen, dass jene Probanden, die vorher anstrengende Aufgaben lösen mussten, Versuchungen etwa in Form von Schokolade wesentlich häufiger nachgaben. Kommen Sie gerade aus einer anstrengenden, womöglich frustrierenden Besprechung, wird es Ihnen wesentlich schwerer fallen, an der Schale mit den Süßigkeiten vorbeizugehen. Und haben Sie dann auch noch länger vorher nichts gegessen, sind das ideale Voraussetzungen, um Ihre Widerstandskraft zu überfordern. Entspannt und satt stärken Sie Ihren „Willensmuskel".

Muten Sie sich zu viel auf einmal zu, erhöhen Sie damit die Wahrscheinlichkeit, den einfachen Weg zu wählen. Und aktiv Nein zu sagen, ist eindeutig der schwerere. Noch ein Beispiel? Sie haben sich vorgenommen, beim Fernsehen weniger zu knabbern. Steht die Schale mit den Chips gut erreichbar vor Ihnen, dann bedeutet das harte Arbeit für Ihr Gehirn, immer wieder. Vor jedem Griff muss es entscheiden, wer stärker ist, die schnelle Versuchung oder Ihr langfristiges Ziel. Wenn Sie Ihre Selbstbeherrschung ermüden wollen, ist das die perfekte Methode. Häufig endet so ein Abend mit dem frustrierenden Gefühl, dass Sie es wieder mal nicht geschafft haben, aufzuhören, bevor die Schale leer war.

Wie Sie Ihren Willen stärken

Eins nach dem anderen

Sie entscheiden, welche Ihrer Gewohnheiten Sie am meisten stört. Damit beginnen Sie, und zwar so konkret wie möglich. „Ich möchte abnehmen", ist zwar ein schöner Wunsch, doch erst mit einem klaren Plan entscheiden Sie, was genau Sie dafür zu tun bereit sind. (Wie Sie erfolgreich planen, finden Sie in Kap. 8.) Packen Sie zu viele Veränderungen auf einmal an, überfordern Sie dadurch schnell Ihre Willenskraft.

Training für Ihr Durchhaltevermögen

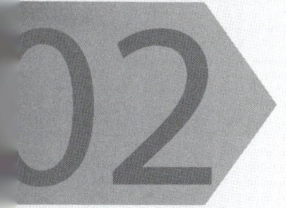

Mit kleinen Dingen, die Sie für eine Weile konsequent durchführen, trainieren Sie Ihre Disziplin wie einen Muskel. „Ich stelle mich drei Wochen lang jeden Morgen nach dem Zähneputzen an das geöffnete Fenster und nehme drei tiefe Atemzüge", ist ein Beispiel dafür. Suchen Sie etwas aus, das Ihnen nicht besonders schwerfällt und bleiben Sie dabei. Sie stärken damit Ihren Willen für größere Aufgaben.

Rituale sind Ihre Freunde

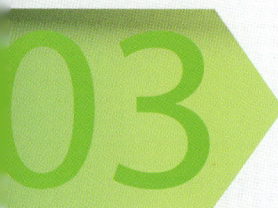

Gewohnheiten vereinfachen unseren Alltag. Sie erleichtern ihn, weil keine großen Entscheidungen notwendig sind, wir handeln, ohne nachzudenken. Wollen Sie alte Gewohnheiten verändern, bedeutet das zunächst harte Entscheidungsarbeit für Ihr Gehirn, denn die alte, automatisierte Gewohnheit lockt – jedes Mal. Glücklicherweise aber nur so lange, bis das, was Sie verändert haben, zur neuen Gewohnheit geworden ist. Ritualisieren Sie zum Beispiel Ihr neues Frühstück: immer am selben Ort und zur selben Zeit. Durch das Wiederholen wird aus dem anstrengenden Umdenken schneller eine neue Gewohnheit. Und die geht dann wieder wie von alleine.

Willenskraft braucht Entspannung

Es gibt viele Arten, wie Sie Ihre Auszeiten gestalten können, Hauptsache, Sie tun es! 3 min aktiv entspannen im Büro, ein kurzer, flotter Spaziergang, Yogaübungen oder meditieren, sind Beispiele dafür, wie Sie Ihre Selbsterschöpfung lindern können. Denken Sie an das Bild mit dem „Willensmuskel", er hat täglich unzählige Anreize und Entscheidungen zu bewältigen. Und wie jeder Muskel braucht er Pausen, um nicht schlappzumachen.

2.3   Erfolgreich anfangen

Um erfolgreich anzufangen, brauchen Sie gute Bedingungen. Lesen Sie sich den Plan für die beiden Tage in Ruhe durch und entscheiden Sie dann, ob diese Variante jetzt das Richtige für Sie ist. Etwas Zeit sollten Sie mitbringen, zum Beispiel ein ruhiges Wochenende.

Befinden Sie sich gerade in einer stressreichen Phase? Dann beginnen Sie besser mit dem Wochenplan in Kap. 3 und heben sich die Tage zum Durchstarten für später auf.

Beide Tage beginnen Sie mit Bewegung. Achten Sie darauf, wie viel Ihnen guttut, Anstrengung gehört dazu, Schmerzen und Verkrampfungen nicht. Nach dem Sport sollten Sie sich gut fühlen, nicht fix und fertig.

Zum Essen gibt es drei Mahlzeiten mit insgesamt etwa 1.000 Kilokalorien pro Tag. Die Gerichte enthalten viel Eiweiß, das Sie sättigt und vor Heißhunger schützt. Genießen Sie in aller Ruhe. Zusammen mit entspannten Auszeiten machen Sie daraus eine positive Erfahrung mit einem deutlichen Erfolg auf der Waage. Und Sie durchbrechen bereits Ihre übliche Routine – eine gute Vorbereitung, um am dritten Tag mit dem Wochenplan zu beginnen. (Bitte denken Sie am Samstag daran, für den Sieben-Tage-Plan einzukaufen, wenn Sie ein Wochenende für Ihre Einstiegstage ausgewählt haben.)

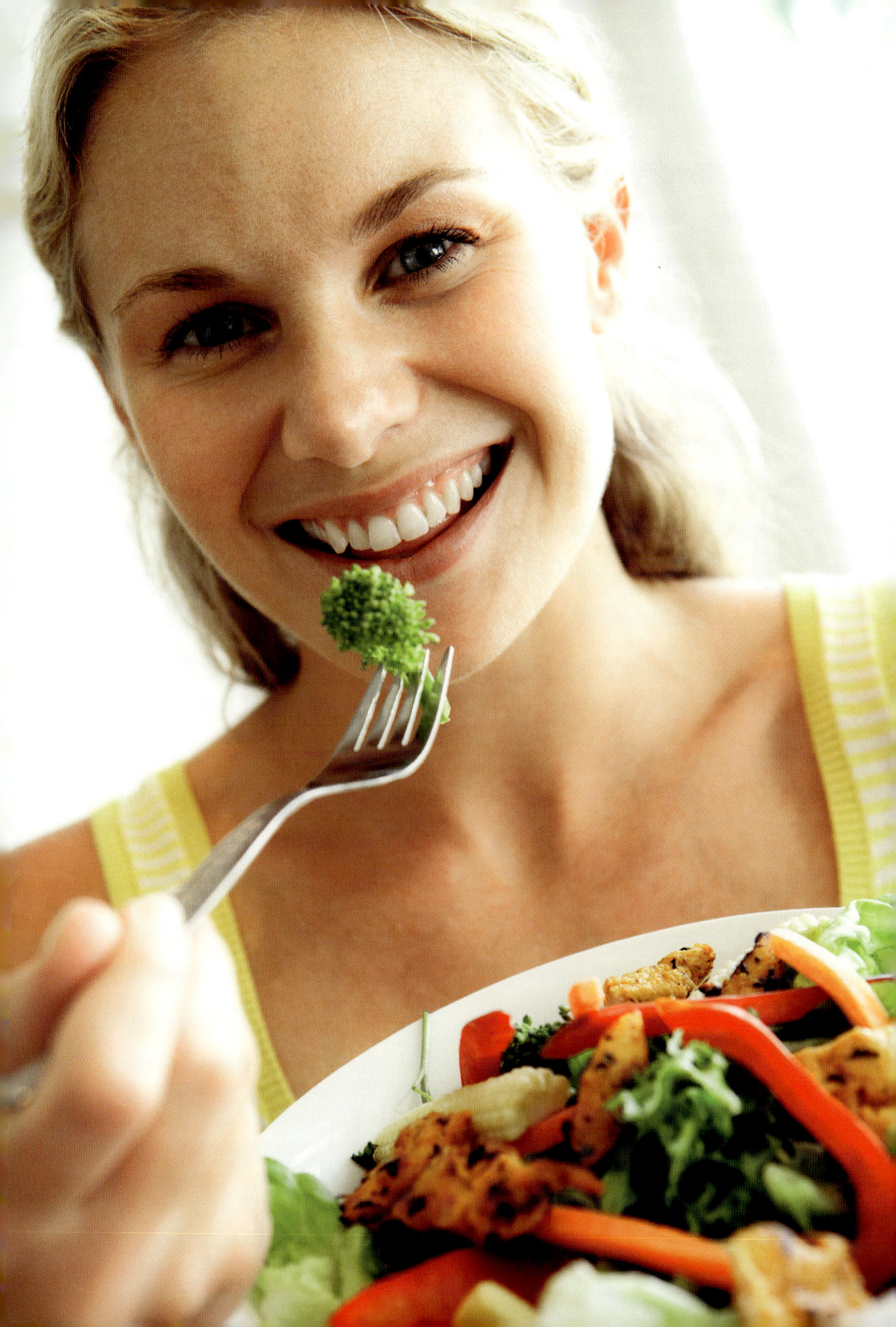

2.4 Zwei Tage zum Durchstarten – Ihr Plan

(Modifiziert nach Mangiameli & Lemberger, 2012)

Morgens: Munter werden mit Bewegung

Wiegen Sie sich heute und übermorgen (nach dem Gang zur Toilette – die Gewichtskurve zum Eintragen finden Sie auf S. 120).

30 min Ausdauertraining (wenn Sie bereits trainierter sind, auch länger), z. B. Walken, Laufen, Schwimmen oder Fahrradfahren.

15 min Kräftigungsübungen, drei Durchgänge mit je 12 Wiederholungen pro großer Muskelgruppe.

5 min Dehnen und Entspannen.

Gehören Sie zu den Frauen, die aus Erfahrung wissen, dass Sie sich zu einer anderen Tageszeit viel leichter bewegen? Dann sporteln Sie zu Ihrer Lieblingszeit, aber tun Sie es! Falls Sie Ihren Tag noch nie mit Bewegung begonnen haben, sollten Sie es einfach mal ausprobieren und das gute Gefühl danach genießen.

Frühstücken: Entspannt in den Tag

(etwa 1 h nach dem Training)

Kaufen Sie sich ein Formula-Diät-Pulver Ihrer Wahl für die Frühstücksshakes. Achten Sie dabei auf diese Kennzeichnung: „Tagesration für gewichtskontrollierende Ernährung" oder „Mahlzeit für eine gewichtskontrollierende Ernährung". Für solche Produkte gilt die Diätverordnung, darin wird die wesentliche Zusammensetzung festgelegt. Besonders, wenn Sie ein größeres Abnehmziel anstreben, hat der Pulvershake Vorteile. Sie können damit immer wieder Mahlzeiten ersetzen, je nachdem, wie viel Gewicht Sie reduzieren möchten.

Falls Ihre Ziele überschaubarer sind oder Ihnen Formula-Produkte einfach nicht liegen, dann zaubern Sie Ihren eigenen Shake.

Tag 1: Erdbeer-Kokos-Shake (S. 52)

Tag 2: Beerenshake mit Vanille (S. 50)

Mittags: Lecker satt essen

Tag 1: Italienischer Salat mit Lachs (S. 64)

Tag 2: Hackfleisch-Lauch-Suppe (S. 60)

Nachmittags: Zeit für schöne Dinge einplanen

Gönnen Sie sich Ihre Lieblingszeitschrift oder eine Pause mit einem Buch. Ein duftendes Bad vielleicht? Musik hören, faulenzen? Oder plauschen Sie in Ruhe mit einem netten Menschen, den Sie schon lange mal wieder anrufen wollten. Was haben Sie eine Weile nicht gemacht, obwohl Sie es sehr gerne tun? Lassen Sie Ihrer Fantasie freien Lauf und genießen Sie diese Auszeiten.

Abends: Leicht genießen

Tag 1: Kokos-Thai-Süppchen (S. 58)

Tag 2: Blattsalat mit warmen Pilzen (S. 65)

Gehen Sie nach Ihrem Abendessen mindestens 20 min spazieren – ja, bei jedem Wetter. Auch wenn das Aufraffen womöglich schwerfällt, gönnen Sie sich Luft und Bewegung. Danach werden Sie Ihre Couch umso mehr genießen. Und wer weiß, vielleicht ist das der Beginn eines Ihrer neuen Wohlfühlrituale.

Nachts: Pflegen Sie Ihren Schlaf

Er ist wertvoll! Während Sie schlafen, bauen Sie Stress ab und Ihr Körper regeneriert. Schlafen Sie lange genug, um sich erholt und frisch zu fühlen? Dafür gibt es ein weiteres gewichtiges Argument: Dass es zwischen Schlafmangel und Übergewicht einen Zusammenhang gibt, ist längst nachgewiesen.

Erholsamer schlafen Sie, wenn Sie Aufregendes vor dem Zubettgehen meiden, also besser keinen aufregenden Thriller. Denken Sie zum Einschlafen lieber an etwas, wofür Sie dankbar sind, es wird Sie entspannen.

Getränke: Starke Verbündete beim Abnehmen

Trinken Sie

- an beiden Tagen je etwa 2 l
- Kalorienfreies, wie Wasser und Kaffee oder Tee ohne Zucker
- vor den Mahlzeiten 1-2 Gläser Wasser
- gut über den Tag verteilt, vor dem Zubettgehen weniger, damit Sie gut schlafen

(Viele praktische Tipps und was Ihre Getränke mit Ihrem Gewicht zu tun haben, finden Sie in Kap. 14.4.)

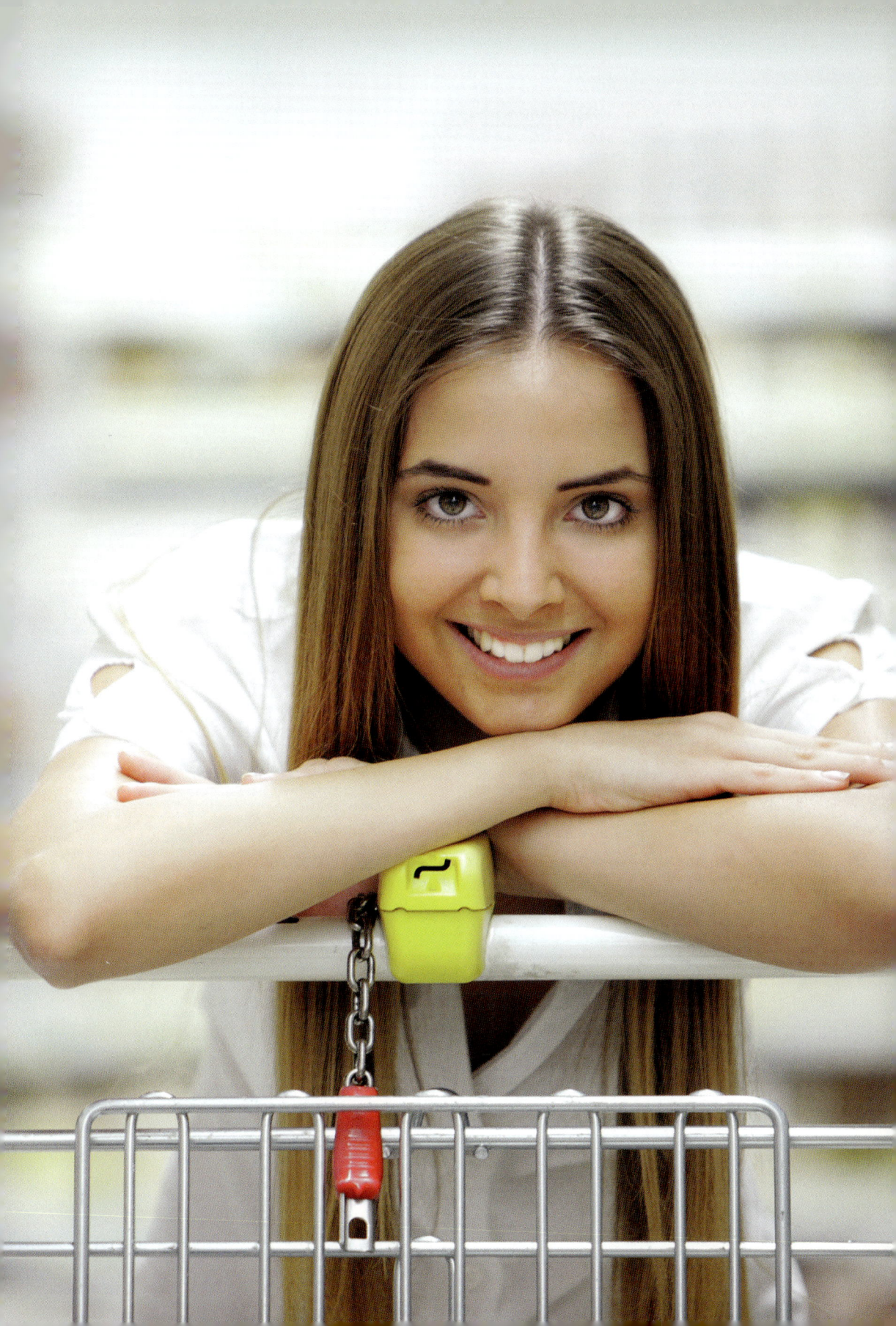

2.5 Die Einkaufsliste für die zwei Tage zum Durchstarten

 Frühstück (für eine Person)

- Formula-Diät-Pulver für die Shakes **oder**
- 200 g Erdbeeren (frisch oder tiefgekühlt)
- 180 g gemischte Beeren (tiefgekühlt)
- 195 g Quark 20 % i. Tr.
- 200 ml Milch 3,5 %
- 200 ml Kefir
- 15 g Kokosraspeln
- 1 TL Honig
- Vanille aus der Mühle

 Mittag- und Abendessen (für zwei Personen)

- 250 g Radicchio (oder Romanasalat, wenn Sie die bittere Note nicht so gerne mögen)
- 100 g Rucola
- 1 Zwiebel
- 1 Möhre
- 2 kleine Stangen Lauch
- 220 g Eisbergsalat
- 80 g Feldsalat
- 6 Radieschen
- 60 g Shiitakepilze
- 200 g Champignons
- 60 g Zuckerschoten
- 1 kleine Zucchini
- 1 rote Paprikaschote (ca. 160 g)

- 2 Frühlingszwiebeln
- 200 g Kirschtomaten
- 1 Dose Artischockenherzen (Abtropfgewicht 240 g)
- Etwas Petersilie, frischer Koriander nach Geschmack
- 25 g Ingwerwurzel
- 2 Stängel Zitronengras
- 200 g geräucherter Lachs
- 150 g gemischtes Hackfleisch
- 1 Hähnchenbrustfilet (ca. 180 g)
- 800 ml Gemüsebrühe
- 30 g Emmentaler
- 40 g Parmesan
- 20 g Pinienkerne
- 100 ml ungesüßte Kokosmilch
- 2 EL saure Sahne
- 2 EL Joghurt 3,5 %
- 2 EL Balsamessig, 1 EL Weißweinessig, 4 ½ EL Olivenöl, 2 EL Rapsöl, 2 EL Zitronensaft, 2 EL Sojasoße
- 1 EL scharfer Senf
- 1 EL Oregano, getrockneter Thymian
- Muskat, Salz, Pfeffer

Nicht vergessen: Sorgen Sie für genügend Wasser und Ihre Lieblingstees beziehungsweise Kaffee.

Und dann viel Vergnügen beim Genießen!

3

IHR EINSTIEG – GANZ PRAKTISCH

3.1 So fangen Sie an

3.2 Wie der Wochenplan funktioniert

3.3 Ihr Sieben-Tage-Plan
zum Abnehmen und Sattessen

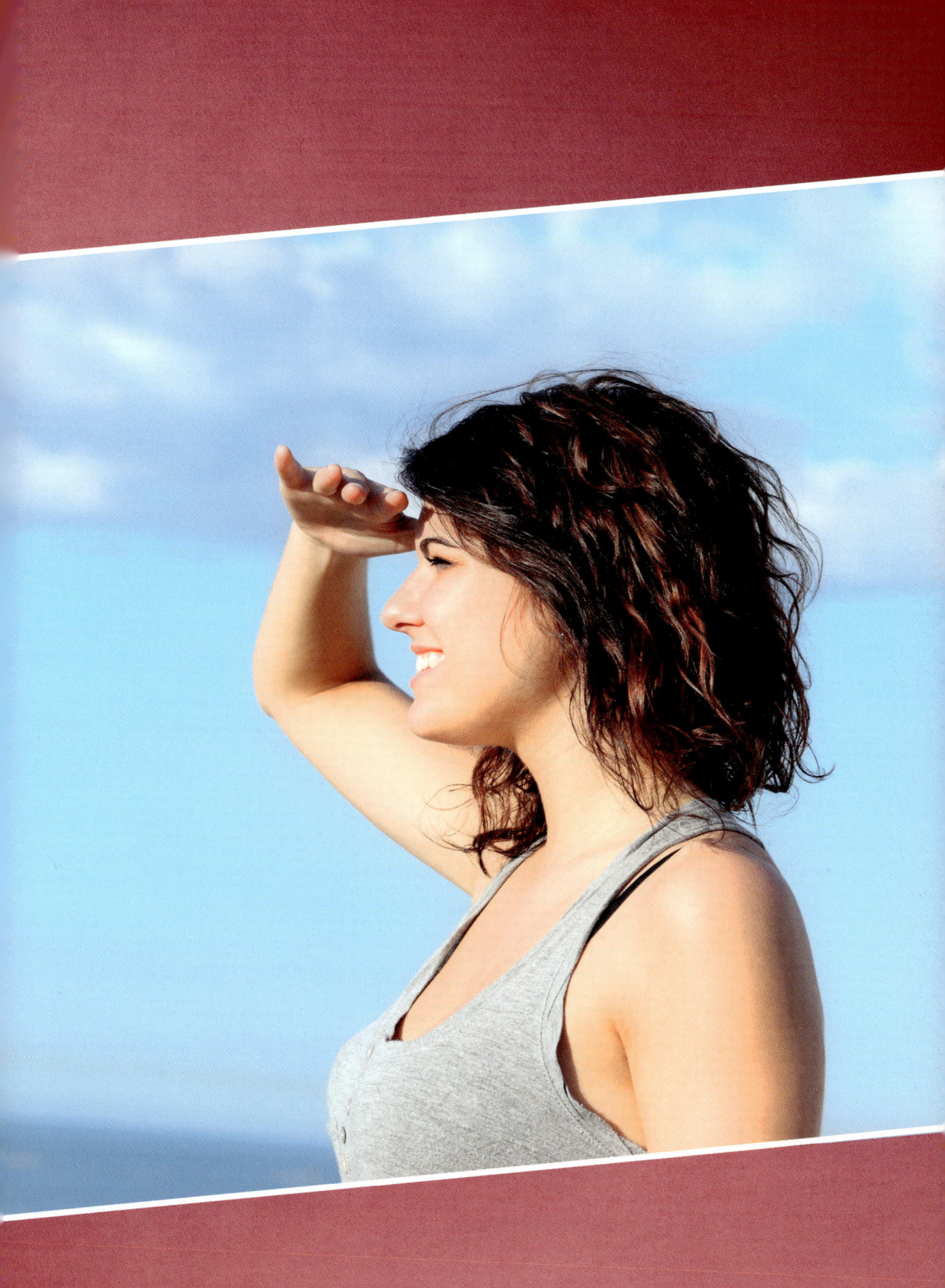

3 IHR EINSTIEG – GANZ PRAKTISCH

3.1 So fangen Sie an

Es geht also darum, Ihre Anfangsmotivation zu nutzen und das möglichst erfolgreich. Wie Ihr persönlicher Start aussehen muss, damit er gelingt, sollten Sie sehr bewusst entscheiden. Stellen Sie sich dazu solche Fragen: „Was passt zu meiner aktuellen Situation? Was zu meinen Zielen? Welche Variante spricht mich mehr an?" Möchten Sie mit den beiden Startertagen einsteigen oder lieber mit dem Sieben-Tage-Plan? Sie können auch damit beginnen, eine bestimmte Mahlzeit anzupacken – etwa Ihr Mittagessen, wenn Sie damit besonders unzufrieden sind. Was immer Sie aussuchen, seien Sie realistisch! In einer sehr stressreichen Phase ist es keine gute Idee, zwei Tage mit Zeit für Sport und Entspannung bei nur 1.000 Kilokalorien anzugehen. Sie haben die Wahl. Sind die beiden Tage zum Durchstarten jetzt das Richtige für Sie, dann finden Sie im vorherigen Kapitel die detaillierte Beschreibung dazu.

Wozu ein Wochenplan? In der Praxis erlebe ich, dass vielen Frauen ein konkreter Plan beim Einstieg hilft. Quasi mit einer „Gebrauchsanweisung für die nächsten Tage" werden sie an die Hand genommen. Natürlich ist es kein erstrebenswertes Ziel, von jetzt an nur noch nach Plan zu leben. Viele Abnehmkonzepte arbeiten mit sehr strikten Vorgaben, die auch funktionieren – leider nur, solange Frau sich daran hält. Gerade Frauen setzen sich häufig mit extrem kontrolliertem Essen massiv unter Druck. Die Ernährungspsychologen sprechen von rigider Kontrolle des Essverhaltens, wenn es nur noch schwarz oder weiß gibt und nichts mehr dazwischen: entweder den Plan perfekt einhalten oder essen ohne Grenzen. Der eine Schokoriegel kann dann bereits reichen, um das Gefühl, „jetzt ist es auch schon egal", auszulösen. Das ist der Punkt, an dem sie alles hinwerfen und essen wie vorher. Sehr strikte Vorgaben fördern den verkrampften Umgang mit dem Essen. Mit flexibler Kontrolle geben Sie sich dagegen Wahlmöglichkeiten, Sie lernen, auszugleichen. Der Eisbecher wird wieder zum Genuss, auch noch nachdem Sie ihn gegessen haben. Und zwar im Kopf ebenso wie auf der Waage.

In Ihrer Woche nach Plan essen Sie gut und lernen bereits jetzt das Prinzip dahinter ganz praktisch kennen. Danach gibt es viel Spielraum zum Ausprobieren, was Ihnen schmeckt, was Ihnen gefällt und womit Sie satt werden. Schließlich soll Ihr Essen zu Ihnen passen. Und wenn funktioniert, was Sie an den ganz normalen Tagen verspeisen, können Sie Familienfeiern und andere Schlemmerevents genießen. Denn Sie wissen jetzt, wie Sie dies am nächsten Tag locker ausgleichen können.

Die Mahlzeiten im Wochenplan können Sie ganz nach Ihrem Geschmack austauschen oder auch mehrmals essen. Die einzelnen Gerichte haben viel gemeinsam. Sie schmecken, sie sättigen gut und sie liefern dabei relativ wenig Energie. Genau das brauchen Sie, um dauerhaft entspannt mit Ihrem Gewicht zurechtzukommen. In Kap. 14 finden Sie das nötige Handwerkszeug detaillierter beschrieben, um anschließend selbst Ihr Essen klug und lecker zu kombinieren. Zum Beispiel gibt Ihnen die Ernährungspyramide einen schnellen Überblick, worauf es bei

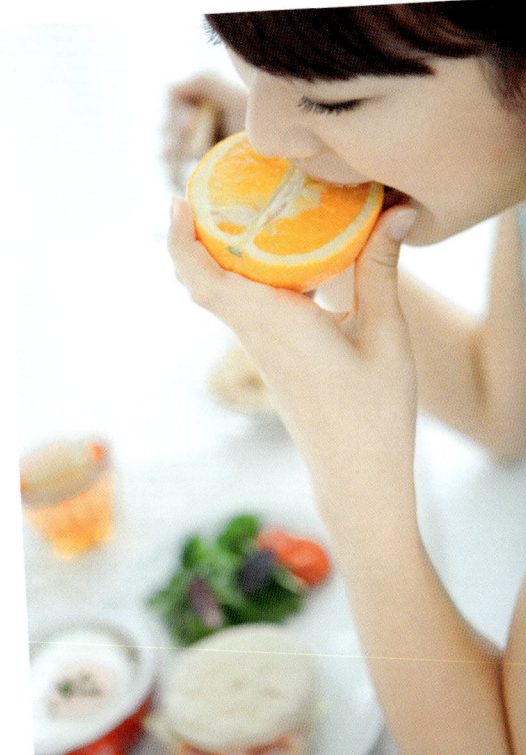

Ihren Mahlzeiten ankommt. Oder die Mengenangaben – sie helfen Ihnen, ein Gefühl für Ihre Portionsgrößen zu entwickeln.

Drei starke Verbündete auf Ihrem Tisch

1 **Eine geringe Energiedichte:** Bringt viel Essen auf den Teller, bei wenigen Kalorien – das sättigt.

2 **Eiweißreiches immer dabei:** Hält lange vor – Heißhunger war einmal.

3 **Kohlenhydrate angepasst:** Im Wochenplan bewusst wenig, später nach persönlichem Bedarf und Gewichtsziel.

3.2 Wie der Wochenplan funktioniert

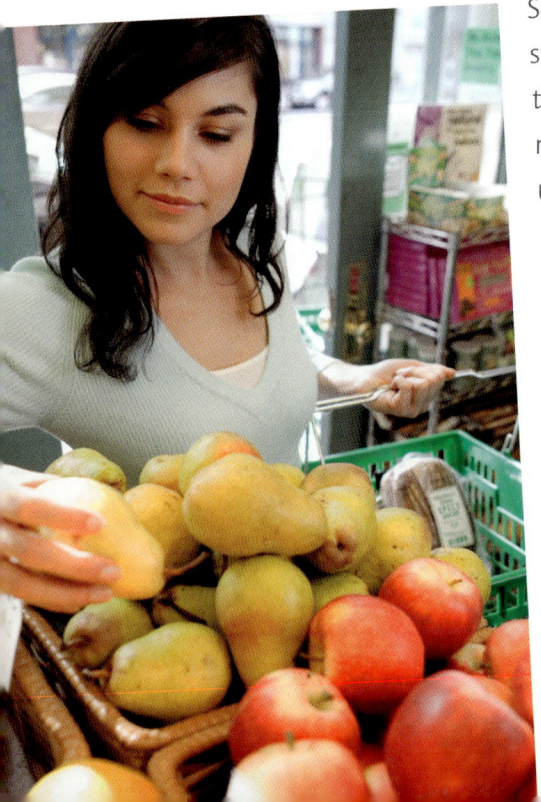

Sehen Sie sich den Plan an. Die Mahlzeiten sind austauschbar. Mögen Sie kein herzhaftes Frühstück? Dann wählen Sie den Mandarinenquark oder die Fruchtshakes. Muss es unter der Woche schnell gehen? Dann zaubern Sie Ihr Buntes Rührei am Wochenende. Sind Sie mittags außer Haus? Dann überlegen Sie, was Sie gut mitnehmen können. Die Frühstücke vom zweiten, vierten und siebten Tag lassen sich sehr gut als kalte Mittagsmahlzeit einpacken. Reicht Ihnen die Frühstücksmenge für mittags nicht? An Gemüse, Salat und Pilzen können Sie so viel essen, wie Sie möchten. Das gilt übrigens für alle Mahlzeiten.

Oder haben Sie am Arbeitsplatz die Möglichkeit, etwas aufzuwärmen? Dann bereiten Sie am Abend vorher zum Beispiel Suppe oder Eintopf zu. Kochen Sie die doppelte Menge, aber bitte nicht aufessen! Die zweite Hälfte versorgt Sie am folgenden Mittag. Am Abend vorher den nächsten Tag vorzubereiten, ist eine sehr gute Idee. Besonders, wenn bei Ihnen morgens die Zeit gerne mal knapp wird.

So stellen Sie sich die Mahlzeiten für 2-4 Tage zusammen, die zu Ihnen passen. Je nachdem, wie oft Sie einkaufen gehen wollen. Und jetzt ab in die Küche. Was haben Sie zu Hause? Gehen Sie die ausgewählten Rezepte durch und schreiben Sie Ihren Einkaufszettel.

Sie werden merken, dass viel Gemüse, Salat und Obst dabei ist. Und das ist gewollt. Denn die Zutaten der Rezepte zeigen Ihnen auch, wie stark die einzelnen Lebensmittelgruppen in Zukunft vertreten sein sollen.

Optimal ist es natürlich, Obst und Gemüse möglichst frisch zu verzehren. Doch nicht immer klappt das Einkaufen so planmäßig. Deshalb ist es für die Zukunft sehr hilfreich, wenn Sie ein paar haltbare Lebensmittel immer vorrätig haben: etwa Tiefkühlgemüse und -obst, tiefgekühltes Fleisch und Fisch, Gemüse im Glas (z. B. Essiggurken), Konserven (z. B. Thunfisch), Nüsse und Kerne.

Trinken für Ihre Figur

1,5-2 l, sollen es täglich sein, gut über den Tag verteilt. Bei Hitze oder körperlicher Aktivität brauchen Sie mehr. Trinken Sie in erster Linie Wasser, dazu Kaffee und Tees in allen Variationen. Kalorienfreie Durstlöscher unterstützen Sie beim Abnehmen. Warum es so viel ausmacht, was Sie trinken, lesen Sie in Kap. 14.4.

Zwischenmahlzeiten – lieber nicht

Versuchen Sie, ohne Zwischenmahlzeiten auszukommen. Besonders, wenn die vermeintlichen Kleinigkeiten größer werden, gefährden sie Ihren Abnehmerfolg. Trotzdem sollen Sie nicht hungern. Falls Ihr Magen also mal knurrt, obwohl Sie keine Mahlzeit ausgelassen haben, suchen Sie sich eine von diesen Varianten aus:

- 1 Milchkaffee mit Vollmilch (ohne Zucker)
- 500 ml Buttermilch (natur)
- 100 g Mandarinenquark mit Walnüssen (Rezept S. 51)
- 25 g Nüsse
- 25 g Kokosflocken
- 1 gekochtes Ei
- 30 g Käse
- 20 g Käse und 30 g grüne Oliven
- 30 g Salami

Mit dem Sieben-Tage-Plan nehmen Sie täglich etwa 1.200 Kilokalorien zu sich, ohne Getränke und Zwischenmahlzeiten. Und gerade die summieren sich oft unbemerkt. Überlegen Sie also, ob Sie zusätzlich zu den Mahlzeiten noch etwas brauchen. Oder etwas genießen wollen. Abends ein Glas Wein? Machen Sie es abhängig davon, wie viel Sie abnehmen möchten. Denn Sie wissen ja: große Veränderung – große Wirkung! Zum Beispiel können Sie sich in dieser Woche für „alkoholfrei" entscheiden. Für danach legen Sie dann fest, wie viele Gläser pro Woche für Sie die richtige Mischung zwischen Erfolg und Genuss sind.

3.3 Ihr Sieben-Tage-Plan zum Abnehmen und Sattessen

Tag 1	1.170 kcal	
morgens	**mittags**	**abends**
Mandarinenquark mit Walnüssen (S. 51)	Fruchtiger Chicoréesalat mit Hähnchen (S. 67)	Weißkohl-Tomaten-Curry mit Erdnüssen (S. 70)

Tag 2	1.240 kcal	
morgens	**mittags**	**abends**
Frühstück mit Käse und Radieschen (S. 55)	Orientalischer Wirsing-eintopf (S. 61)	Bunter Fischtopf (S. 64)

Tag 3	1.230 kcal	
morgens	**mittags**	**abends**
Erdbeer-Kokos-Shake (S. 52)	Bohnensalat mit Feta und getrockneten Toma-ten (S. 68)	Spinatomelett mit Selleriepüree (S. 70)

Tag 4	1.180 kcal	
morgens	**mittags**	**abends**
Frühstück mit Putenbrust und Paprika (S. 55)	Gebratener Blumenkohl mit Tofu (S. 74)	Chinakohl-Tomaten-Salat mit Avocado (S. 66)

Tag 5	1.170 kcal	
morgens	**mittags**	**abends**
Beerenshake mit Vanille (S. 50)	Gefüllte Zucchini-schiffchen (S. 77)	Tomatenkraut mit Kasseler (S. 75)

Tag 6	1.240 kcal	
morgens	mittags	abends
Buntes Rührei (S. 53)	Möhren-Lauch-Pfanne in Nusssoße mit Schnitzel (S. 76)	Buntes Gemüsegratin (S. 69)

Tag 7	1.250 kcal	
morgens	mittags	abends
Frühstück mit Schinken und Ei (S. 54)	Rotbarsch mit mediterranem Grillgemüse (S. 78)	Chicorée in Käse-Sahne-Soße (S. 73)

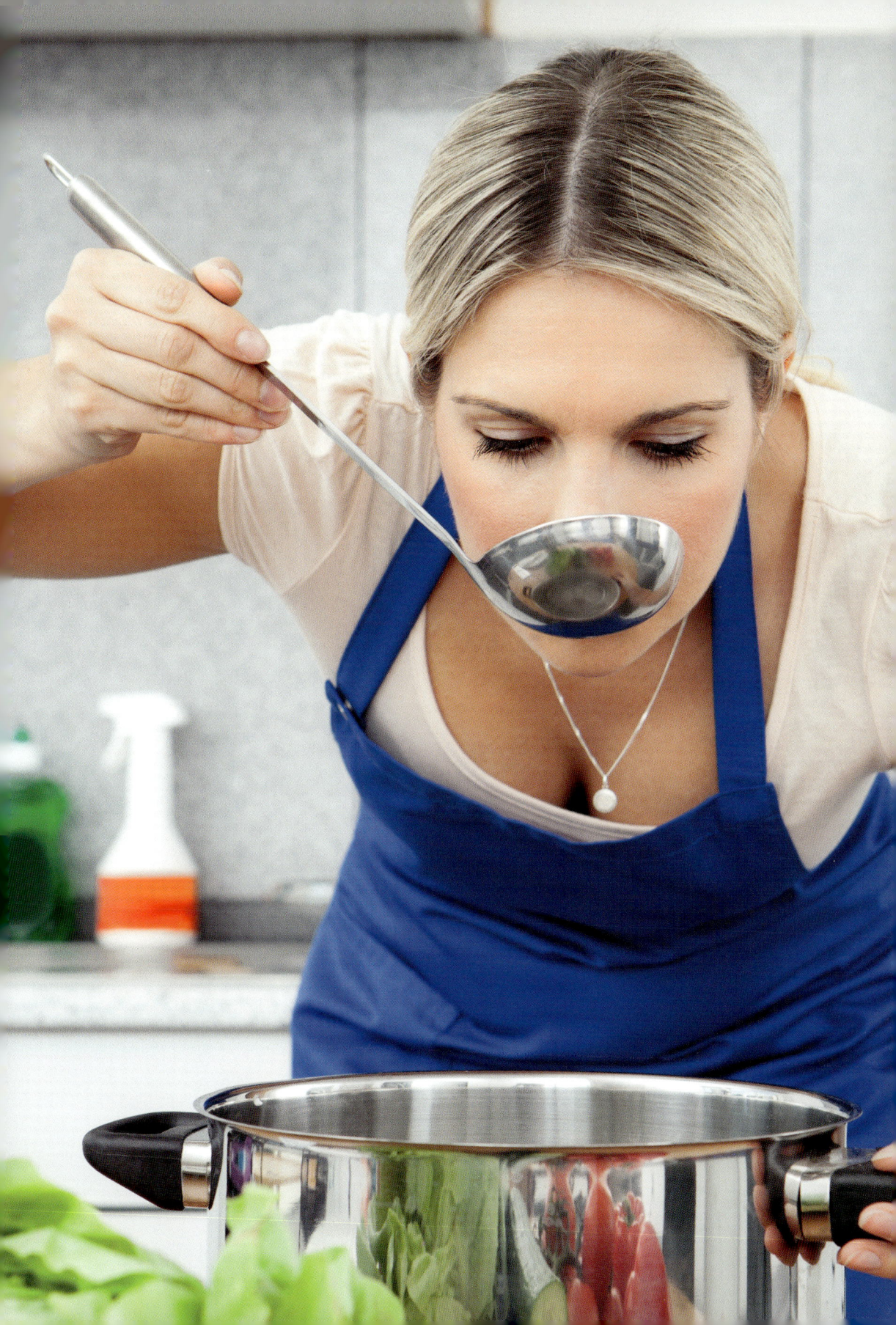

4

REZEPTE UND SNACKS

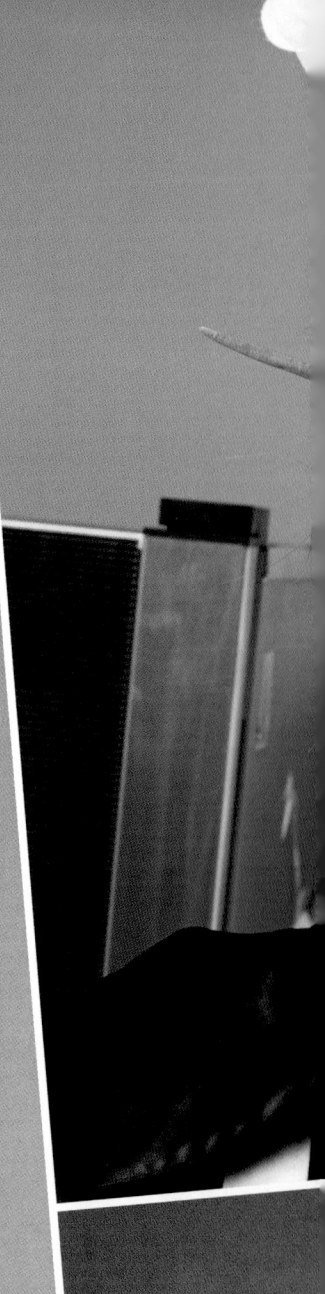

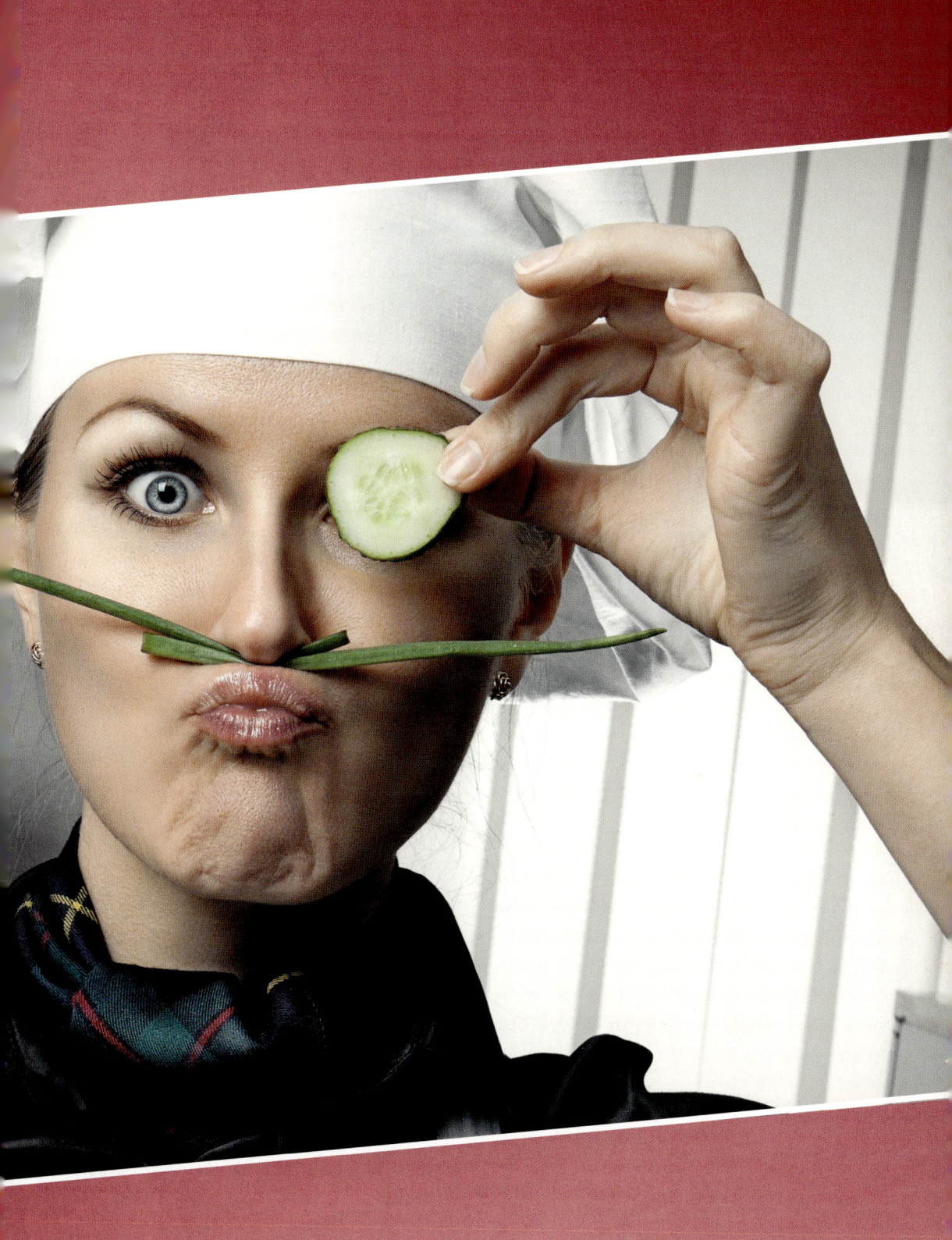

4 REZEPTE UND SNACKS

„Keine Zeit zum Kochen", höre ich ganz oft, wenn es darum geht, besser mit dem eigenen Essen umzugehen. Ja, etwas Zeit werden Sie investieren müssen, wenn Sie mit Ihrem Gewicht glücklich werden wollen. Es hat mit Ihren Prioritäten zu tun. Klären Sie zum Beispiel mit dieser Frage, wofür Sie Ihre kostbare Zeit einsetzen wollen: „Wie viele Minuten ist es mir wert, mich zufriedener und leistungsfähiger zu fühlen – 24 Stunden am Tag?" Wenn Sie beginnen, Ihr Essen wichtiger zu nehmen, macht Sie das in aller Regel anspruchsvoller. Sie schmecken (wieder) mehr, es ist dann nicht mehr gleichgültig, was da jeden Tag auf Ihrem Teller liegt. Ihre Mahlzeiten als genussvolle Auszeit? Was für ein Unterschied, im Vergleich zu „mal eben schnell irgendwas essen".

Mit diesen Rezepten bekommen Sie schnell und einfach eine leckere Mahlzeit auf den Tisch – für die meisten brauchen Sie etwa 30 min, oft auch weniger. Gleichgültig, ob als Single, mit Partner oder mit Familie: Bereiten Sie die doppelte Menge zu. Besonders, wenn Sie wissen, dass der folgende Tag lang wird. Kommen Sie dann geschafft nach Hause, erwartet Sie eine fertige, leckere Mahlzeit. Und wer weiß, vielleicht gehören Sie auch irgendwann zu den Frauen, die mit einer Viertelstunde schnippeln nach einem anstrengenden Tag perfekt runterkommen.

Die Gerichte kommen fast alle ohne Nudeln, Brot, Reis und Kartoffeln aus, also ohne die Hauptlieferanten für Kohlenhydrate. Bei manchen Frühstücksvarianten ist eine Scheibe Brot dabei. Der Hauptteil der Mahlzeit besteht aber auch hier aus Gemüse, Salat und eiweißreichen Lebensmitteln.

Keine Angst, das muss nicht so bleiben. Die Rezepte sollen Ihnen vermitteln, wie das Prinzip hinter Ihrem neuen Essen praktisch funktioniert. Sobald Sie damit vertraut sind, können Sie flexibler mit den Kohlenhydraten umgehen und herausfinden, wie viele davon Ihnen und Ihrem Gewicht guttun.

Mit solchen Rezepten bekommen Sie viel Essen mit wenigen Kalorien auf den Teller. Damit lässt sich sehr effektiv Gewicht verlieren und Sie können sich satt essen. Wie Sie dann weitermachen, etwa, ob und wie viele Kartoffeln Sie als Beilage essen sollten, hängt von vielen Faktoren ab. Sind Sie gerade in der Abnehmphase und möchten viel erreichen? Oder wollen Sie Ihr Gewicht halten und bewegen sich relativ viel? Genaueres zu Nudeln, Brot & Co. finden Sie in Kap. 15.

Die Mengenangaben in den Rezepten beziehen sich immer auf den essbaren Anteil. Mit 200 g Möhren ist also das geputzte Gemüse ohne Grün gemeint. Und natürlich können Sie austauschen. Mögen Sie lieber Blumenkohl als Sellerie? Variieren Sie die Zutaten nach Ihrem Geschmack, der Jahreszeit oder danach, was Sie gerade zu Hause haben.

Nach dem jeweiligen Rezept ist angegeben, wie viel Prozent der Energie, also der Kalorien, aus welchem Nährstoff kommen (E %). Dort finden Sie auch die Energiedichte. Weshalb Ihnen dieser Wert beim Gewichthalten so sehr hilft, lesen Sie in Kap. 16.3.

Viel Vergnügen beim Ausprobieren und **guten Appetit!**

4.1   Schmeckt nicht nur zum Frühstück

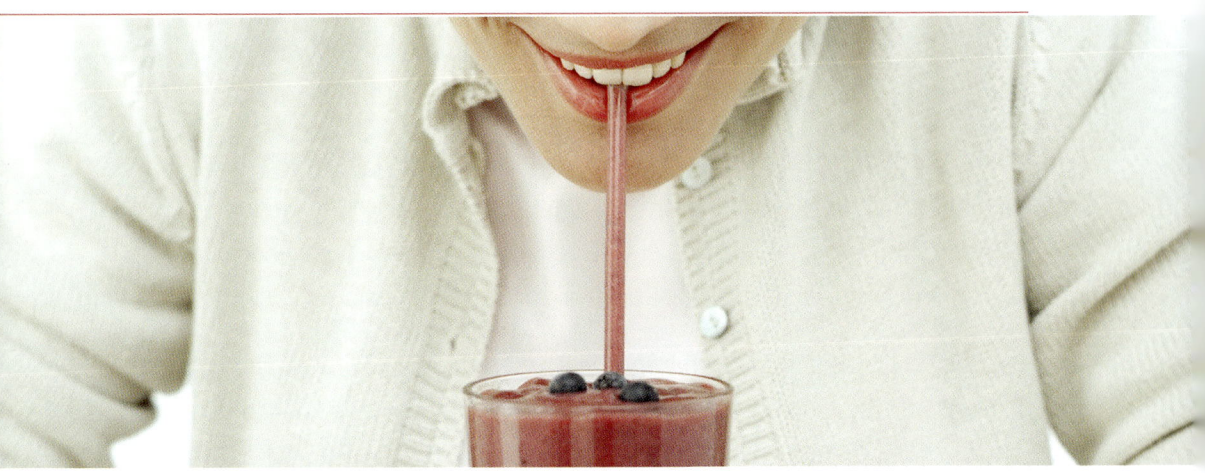

Beerenshake mit Vanille

Für eine Portion brauchen Sie:

180 g gemischte Beeren (tiefgekühlt), 200 ml Kefir, 120 g Quark 20 % i. Tr., 1 TL Honig, Vanille aus der Mühle.

So geht's:

1   Die aufgetauten Beeren mit allen Zutaten in einen Standmixer geben und gut durchmixen. (Geht auch mit dem Pürierstab.)
2   In ein großes Glas füllen und mit etwas Vanille bestreuen.

Das steckt drin:

Eine Portion Beerenshake mit Vanille (510 g) liefert 320 kcal, 22 g Eiweiß (28 E%), 10 g Fett (29 E%) und 33 g Kohlenhydrate (43 E%). Energiedichte: 64 kcal pro 100 g.

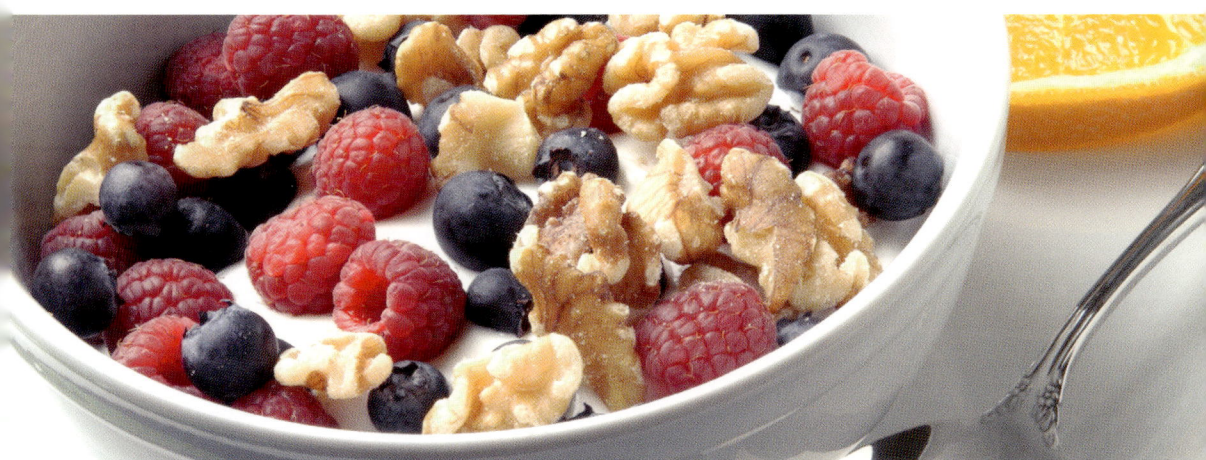

Mandarinenquark mit Walnüssen

Für eine Portion brauchen Sie:

120 g Naturjoghurt 3,5 %, 100 g Quark 20 % i. Tr., 2 EL Mineralwasser, 2 Mandarinen, 4 Walnusshälften, etwas Zimt.

So geht's:

1   Joghurt und Quark mischen, mit dem Wasser cremig rühren. Die Mandarinen schälen, die Schnitze halbieren und untermischen.

2   Mit den Walnusshälften garnieren und den Zimt darüberstreuen.

Das steckt drin:

Eine Portion Mandarinenquark mit Walnüssen (450 g) liefert 370 kcal, 19 g Eiweiß (21 E%), 19 g Fett (45 E%) und 31 g Kohlenhydrate (34 E%). Energiedichte: 82 kcal pro 100 g.

Tipp: Wechseln Sie die Obstsorten für diese Quarkspeise ganz nach Ihrem Geschmack und der Jahreszeit. Schmeckt auch lecker mit Apfel, Melone oder tiefgefrorenen Beeren.

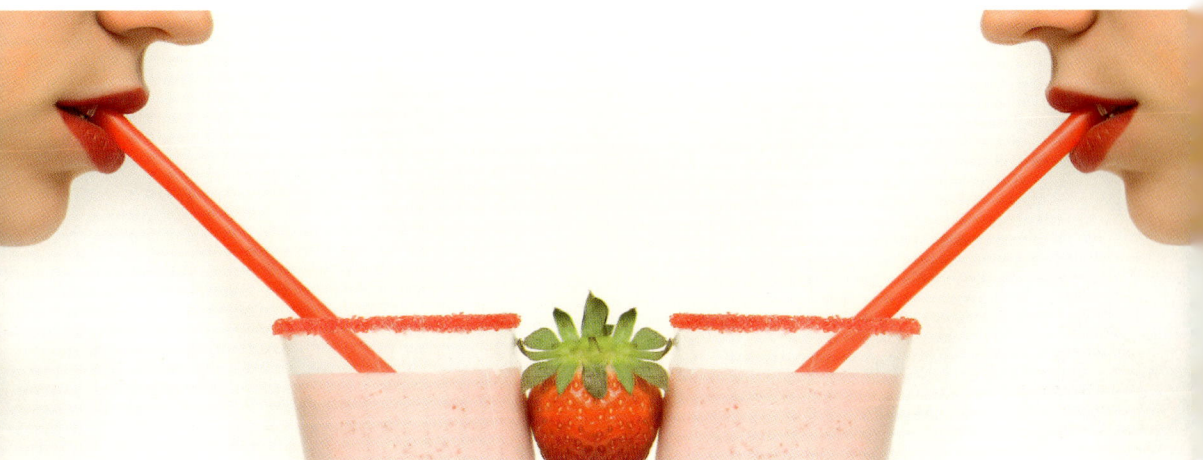

Erdbeer-Kokos-Shake

Für eine Portion brauchen Sie:

200 g Erdbeeren (frisch oder tiefgekühlt), 75 g Quark 20 % i. Tr., 200 ml Milch 3,5 %, 15 g Kokosraspeln, Vanille aus der Mühle.

So geht's:

1 Die (aufgetauten) Erdbeeren mit allen Zutaten in einen Standmixer geben und gut durchmixen. (Geht auch mit dem Pürierstab.)

2 In ein großes Glas füllen und noch zusätzlich mit etwas Vanille bestreuen.

Das steckt drin:

Eine Portion Erdbeer-Kokos-Shake (490 g) liefert 360 kcal, 18 g Eiweiß (20 E%), 21 g Fett (52 E%) und 25 g Kohlenhydrate (28 E%). Energiedichte: 74 kcal pro 100 g.

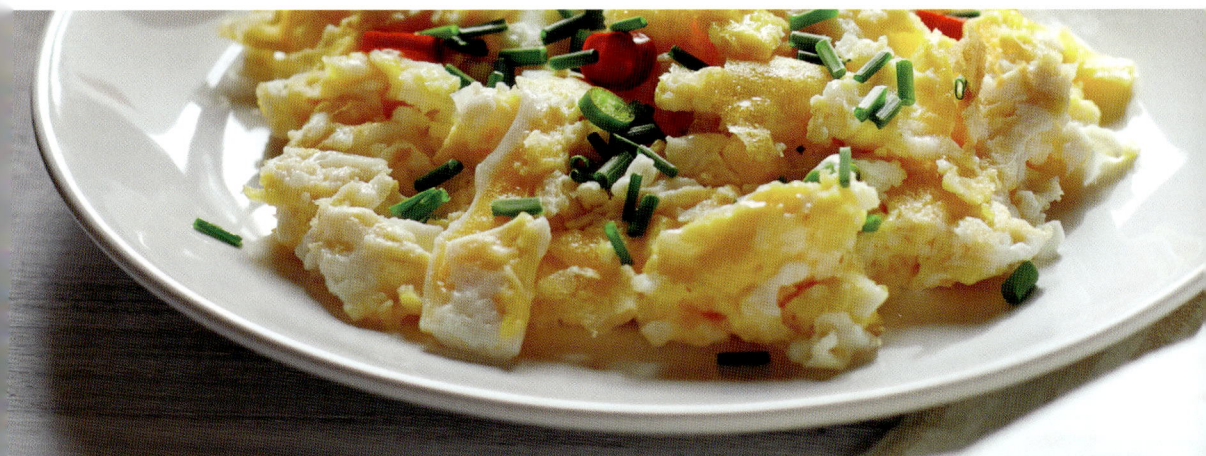

Buntes Rührei

Für zwei Portionen brauchen Sie:

5 Eier, 80 ml Milch 3,5 %, Salz und Cayennepfeffer, 2 Zwiebeln, 1 große rote Paprika, 250 g Champignons, ½ Bund Schnittlauch, 1 EL Olivenöl.

So geht's:

1 Eier und Milch in einer Schüssel verquirlen. Mit Salz und Cayennepfeffer würzen. Die Zwiebeln schälen und in kleine Würfel schneiden. Paprika waschen, die weißen Trennwände und Kerne entfernen, würfeln. Champignons putzen und in Scheibchen schneiden. Den Schnittlauch waschen und in 1 cm lange Stücke schneiden.

2 Das Öl in einer Pfanne erhitzen und die Paprika etwa 3 min braten. Zwiebeln und Pilze nach einer Minute zugeben und anbraten. Das Gemüse nach Geschmack salzen und pfeffern. Dann die Eier hinzugeben und unter vorsichtigem Rühren stocken lassen. Zum Schluss den Schnittlauch untermischen.

Das steckt drin:

Eine Portion Buntes Rührei (460 g) liefert 370 kcal, 26 g Eiweiß (28 E%), 25 g Fett (60 E%) und 12 g Kohlenhydrate (12 E%). Energiedichte: 81 kcal pro 100 g.

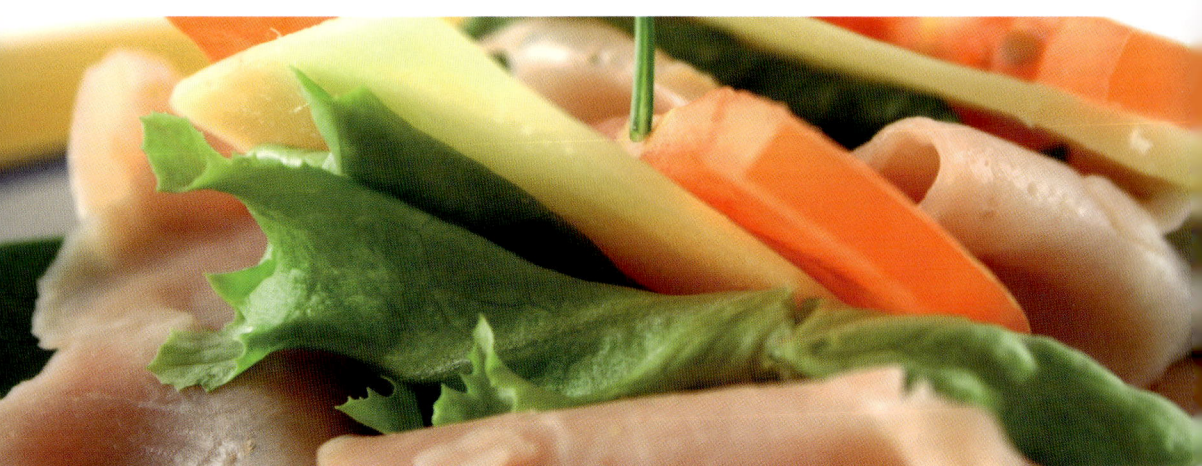

3 x herzhaftes Frühstück mit etwas Brot

Frühstück 1: Mit Schinken und Ei

Für eine Portion brauchen Sie:

2 Tomaten, 1 großen Apfel, 1 gekochtes Ei, 1 EL Senf, 2 Scheiben gekochten Schinken, 1 Scheibe Vollkornbrot.

Das steckt drin:

Eine Portion Frühstück mit Schinken und Ei (460 g) liefert 360 kcal, 26 g Eiweiß (30 E%), 12 g Fett (29 E%) und 37 g Kohlenhydrate (41 E%). Energiedichte: 76 kcal pro 100 g.

Frühstück 2: Mit Putenbrust und Paprika

Für eine Portion brauchen Sie:

150 g rote Paprika, 150 g Gurke, 30 g Frischkäse, 2 Scheiben geräucherte Putenbrust, 1 Scheibe Vollkornbrot.

Das steckt drin:

Eine Portion Frühstück mit Putenbrust und Paprika (440 g) liefert 330 kcal, 24 g Eiweiß (29 E%), 12 g Fett (32 E%) und 32 g Kohlenhydrate (39 E%). Energiedichte: 75 kcal pro 100 g.

Frühstück 3: Mit Käse und Radieschen

Für eine Portion brauchen Sic:

1 Orange, 6 Radieschen, 6 Kirschtomaten, 1 EL Senf, 2 Scheiben Bergkäse 45 % i. Tr. (je 25 g), 1 Scheibe Vollkornbrot.

Das steckt drin:

Eine Portion Frühstück mit Käse und Radieschen (450 g) liefert 350 kcal, 21 g Eiweiß (24 E%), 16 g Fett (42 E%) und 30 g Kohlenhydrate (34 E%). Energiedichte: 78 kcal pro 100 g.

Tipp: Falls Sie die Menge nicht schaffen, bitte nicht Gemüse oder Obst reduzieren. Denn diese Lebensmittel sorgen für die niedrige Energiedichte (Kap. 16.3), die Sie zum Abnehmen brauchen. Schneiden Sie lieber Ihre Brotscheibe dünner.

4.2   Essen unterwegs – kluge Snacks

Wir verköstigen uns immer häufiger unterwegs. Zu Hause fällt es vielen Frauen leichter, gut zu essen. Da entscheiden wir selbst, was auf den Tisch kommt. Mit diesen Tipps können Sie Ihre neue Art zu essen, auch unterwegs gut umsetzen. Und auch hier hilft wieder planen. Wissen Sie, dass ein vollgepackter Tag auf Sie zukommt? Dann sollten Sie vorbereitet sein, zum Beispiel, indem Sie etwas mitnehmen. Nach dem Motto: Lieber im Auto das Mitgebrachte essen, als mit Heißhunger den Schokoriegel von der Tankstelle verschlingen.

Das Prinzip bleibt das Gleiche. Viel „Grünzeug" aus der größten Pyramidenstufe (S. 219) ist die Grundlage – auch bei den Snacks. Damit Sie lange satt bleiben, brauchen Sie dazu Eiweißreiches aus der zweitgrößten Stufe. Der Apfel alleine hält nicht lange vor. Zusammen mit ein paar Käsewürfeln dagegen schon.

Snacks oder Mittagessen zum Mitnehmen

Die Frühstücke im vorherigen Abschnitt lassen sich (bis auf das Rührei) allesamt sehr gut mitnehmen. Wählen Sie die Menge, je nachdem, ob Sie eine kleine Zwischenmahlzeit brauchen oder ein Mittagessen. Grundsätzlich gilt für Ihre Figur und Ihren Stoffwechsel: Zwischenmahlzeiten – lieber nicht! Also erst einmal drei tägliche Mahlzeiten zum Sattessen. Dann sehen Sie, ob Sie noch Hunger haben. Eine Auswahl an figurfreundlichen Minisnacks finden Sie beim Wochenplan auf S. 42.

Beispiele für figurfreundliche Sattmacher

	DIE GRUNDLAGE, Z. B.	KOMBINIERT, Z. B. MIT
Praktisch zum Mitnehmen	Tomate, Gurke, Kohlrabi, Radieschen, Paprika oder Obst	Schinken, Lachs, Käse, gekochtem Ei, Nüssen, Joghurt, Quark
Mal eben aus dem Supermarkt	Verzehrfertiges Obst, Gemüsesticks, Salatbar	Käsewürfeln, Kräuterquark, Salami, Frikadelle
Gute Wahl im Imbiss	Krautsalat, Sauerkraut (ohne Brötchen oder Pommes frites)	Frikadelle, Bratwurst, Wurstsalat
	Linseneintopf (ohne Brot)	Würstchen
	Dönerteller – mit Salat (ohne Fladen oder Pommes frites)	Fleisch und Joghurtsoße
	Wrap – viel Salat und Füllung – wenig Teig	

Ihr neues Essen funktioniert übrigens auch im Restaurant. Essen Sie vorneweg Suppe oder Salat. Dann ein Hauptgericht mit viel Gemüse, dazu Fleisch, Fisch oder was immer Sie mögen. Haben Sie Lust auf einen Nachtisch? Bestellen Sie sich einen Latte macchiato oder Obstsalat. Ja, es braucht ein bisschen Gewöhnung. Danach wird es Ihnen leichtfallen, zu sagen: „Für mich bitte keinen Reis, dafür gerne mehr Gemüse."

4.3   Suppen und Eintöpfe – tolle Sattmacher

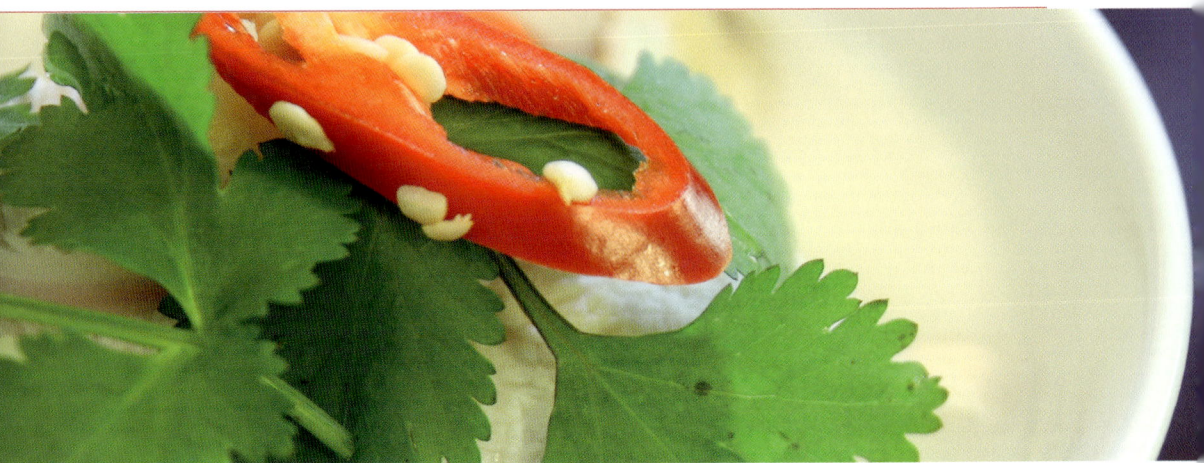

Kokos-Thai-Süppchen

Für zwei Personen brauchen Sie:

25 g Ingwerwurzel, 1 Hähnchenbrustfilet (ca. 180 g), 400 ml Gemüsebrühe, 60 g Shiitakepilze, 1 rote Paprikaschote (ca. 160 g), 2 Frühlingszwiebeln, 2 Stängel Zitronengras, 1 ½ EL Olivenöl, 100 ml ungesüßte Kokosmilch, 60 g Zuckerschoten, 1 EL Zitronensaft, 2 EL Sojasoße, Salz, Pfeffer, frischen Koriander nach Geschmack.

So geht's:

1 Den Ingwer schälen und fein hacken. Hähnchenfilet waschen und in Würfel schneiden. Ingwer und Fleisch bei mittlerer Hitze etwa 10 min in der Gemüsebrühe kochen. Die Pilze putzen, Stiele entfernen, die Hüte vierteln. Paprikaschote waschen, vierteln, entkernen und in Streifen schneiden. Die Zwiebeln waschen, putzen und in feine Ringe schneiden. Vom Zitronengras die harten Blätter entfernen, das Innere sehr fein schneiden.

2 Öl im Topf erhitzen. Paprika, Pilze, Zwiebeln und Zitronengras unter Rühren 2 min darin braten. Mit der Brühe ablöschen, Kokosmilch zugeben, aufkochen und etwa 5 min köcheln lassen.

3 Die Zuckerschoten waschen, putzen, halbieren und 1 min vor dem Ende der Garzeit zugeben. Mit Zitronensaft, Sojasoße, Salz und Pfeffer abschmecken. Nach Geschmack mit frischem Koriander bestreuen.

Das steckt drin:

Eine Portion Kokos-Thai-Süppchen (540 g) liefert 375 kcal, 28 g Eiweiß (30 E%), 23 g Fett (56 E%) und 14 g Kohlenhydrate (15 E%). Energiedichte: 69 kcal pro 100 g.

Tipp: Schmeckt auch lecker ohne Fleisch – einfach 2 min vor Ende der Kochzeit gewürfelten Tofu zugeben.

Hackfleisch-Lauch-Suppe

Für zwei Portionen brauchen Sie:

1 Zwiebel, 150 g gemischtes Hackfleisch, 1 EL Rapsöl, Salz und Pfeffer, 1 Möhre, 2 kleine Stangen Lauch, 400 ml Gemüsebrühe, 30 g Emmentaler, Petersilie zum Garnieren, 2 EL saure Sahne, Muskat.

So geht's:

1 Die Zwiebel schälen und fein würfeln. Das Hackfleisch mit der Zwiebel im Öl anbraten. Salzen, pfeffern und beiseitestellen.

2 Möhre und Lauch waschen, putzen und in Scheiben bzw. Ringe schneiden. In der Gemüsebrühe erst die Möhre 2 min köcheln lassen, dann den Lauch für weitere 5 min hinzugeben.

3 In der Zwischenzeit den Käse reiben und die Petersilie waschen und hacken. Den Käse in die Suppe geben und kurz rühren, bis er geschmolzen ist. Mit der sauren Sahne, Pfeffer und Muskat abschmecken. Mit Petersilie garniert servieren.

Das steckt drin:

Eine Portion Hackfleisch-Lauch-Suppe (520 g) liefert: 380 kcal, 30 g Eiweiß (32 E%), 25 g Fett (59 E%), 9 g Kohlenhydrate (91 E%). Energiedichte: 72 kcal pro 100 g.

Orientalischer Wirsingeintopf

Für zwei Portionen brauchen Sie:

400 g Wirsing, 1 Möhre, 1 Zwiebel, 20 g frischen Ingwer, 1 ½ EL Olivenöl, 125 ml Gemüsebrühe, 100 ml ungesüßte Kokosmilch, 40 g ungesalzene Cashewnüsse, 1 ½ EL Curry, Salz und Pfeffer nach Geschmack, 100 g geräucherten Tofu.

So geht's:

1 Wirsing putzen, vierteln, Strunk entfernen und in Streifen schneiden. Die Möhre waschen, putzen und klein schneiden. Zwiebel häuten und würfeln.

2 Ingwer schälen, fein hacken und in einem großen Topf im Olivenöl anbraten. Den Wirsing dazugeben und 3 min unter gelegentlichem Rühren mitbraten. Möhre hinzufügen.

3 Mit der Brühe ablöschen, dann Kokosmilch, Nüsse und Gewürze untermischen. 15 min zugedeckt köcheln lassen. Währenddessen den Tofu in mundgerechte Würfel schneiden und 5 min vor Ende der Garzeit zugeben.

Das steckt drin:

Eine Portion orientalischer Wirsing-Eintopf (490 g) liefert: 420 kcal, 18 g Eiweiß (17 E%), 30 g Fett (65 E%), 19 g Kohlenhydrate (18 E%). Energiedichte: 74 kcal pro 100 g.

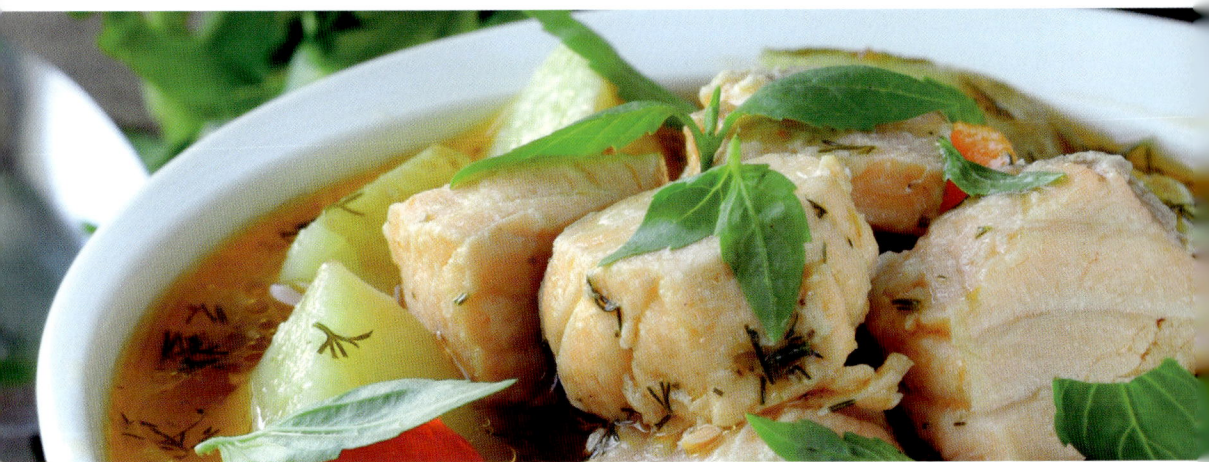

Bunter Fischtopf

Für zwei Portionen brauchen Sie:

2 Möhren, 1 kleine Stange Lauch, 3 Stangen Sellerie, 1 rote Chilischote, 2 EL Olivenöl, 300 ml Fischfond, 100 ml trockenen Weißwein, Salz und Pfeffer, 2 Tomaten, ½ Bund Petersilie, ½ Bund Dill, 200 g Seelachsfilet, 200 g Kabeljaufilet, 2 EL Crème fraîche.

So geht's:

1 Möhren, Lauch und Selleriestangen waschen, putzen und in mundgerechte Scheibchen schneiden. Die Chili waschen, der Länge nach halbieren, entkernen und fein hacken. Olivenöl in einem Topf erhitzen, Gemüse und Chili etwa 3 min darin anbraten. Mit dem Fischfond ablöschen, Weißwein dazugeben, salzen, pfeffern und bei mittlerer Hitze 15 min köcheln lassen.

2 In der Zwischenzeit die Tomaten waschen und würfeln. Petersilie und Dill ebenfalls waschen und fein hacken. Die Fischfilets abspülen, trocken tupfen und in Würfel schneiden. Tomaten- und Fischwürfel zugeben und etwa 5 min gar ziehen lassen. Kurz vor dem Servieren Kräuter und Crème fraîche dazugeben.

Das steckt drin:

Eine Portion bunter Fischtopf (700 g) liefert: 470 kcal, 49 g Eiweiß (41 E%), 20 g Fett (39 E%), 13 g Kohlenhydrate (11 E%), 5 g Alkohol (9 E%). Energiedichte: 67 kcal pro 100 g.

4.4 Knackige Salatgerichte

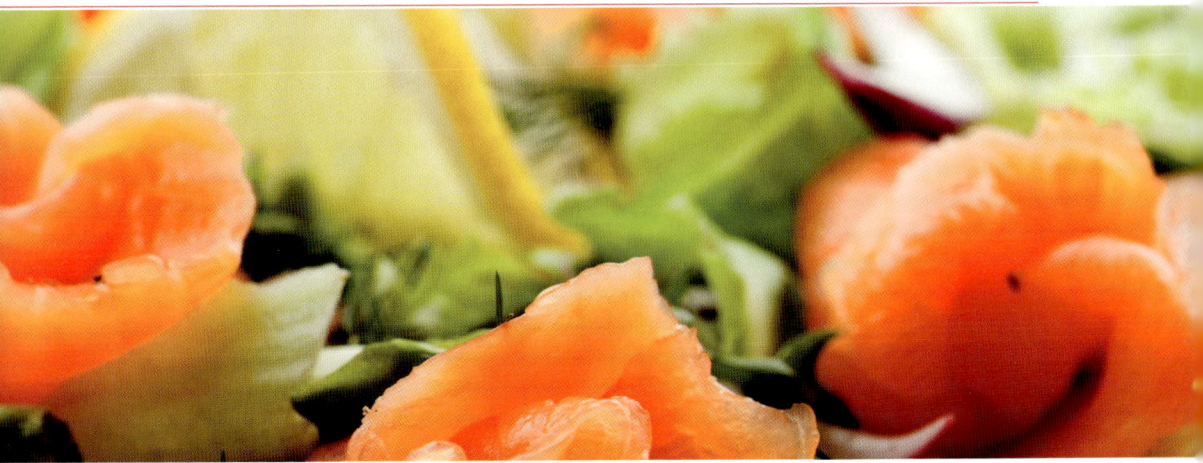

Italienischer Salat mit Lachs

Für zwei Portionen brauchen Sie:

250 g Radicchio (oder Romanasalat, wenn Sie die bittere Note nicht so gerne mögen), 100 g Rucola, 1 Dose Artischockenherzen (Abtropfgewicht 240 g), 200 g, Kirschtomaten, 2 EL Balsamessig, 2 EL Olivenöl, 1 EL scharfer Senf, 1 EL Oregano, Salz und Pfeffer, 200 g geräucherten Lachs.

So geht's:

1 Den Strunk des Radicchio großzügig ausschneiden (die weißen Teile schmecken bitter), die Blätter waschen und in Streifen schneiden. Rucola waschen, putzen und harte Stiele wegnehmen. Die Artischocken abtropfen lassen und vierteln. Tomaten waschen und halbieren.

2 Für das Dressing Essig, Öl, Senf und Oregano gut verrühren, mit Salz und Pfeffer abschmecken. Über den Salat geben und durchmischen. Mit dem Lachs servieren.

Das steckt drin:

Eine Portion Italienischer Salat mit Lachs (530 g) liefert: 320 kcal, 26 g Eiweiß (34 E%), 20 g Fett (56 E%), 8 g Kohlenhydrate (10 E%). Energiedichte: 61 kcal pro 100 g.

Blattsalat mit warmen Pilzen

Für zwei Portionen brauchen Sie:

220 g Eisbergsalat, 80 g Feldsalat, 6 Radieschen, 1 EL Weißweinessig, 1 EL Zitronensaft, 1 EL Olivenöl, 2 EL Joghurt 3,5 %, Salz und Pfeffer, 40 g Parmesan, 200 g Champignons, 1 kleine Zucchini, 1 EL Rapsöl, getrockneten Thymian, 20 g Pinienkerne.

So geht's:

1 Eisberg- und Feldsalat waschen und trocken schleudern. Den Eisbergsalat in mundgerechte Stücke zupfen. Die Radieschen waschen und vierteln.

2 Für das Dressing Essig, Zitronensaft, Olivenöl und Joghurt gut verrühren. Mit Salz und Pfeffer abschmecken. Den Parmesan hobeln.

3 Die Champignons putzen und in Scheiben schneiden. Zucchini waschen und ebenfalls in Scheiben schneiden. Das Rapsöl mit dem Thymian in einer Pfanne erhitzen. Zucchini und Pilze darin ein paar Minuten anbraten. Nach Geschmack salzen und pfeffern.

4 Das Dressing über Blattsalate und Radieschen geben, gut mischen. Dann auf zwei Tellern anrichten. Anschließend Zucchini und Pilze darauf verteilen. Käse und Pinienkerne darüberstreuen und sofort servieren.

Das steckt drin:

Eine Portion Blattsalat mit warmen Pilzen (490 g) liefert: 325 kcal, 17 g Eiweiß (21 E%), 25 g Fett (69 E%), 8 g Kohlenhydrate (10 E%). Energiedichte: 66 kcal pro 100 g.

Chinakohl-Tomaten-Salat mit Avocado

Für zwei Portionen brauchen Sie:

280 g Chinakohl, 2 Tomaten, 100 g Champignons, 1 EL Walnussöl, 3 EL Sauerrahm, 2 EL Wasser, 1 TL gemischte Kräuter (frisch oder tiefgekühlt), Salz, Pfeffer
und Zitronensaft nach Geschmack, 120 g Avocado, 60 g Parmesan, 10 Walnusshälften.

So geht's:

1   Den Chinakohl putzen, waschen, vierteln und in schmale Streifen schneiden.
    Die Tomaten waschen, die Champignons säubern und beides in Scheiben
    schneiden.
2   Für das Dressing Öl, Sauerrahm, Wasser, Kräuter und Gewürze verrühren –
    mit Zitronensaft abschmecken. Die Avocado in Würfel schneiden und sofort
    in das Dressing geben, damit sie nicht braun wird.
3   Chinakohl, Tomaten und Champignons mit dem Dressing vermischen. Den
    Parmesan darüberhobeln und mit den Walnüssen anrichten.

Das steckt drin:

Eine Portion Chinakohl-Tomaten-Salat mit Avocado (400 g) liefert: 440 kcal,
17 g Eiweiß (15 E%), 39 g Fett (79 E%), 6 g Kohlenhydrate (6 E%). Energiedichte: 110 kcal pro 100 g.

Fruchtiger Chicoréesalat mit Hähnchen

Für zwei Portionen brauchen Sie:

400 g Chicorée, 2 Clementinen, 1 Apfel, 2 EL Weißweinessig, 1 EL Olivenöl, 2 EL Joghurt 3,5 %, Salz und Pfeffer, 260 g Hähnchenfilet, 1 EL Rapsöl, Paprikapulver, Cayennepfeffer nach Geschmack, 8 Walnusshälften.

So geht's:

1 Den Chicorée waschen (nach Geschmack den Strunk keilförmig ausschneiden, um den bitteren Geschmack abzumildern) und fein schneiden. Clementinen schälen und in kleine Stücke schneiden. Den Apfel waschen, vom Kernhaus befreien und würfeln.

2 Für das Dressing Essig, Öl und Joghurt verrühren, mit Salz und Pfeffer abschmecken. Über den Salat geben und gut durchmischen.

3 Das Fleisch in Streifen schneiden und im heißen Rapsöl anbraten. Nach Geschmack mit Salz, Paprika und Cayennepfeffer würzen. Die Hähnchenstreifen unter den Salat mischen und mit Walnusshälften garniert servieren.

Das steckt drin:

Eine Portion Fruchtiger Chicoréesalat mit Hähnchen (540 g) liefert: 440 kcal, 36 g Eiweiß (34 E%), 22 g Fett (45 E%), 23 g Kohlenhydrate (21 E%). Energiedichte: 81 kcal pro 100 g.

Bohnensalat mit Feta und getrockneten Tomaten

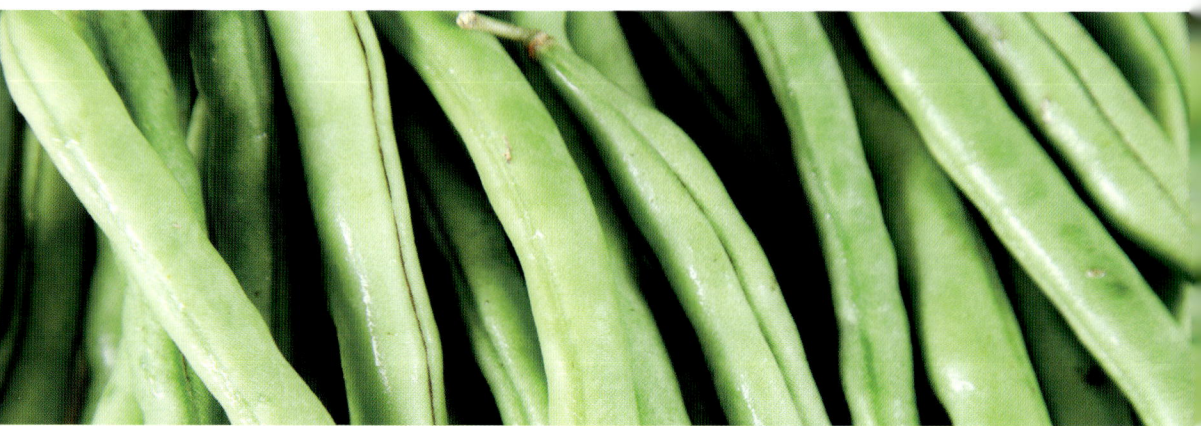

Für zwei Portionen brauchen Sie:

360 g grüne Bohnen, 2 EL Balsamessig, 1 EL Orangensaft, Salz und Pfeffer, 2 EL Walnussöl, 1 EL Olivenöl, 4 Frühlingszwiebeln, 1 kleiner Bund Rucola, 10 getrocknete Tomaten, 160 g Feta, 3 Zweige frischen Thymian.

So geht's:

1 Die Bohnen waschen, putzen, in etwa 2 cm lange Stücke schneiden und in wenig Salzwasser etwa 8-10 min bissfest kochen. Abgießen, kurz abschrecken und abtropfen lassen.

2 Den Essig mit Orangensaft, Salz und Pfeffer verrühren – dann die Öle unterschlagen. Dressing über die noch lauwarmen Bohnen geben. Die Frühlingszwiebeln waschen, putzen und in feine Ringe schneiden.

3 Rucola waschen, trocken schleudern und in grobe Stücke zupfen. Tomaten in feine Streifen schneiden. Feta fein würfeln. Die Thymianblättchen von den Stängeln zupfen und hacken. Alles vorsichtig mit den Bohnen vermengen und etwas durchziehen lassen.

Das steckt drin:

Eine Portion Bohnensalat mit Feta und getrockneten Tomaten (480 g) liefert: 460 kcal, 22 g Eiweiß (20 E%), 34 g Fett (68 E%), 13 g Kohlenhydrate (12 E%). Energiedichte: 95 kcal pro 100 g.

4.5 Vegetarisch – Geschmack geht auch ohne

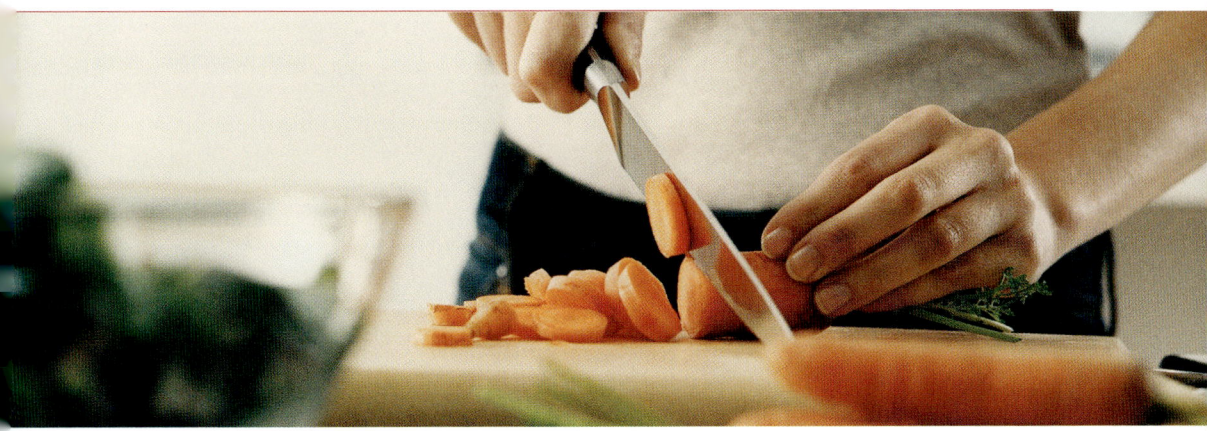

Buntes Gemüsegratin

Für zwei Portionen brauchen Sie:

260 g Knollensellerie, 200 g Möhren, 100 g Lauchzwiebeln, 100 g reifen Camembert, 120 g Quark (20 % Fett i. Tr.), 2 Eier, Salz, Pfeffer und Muskat nach Geschmack, 80 g Schlagsahne, 2 EL gehackte Petersilie.

So geht's:

1 Sellerie, Möhren und Lauchzwiebeln putzen bzw. waschen und in mundgerechte Stücke schneiden. 5-8 min in wenig Salzwasser kochen, abtropfen lassen und beiseitestellen.

2 Den Ofen auf 200°C vorheizen. Camembert mit Quark und Eigelb verrühren. Mit Salz, Pfeffer und Muskat abschmecken. Eiweiß und Schlagsahne getrennt steif schlagen und unter die Quarkmasse ziehen.

3 Diese in eine Auflaufform gießen und das Gemüse darauf verteilen. Im Backofen etwa 15 min bei 200°C backen, bis die Quarkmasse leicht gebräunt ist. Mit Petersilie bestreuen.

Das steckt drin:

Eine Portion Buntes Gemüsegratin (500 g) liefert 470 kcal, 29 g Eiweiß (25 E%), 33 g Fett (64 E%) und 13 g Kohlenhydrate (11 E%). Energiedichte: 94 kcal pro 100 g.

Weißkohl-Tomaten-Curry mit Erdnüssen

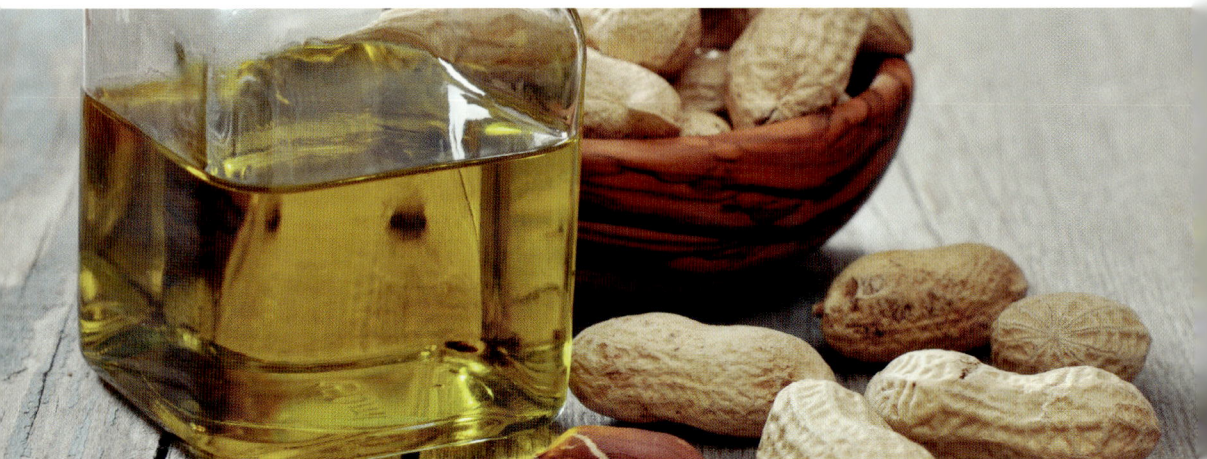

Für zwei Portionen brauchen Sie:

440 g Weißkohl, 1 Zwiebel, 1 ½ EL Olivenöl, 2 TL Currypulver, 200 g Tomaten aus der Dose, 125 ml Gemüsefond, 100 g geräucherten Tofu, 60 g ungesalzene Erdnüsse, 4 Stängel glatte Petersilie, Salz und Pfeffer nach Geschmack.

So geht's:

1   Den Weißkohl vierteln, äußere Blätter und Strunk entfernen, fein schneiden. Zwiebel schälen, würfeln und im Öl glasig dünsten. Den Kohl mit andünsten und mit dem Curry bestäuben.

2   Tomaten mit Saft dazugeben und den Gemüsefond angießen. Alles 30 min leise köcheln lassen.

3   Etwa 10 min vor dem Ende der Garzeit den gewürfelten Tofu und die Erdnüsse untermischen. Mit Salz und Pfeffer abschmecken. Die Petersilie waschen, abtupfen und hacken. Zum Servieren darüberstreuen.

Das steckt drin:

Eine Portion Weißkohl-Tomaten-Curry (500 g) liefert 360 kcal, 18 g Eiweiß (19 E%), 27 g Fett (66 E%), 14 g Kohlenhydrate (15 E%). Dieses Hauptgericht liefert nur 73 kcal pro 100 g.

Selleriepüree

Für zwei Portionen brauchen Sie:

220 g Knollensellerie, 40 g Sahne, 1 TL Zitronensaft, 10 g Butter, Salz und Pfeffer.

So geht's:

1 Den Sellerie schälen und klein schneiden. In wenig Salzwasser etwa 20 min dünsten, bis er weich und das Wasser verdampft ist.
2 Sahne und Zitronensaft zugeben. Fein pürieren, die Butter unterziehen und mit Salz und Pfeffer würzen. Bis zum Servieren warm halten.

Das steckt drin:

Eine Portion Selleriepüree (140 g) liefert 110 kcal, 2 g Eiweiß (7 E%), 10 g Fett (84 E%), 2 g Kohlenhydrate (9 E%). Energiedichte: 88 kcal pro 100 g.

Und dazu gibt es:

Spinatomelett

Für zwei Portionen brauchen Sie:

120 g Spinat, 1 Zwiebel, 1 Tomate, ¼ Bund Schnittlauch, 4 Eier, 80 ml Milch, 2 TL Rapsöl, Salz und Pfeffer.

So geht's:

1 Den Spinat waschen, putzen und trocken schleudern. Die Zwiebel schälen und fein hacken. Die Tomate waschen und in kleine Würfel schneiden. Schnittlauch waschen, trocken schütteln und in feine Röllchen schneiden.
2 Die Eier mit der Milch verquirlen. In zwei Pfannen je einen 1 TL Rapsöl erhitzen und jeweils die Hälfte der Zwiebeln darin andünsten. Den Spinat auf beide Pfannen verteilen und zusammenfallen lassen. Jeweils die Hälfte der Tomaten darüberstreuen, mit Salz und Pfeffer würzen.
3 Die Eiermilch in die Pfannen gießen und bei schwacher Hitze stocken lassen. Nach knapp 2 min wenden und weitere 1-2 min fertig backen. Sofort mit Schnittlauch bestreut servieren.

Das steckt drin:

Eine Portion Spinatomelett (340 g) liefert 300 kcal, 20 g Eiweiß (27 E%), 22 g Fett (64 E%), 7 g Kohlenhydrate (9 E%). Energiedichte: 88 kcal pro 100 g.

Chicorée in Käse-Sahne-Soße

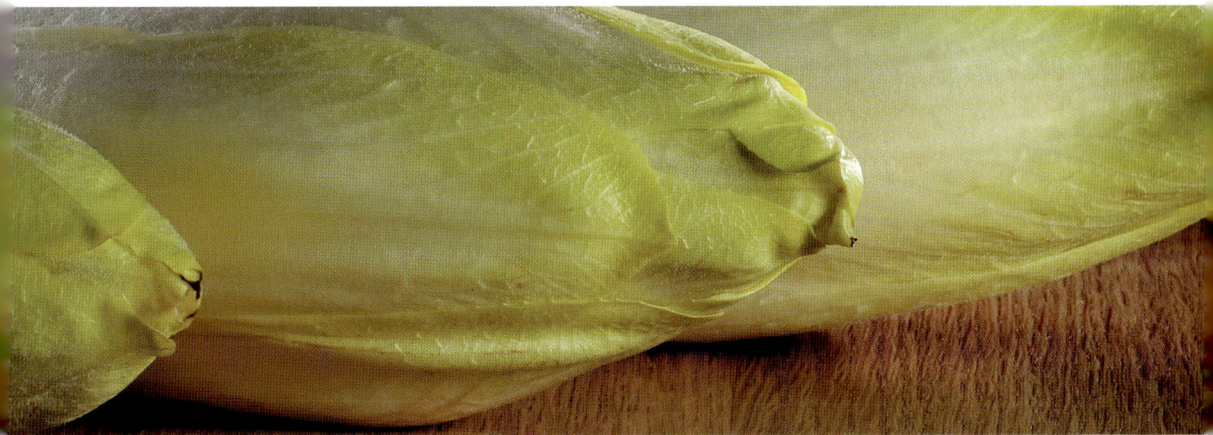

Für zwei Portionen brauchen Sie:

3 Kolben Chicorée (etwa 500 g), 1 EL Butter, 2 EL Mehl, 150 ml Milch 3,5 %, 80 g saure Sahne, Salz, Pfeffer, geriebene Muskatnuss, 2 TL Zitronensaft, 80 g Edamer, 10 Walnusshälften.

So geht's:

1 Den Backofen auf 180°C vorheizen. Chicorée waschen, halbieren und nach Geschmack den Strunk keilförmig ausschneiden, um den bitteren Geschmack abzumildern. In kochendem Salzwasser etwa 1 min blanchieren, mit kaltem Wasser abschrecken, abtropfen lassen und in eine Auflaufform legen.

2 Für die Soße die Butter schmelzen, das Mehl darüberstäuben und unter Rühren anschwitzen. Mit der Milch ablöschen und aufkochen. Die Sahne zufügen und mit Salz, Pfeffer, Muskat und Zitronensaft würzen.

3 Die Hälfte des geriebenen Edamers in der Soße schmelzen und die Soße über den Chicorée gießen. Den restlichen Edamer darüberstreuen. Im vorgeheizten Ofen etwa 20 min bei 180°C überbacken. Zum Anrichten mit den Walnüssen dekorieren.

Das steckt drin:

Eine Portion Chicorée in Käse-Sahne-Soße (450 g) liefert 490 kcal, 21 g Eiweiß (17 E%), 36 g Fett (67 E%), 19 g Kohlenhydrate (16 E%). Energiedichte: 110 kcal pro 100 g.

Gebratener Blumenkohl mit Tofu

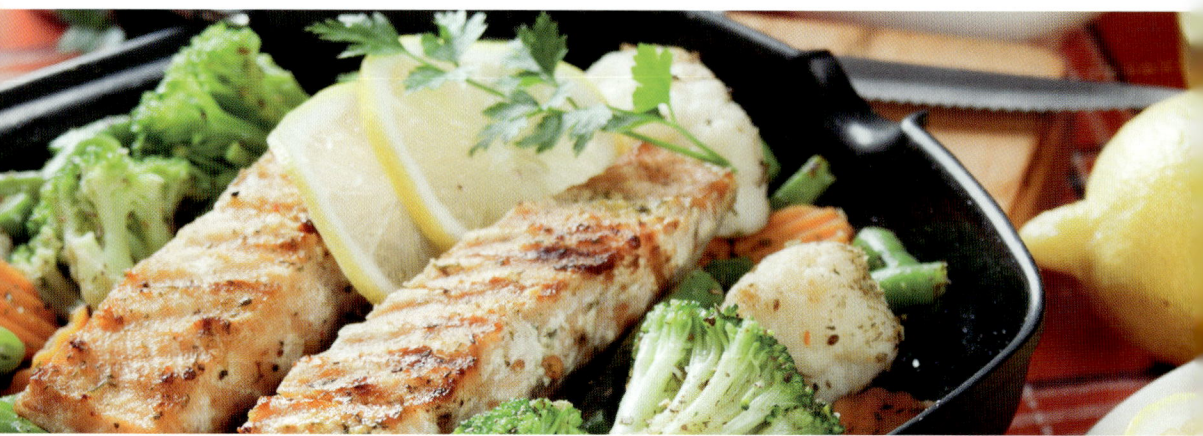

Für zwei Portionen brauchen Sie:

800 g Blumenkohl, 400 g Möhren, 2 rote Chilischoten, 2 EL Olivenöl, 2 EL Sesam-öl, 320 g Tofu, 250 ml Gemüsefond, 2 Zwiebeln, 4 EL Sesam, 1 Msp Kreuzkümmel, 1 Prise Zucker, Salz und Pfeffer nach Geschmack, 3 EL gehackte Petersilie.

So geht's:

1 Den Blumenkohl in große Röschen teilen und diese in Scheiben schneiden. Möhren putzen und in Scheiben schneiden. Die Chilischoten längs halbieren, entkernen und fein hacken.

2 In einer großen Pfanne oder im Wok die Öle erhitzen. Blumenkohl und Möhren bei mittlerer Hitze etwa 8 min braten. Den Tofu in mundgerechte Stücke schneiden und zugeben. Gemüsefond eingießen und etwa 5 min weitergaren – ab und zu vorsichtig wenden.

3 Zwiebeln abziehen und fein würfeln. 1 min vor dem Ende der Garzeit Chili, Zwiebeln und Sesam hineingeben. Kreuzkümmel und Zucker untermischen. Nach Geschmack mit Salz und Pfeffer würzen und mit Petersilie bestreut servieren.

Das steckt drin:

Eine Portion Gebratener Blumenkohl mit Tofu (520 g) liefert 410 kcal, 20 g Eiweiß (19 E%), 32 g Fett (69 E%), 12 g Kohlenhydrate (12 E%). Energiedichte: 79 kcal pro 100 g.

4.6 Mit Fisch oder Fleisch

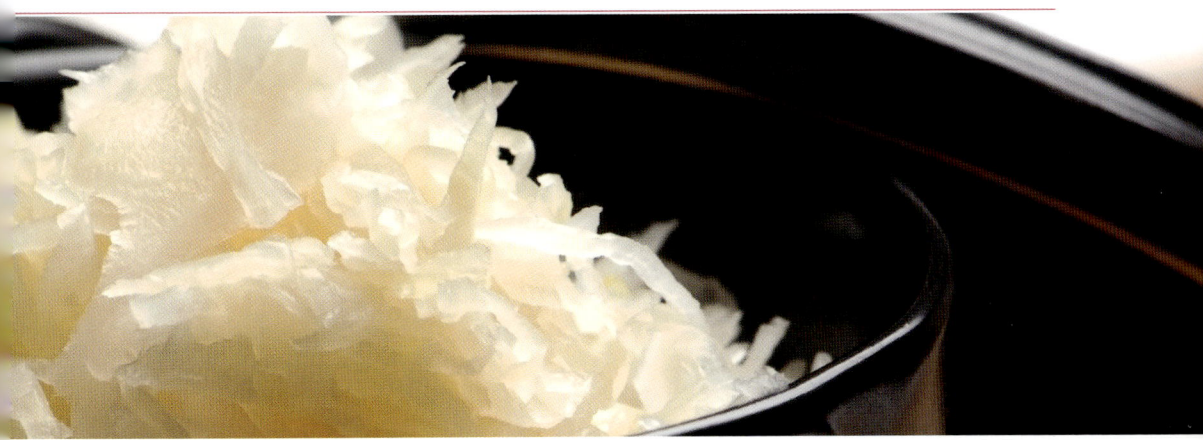

Tomatenkraut mit Kasseler

Für zwei Portionen brauchen Sie:

400 g frisches Sauerkraut, 1 kleine Zwiebel, 1 EL Olivenöl, 1 EL Tomatenmark, 100 ml Weißwein, 2 Lorbeerblätter, 2 kleine Tomaten, 2 Scheiben Kasseler, 100 g saure Sahne, Pfeffer nach Geschmack.

So geht's:

1 Das Kraut abspülen, ausdrücken und abtropfen lassen (falls Sie es nicht ganz so sauer mögen). Zwiebel schälen, fein würfeln und im heißen Öl kurz anschwitzen. Sauerkraut und Tomatenmark zugeben, 3 min anbraten und dann mit dem Wein ablöschen. Lorbeerblätter hineingeben und zugedeckt etwa 25 min köcheln lassen.

2 In der Zwischenzeit die Tomaten waschen und würfeln. Nach 10 min die Tomaten und das Kasseler in das Kraut geben. Ganz zum Schluss die Lorbeerblätter herausnehmen und die Sahne untermischen. Mit Pfeffer abschmecken.

Eine Portion Tomatenkraut mit Kasseler (590 g) liefert 440 kcal, 37 g Eiweiß (34 E%), 24 g Fett (51 E%), 8 g Kohlenhydrate (7 E%), 5 g Alkohol (8 E%). Energiedichte: 76 kcal pro 100 g.

Möhren-Lauch-Pfanne in Nuss-Soße mit Schnitzel

Für zwei Portionen brauchen Sie:

2 kleine Stangen Porree, 2 Möhren, 200 g Champignons, 1 ½ EL Rapsöl, Salz und Pfeffer, 1 kleines Stück Ingwer, 2 EL Sojasoße, 1 EL Erdnussmus, 1 EL Zitronensaft, 2 Schweineschnitzel, 30 g ungesalzene Erdnüsse.

So geht's:

1   Den Porree längs halbieren, waschen und in halbe Ringe schneiden. Möhren waschen, schälen und in dünne Streifen schneiden. Die Champignons säubern, putzen und in Scheiben schneiden. Ingwer schälen und fein hacken.

2   Die Gemüse in 1 EL Rapsöl bissfest andünsten – mit Salz, Pfeffer, Ingwerpulver und Sojasoße würzen. Das Erdnussmus mit dem Zitronensaft verrühren und dazugeben.

3   In einer Pfanne das restliche Öl erhitzen und die Schnitzel von beiden Seiten anbraten. Die Erdnüsse kurz dazugeben. Die Gemüsepfanne mit den Erdnüssen bestreuen.

Das steckt drin:

Eine Portion Möhren-Lauch-Pfanne (440 g) liefert 400 kcal, 40 g Eiweiß (40 E%), 22 g Fett (50 E%), 10 g Kohlenhydrate (10 E%). Energiedichte: 91 kcal pro 100 g.

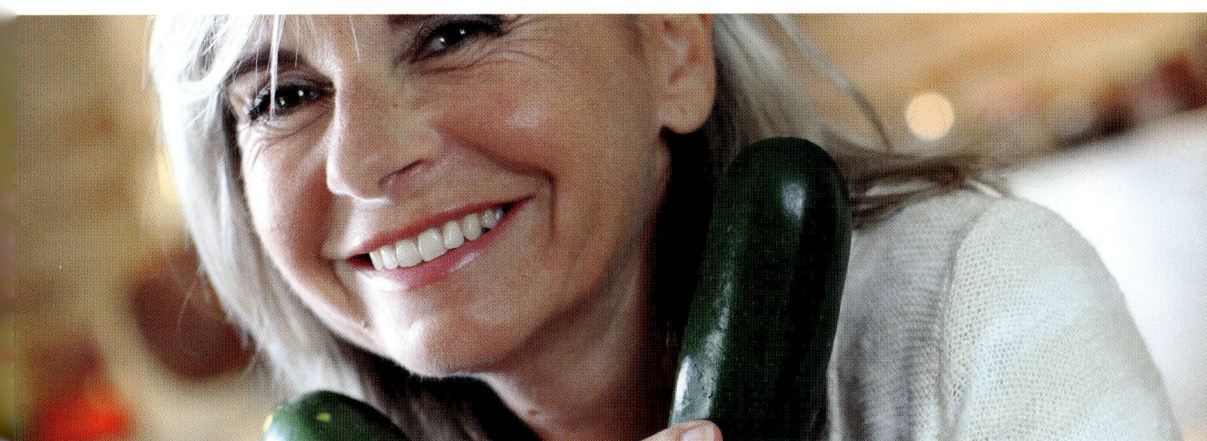

Gefüllte Zucchinischiffchen

Für zwei Portionen brauchen Sie:

2 mittelgroße Zucchini, 1 Möhre, 50 g Frühlingszwiebeln, 150 g gewürfelten Schinken, 200 g Hüttenkäse, 10 g gehackte Petersilie, 2 EL saure Sahne, 1 TL scharfes Paprikapulver, Salz und Pfeffer, 40 g Parmesan, etwas Butter für die Form.

So geht's:

1 Backofen auf 180°C vorheizen. Die Zucchini waschen und der Länge nach durchschneiden. Samen herauskratzen und wegwerfen, dann aushöhlen und das Fruchtfleisch fein hacken.

2 Möhre und Frühlingszwiebeln waschen, putzen und klein schneiden. Mit dem Fruchtfleisch, Schinken, Hüttenkäse, Petersilie und saurer Sahne vermischen. Mit Paprika, Salz und Pfeffer würzen.

3 Die Zucchini in eine gebutterte Auflaufform legen, die Mischung hineinfüllen und den Parmesan darüberstreuen. Im vorgeheizten Ofen etwa 30 min garen.

Das steckt drin:

Eine Portion gefüllte Zucchinischiffchen (530 g) liefert 410 kcal, 42 g Eiweiß (42 E%), 20 g Fett (45 E%), 12 g Kohlenhydrate (13 E%). Energiedichte: 76 kcal pro 100 g.

Rotbarsch mit mediterranem Grillgemüse

Für zwei Portionen brauchen Sie:

2 getrocknete Tomaten ohne Öl, 1 Aubergine (ca. 280 g), 1 gelbe und 1 rote Paprika, 1 Zweig Rosmarin, 1 Zweig Thymian, 20 g schwarze Oliven, 2 Rotbarschfilets (je ca. 150 g), 2 EL Olivenöl, Salz und Pfeffer.

So geht's:

1 Die Tomaten mit kochendem Wasser bedecken und 30 min einweichen. Aubergine waschen, putzen, in 0,5 cm dünne Scheiben schneiden und mit Salz bestreuen. 20 min ziehen lassen und mit Küchenpapier abtupfen. Die Paprikaschoten waschen, vierteln und entkernen. Kräuter abbrausen, vorsichtig abtupfen und Nadeln beziehungsweise Blättchen abzupfen. Tomaten abtropfen lassen und in Würfel, Oliven in Scheiben schneiden.

2 Den Fisch waschen, trocken tupfen, salzen und pfeffern. In einer Pfanne 1 EL Öl erhitzen und die Filets darin 3-4 min von jeder Seite braten.

3 Alle Gemüse in einer Grillpfanne mit heißem Öl von beiden Seiten anbraten. Die Kräuter zugeben und mit Salz und Pfeffer würzen.

Das steckt drin:

Eine Portion Rotbarsch mit mediterranem Grillgemüse (500 g) liefert 400 kcal, 33 g Eiweiß (33 E%), 22 g Fett (50 E%), 16 g Kohlenhydrate (17 E%). Energiedichte: 81 kcal pro 100 g.

Mit diesen Gerichten können Sie loslegen. Brauchen Sie mehr Anregungen? Im Internet finden Sie jede Menge Rezepte mit wenigen Kohlenhydraten. Oder Sie kaufen sich ein „Low Carb"-Kochbuch. Das Angebot ist vielfältig und reicht von einfachen, schnellen Gerichten bis hin zum aufwendigen Kochen; vom Fleisch- oder Fischrezept bis zu unzähligen vegetarischen Speisen.

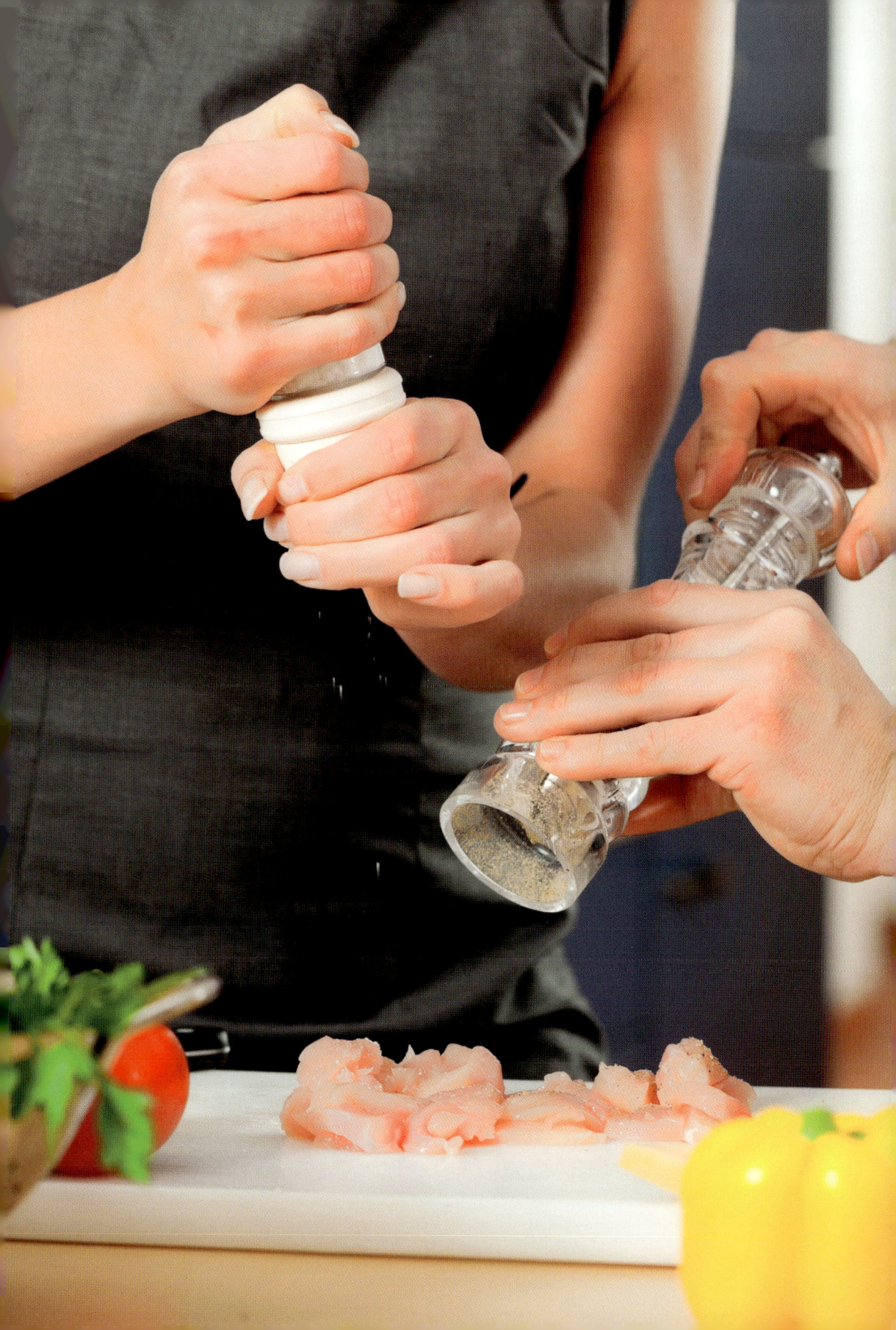

5

SIE SIND NICHT ALLEIN

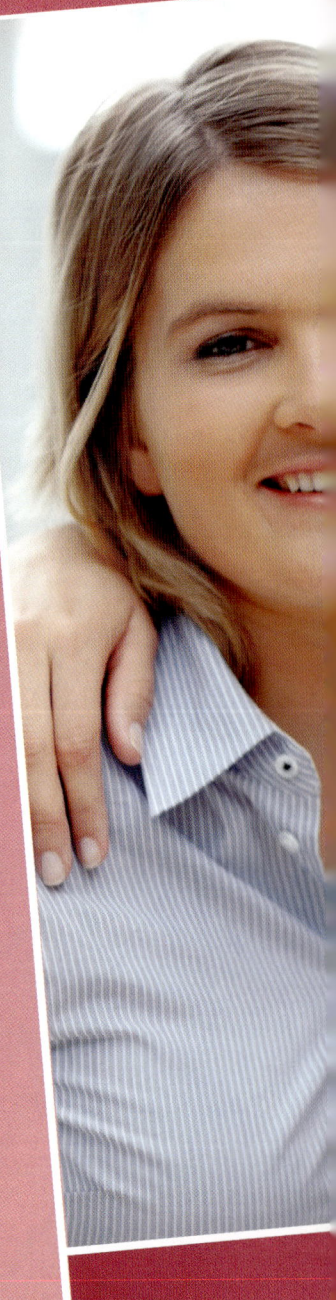

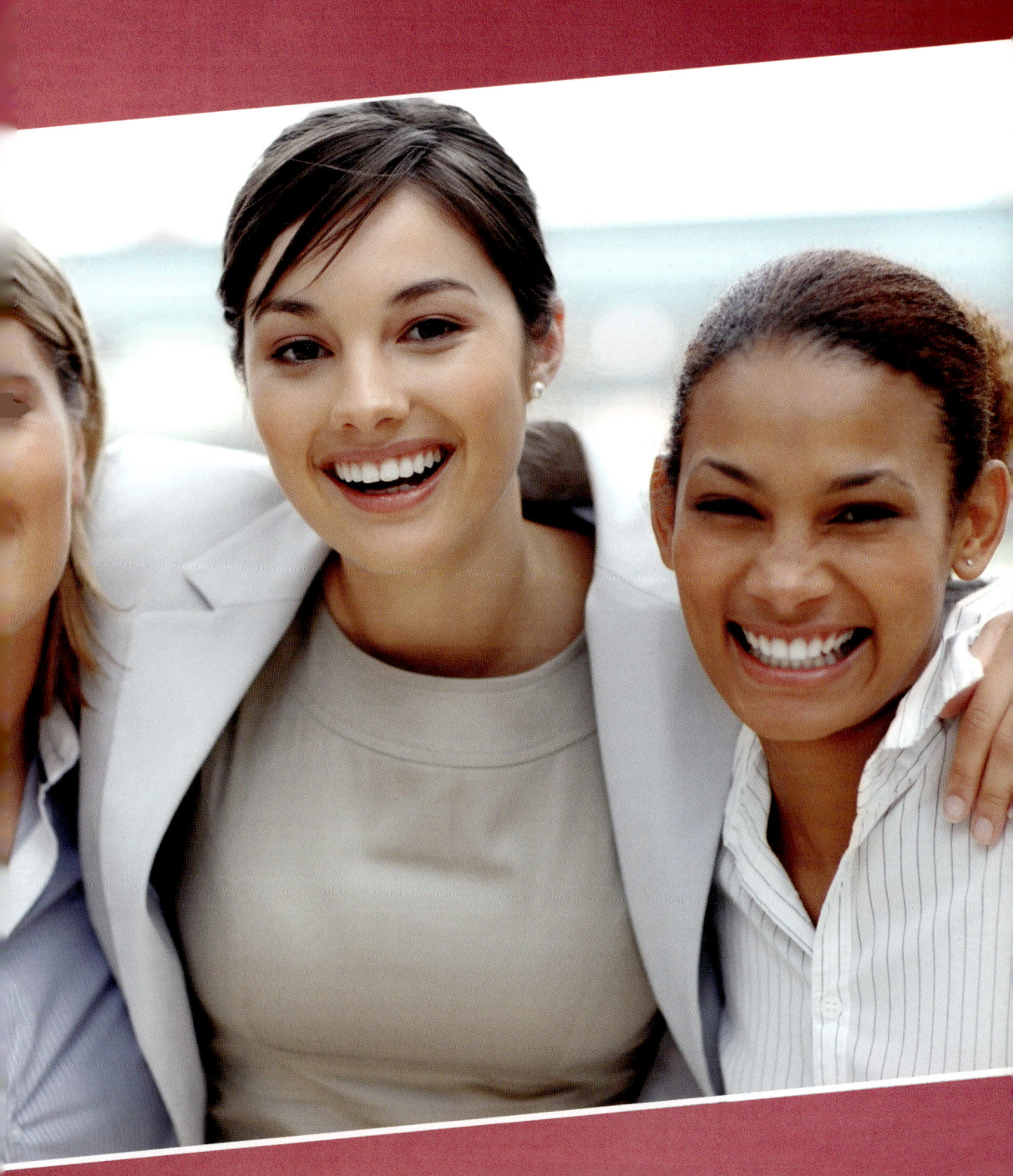

5 SIE SIND NICHT ALLEIN

Übergewicht und *Fettleibigkeit* (Adipositas) sind ein weitverbreitetes Problem. Zwar übertreffen uns die USA immer noch, wenn es darum geht, wo die dickeren Menschen leben. Doch auch die Zahlen in Deutschland sind erschreckend hoch. Von 2008 bis 2011 wurden für die *Studie zur Gesundheit Erwachsener in Deutschland* 7.116 Menschen gewogen und gemessen). Aus diesen Daten errechneten die Wissenschaftler den Body-Mass-Index (BMI) der Probanden. (Wie der BMI berechnet wird und was er für Sie persönlich aussagt, lesen Sie in Kap. 8.1.) Als übergewichtig gelten danach alle, deren BMI über 25 liegt. 53 % der Frauen gehören zu dieser Gruppe, bei den Männern gar rund 67 %. Immerhin sind diese Zahlen in den letzten Jahren auf einem, wenn auch sehr hohen, Niveau stabil geblieben. Richtig beängstigend entwickelt sich die Zahl der Adipösen, also der Menschen mit einem BMI über 30. Sie steigt weiter: Inzwischen leben in unserem Land etwa 23 % der Frauen und Männer mit einem derart hohen Körpergewicht.

Dass Übergewicht und Fettleibigkeit mit großen Nachteilen einhergehen, ist nachgewiesene tägliche Realität. Die Betroffenen leiden unter Diskriminierung. Übergewichtige werden bei gleicher Qualifikation seltener eingestellt und schlechter bezahlt als Normalgewichtige, das gilt ganz besonders für Frauen.

Die anderen Menschen akzeptieren Beleibtere weniger und sogar die Betroffenen selbst beurteilen Übergewichtige negativ. Ein geringes Selbstwertgefühl, gepaart mit einem enormen Leidensdruck, ist häufig die Folge.

Woran liegt es, dass sich so viele mit ihrem Gewicht so schwertun?

„Ernährung, Bewegung und genetische Disposition bestimmen in enger Interaktion miteinander weitestgehend die Entstehung von Übergewicht" (Mensink et al., 2013, S. 786). So steht es in schönster Fachsprache im ersten Satz der *Studie zur Gesundheit der Deutschen.* Drei Hauptursachen sind es also, das hört sich zunächst ganz übersichtlich an. Doch hinter diesem Trio verbirgt sich eine gewaltige Menge von Einflüssen, die dann auch noch aufeinander wirken. So haben Frauen, die sich mit ihrem Gewicht unwohl fühlen, oft Hemmungen, sich im Sportdress zu zeigen. Außerdem kommen sie schneller aus der Puste. Mitzuhalten wird schwieriger, je mehr überschüssige Kilos sie mit sich herumtragen. Fällt es vielen Normalgewichtigen schon schwer, regelmäßig zu sporteln, so müssen Übergewichtige noch zusätzliche Hürden überwinden. Das ist nur eine der vielen Ursachenketten – diese kann dazu führen, mehr Zeit sitzend, etwa vor dem Fernseher, zu verbringen. Der Zusammenhang zwischen der Zahl der täglichen Fernsehstunden und dem Körpergewicht ist durch Studien eindrucksvoll belegt.

Anders ausgedrückt, sind wir für die Welt, in der wir jetzt leben, nicht gemacht. Unser Körper ist genetisch darauf ausgelegt, Mangelzeiten zu überstehen. So kann er seinen Energieverbrauch beispielsweise herunterfahren, wenn er wenig Nahrung bekommt. Für Notzeiten hat unser Stoffwechsel mehrere Gegenprogramme, ein dauerhaftes Überangebot an Essen überfordert ihn dagegen. Manche Menschen mehr, manche weniger, das ist Genetik.

Die genetische Ausstattung wurde uns mitgegeben. Doch darüber, was wir tun und wie wir leben, können wir in sehr vielen Bereichen selbst entscheiden. Damit sind wir beim persönlichen Lebensstil, etwa bei Ernährung und Bewegung. Der menschliche Organismus ist dafür ausgelegt, körperlich gefordert zu werden, während wir gleichzeitig alles tun, um Abläufe zu automatisieren und bequemer zu gestalten. Der tägliche Weg vom Auto zum Aufzug und dann zum Bürostuhl ist eindeutig zu wenig, um den Stoffwechsel gut in Schuss zu halten. Häufig erlebe ich Frauen, die von Termin zu Termin jagen, versuchen, Kinder, Beruf, Haushalt und Hobbys irgendwie zu bewältigen. „Viel um die Ohren zu haben", ist auch Bewegung, aber leider nicht jene, die der Körper braucht, damit es ihm gut geht. Und natürlich reicht das auch nicht, um etwa die Muskeln zu erhalten oder wieder aufzubauen. Ist Ihre Muskulatur gut in Schuss, gewinnen Sie damit enorme gesundheitliche Vorteile, Ihre Figur profitiert und zusätzlich steigt der Energieverbrauch. Sie verbrennen damit rund um die Uhr mehr Kalorien, das macht den Muskelanteil zu einem mächtigen Freund beim Abnehmen und ganz besonders beim Gewichthalten. Wie Sie trotz der bewegungsfeindlichen Welt, in der wir leben, regelmäßige körperliche Aktivität einbauen können, darum geht es in Kap. 13.

Nein, es ist nicht einfach, mit seinem Gewicht zurechtzukommen.

Übergewicht und Adipositas haben viele Gesichter. Geht es Ihnen um ein paar lästige Kilos oder verzweifeln Sie? Reicht Ihnen dieses Buch oder brauchen Sie zur Unterstützung eine Gruppe? Seien Sie realistisch! Wenn Sie merken, dass Sie alleine überfordert sind, brauchen Sie professionelle Hilfe – auf jeden Fall aber mit einer Essstörung, wie etwa der Ess-Brech-Sucht. Wenden Sie sich an den Arzt Ihres Vertrauens oder an Ihre Krankenkasse, um die passende Therapie zu finden.

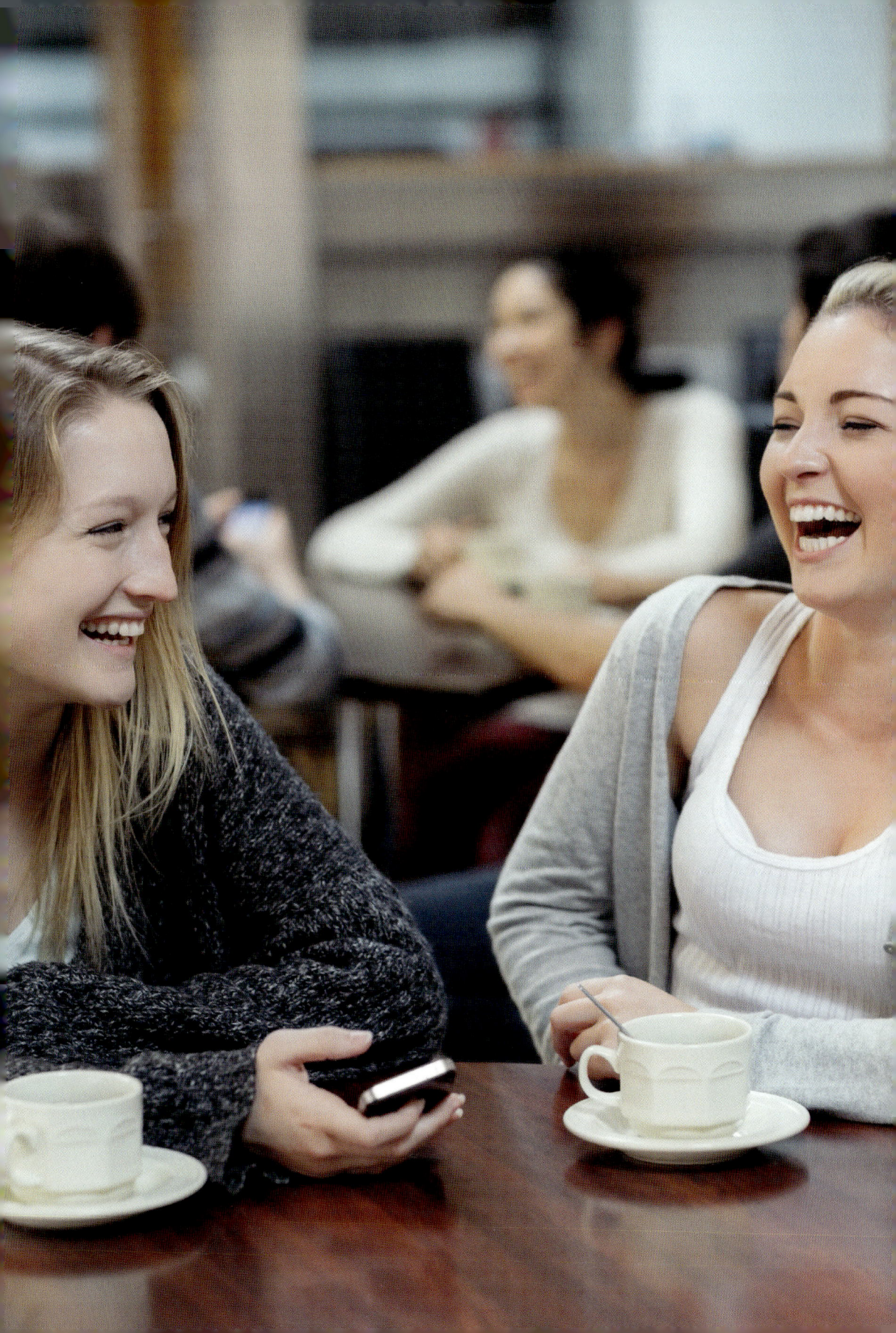

6

FRAUEN
ESSEN ANDERS

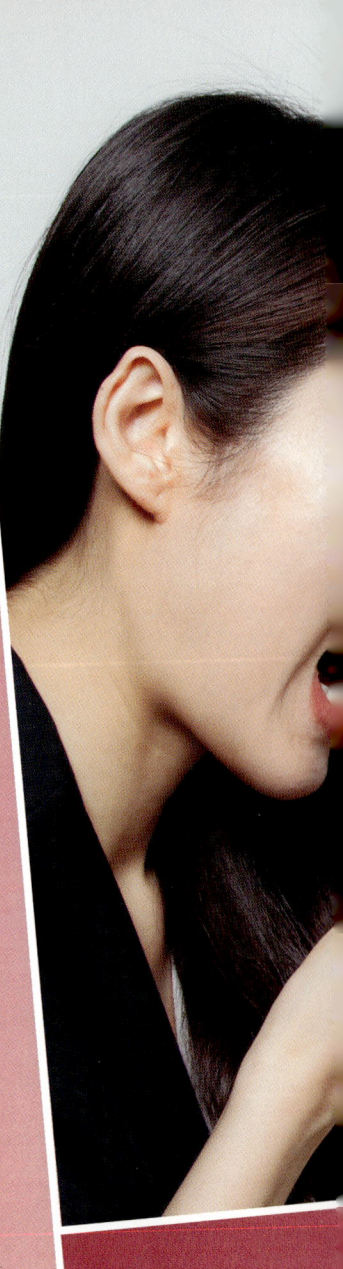

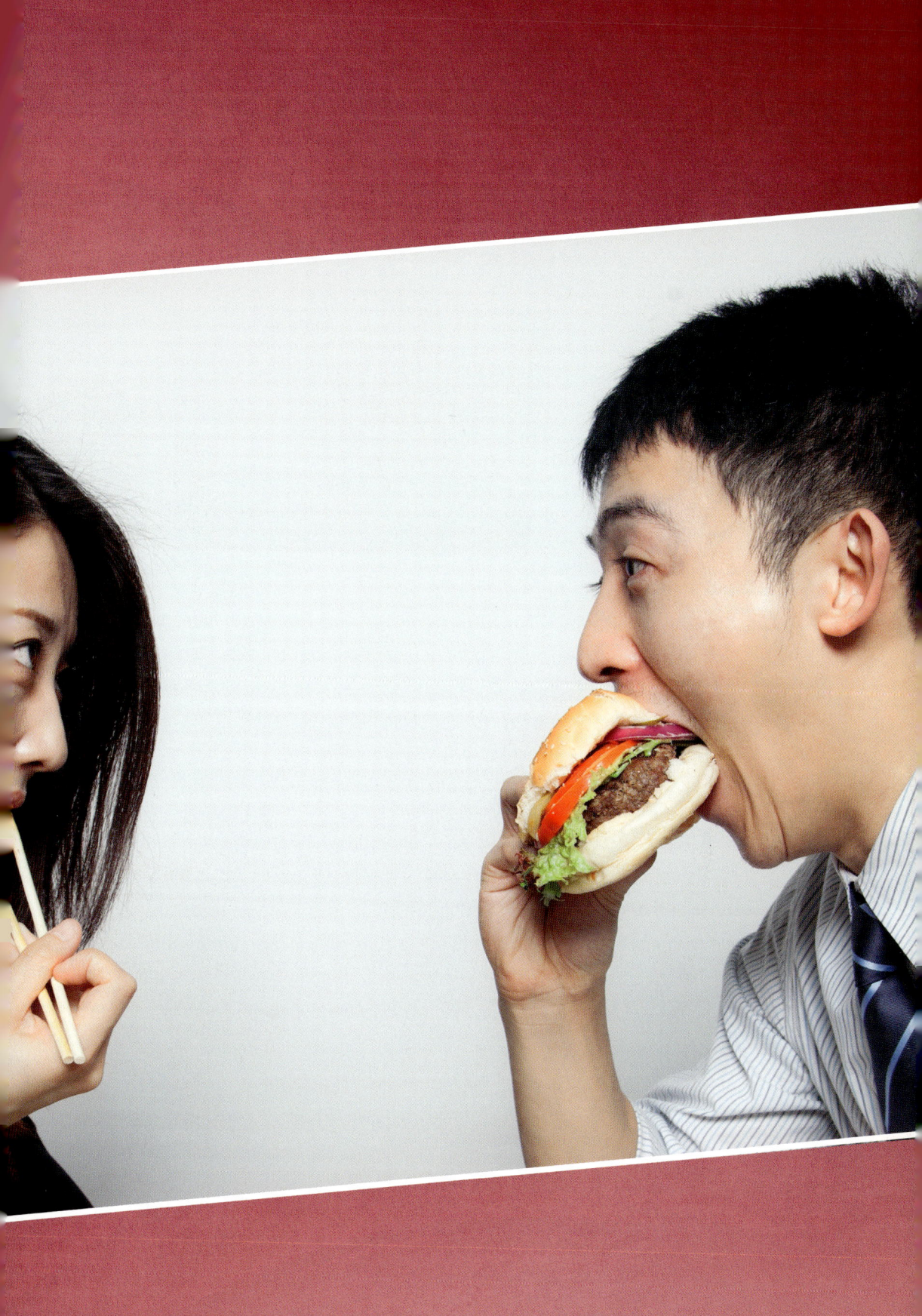

6 FRAUEN ESSEN ANDERS

Die Frauen schneiden in Deutschland also gewichtsmäßig besser ab: Immerhin sind nach der BMI-Einteilung knapp 45 % normalgewichtig, bei den Männern schafft das nur ein knappes Drittel. Das könnte auch an den Essgewohnheiten liegen, denn darin unterscheiden sich die Geschlechter beträchtlich.

Über 15.000 Jugendliche und Erwachsene wurden von 2005 bis Anfang 2007 interviewt, um herauszufinden, wer in Deutschland was isst. Dabei zeigten sich bei den Frauen auch Gewohnheiten, die ein erfolgreiches Gewichtsmanagement erleichtern. Sie essen mehr Gemüse und Salat als Männer. Eine sehr nützliche Angewohnheit auf dem Weg zum Wunschgewicht! Je mehr Sie von diesen Lebensmitteln verspeisen, umso besser werden Sie zurechtkommen. Gemüse und Salate bestehen zu einem großen Teil aus Wasser und liefern dadurch relativ wenig Energie bei viel Menge. Gemeint sind schmackhafte Gerichte, mit hochwertigen Fetten zubereitet, wie etwa Artischocken, Zucchini und Paprika als leckere Antipasti in Olivenöl. Ergänzt mit eiweißreichen Produkten, wie Prosciutto oder Käse, bekommen Sie eine schmackhafte Mahlzeit, die Sie bestens versorgt und lange sättigt.

Ein weiterer Vorteil zeigte sich für die Frauen: Sie trinken weniger Alkohol. Und, verglichen mit den Männern, verzehren sie nur etwa halb so viel Fleisch und

Wurst. Knapp 3,5 % der weiblichen Befragten gaben an, sich gänzlich ohne Fleisch zu ernähren, mehr als doppelt so viele als bei den männlichen.

Bei den weniger günstigen Gewohnheiten tauchen die Kohlenhydrate auf, davon essen Frauen mehr als Männer. Durchschnittlich nehmen sie 49 % ihrer Kalorien in Form dieses Nährstoffs zu sich, leider über die Hälfte davon als süße Zuckervarianten, sogenannte *Einfach-* und *Zweifachzucker*.

Essgewohnheiten und Vorlieben sind sehr individuell. Trotzdem gibt es geschlechtsspezifische Gemeinsamkeiten, zumindest für die statistische Mehrheit. Sie können die „weiblichen Vorlieben" und natürlich Ihre ganz persönlichen effektiv nutzen, um Ihr Gewicht zum entspannten Nebenthema zu machen. Wie kombinieren Sie Eiweiß, Fett und Kohlenhydrate so, dass Ihre Mahlzeiten schmecken, gut sättigen und trotzdem relativ wenige Kalorien mitbringen? Ab Kap. 14 geht es um die Details zu den einzelnen Nährstoffen, etwa um den Umgang mit Kohlenhydraten und Fetten.

Was Frauen ganz gravierend von Männern unterscheidet, wenn es um das Abnehmen geht, ist die Häufigkeit von Diäten. 6,3 % der Frauen zwischen 14 und 80 Jahren gaben an, gerade Diät zu halten, um ihr Gewicht zu reduzieren. So lautet eines der Ergebnisse der oben genannten Studie zu den Essgewohnheiten in Deutschland. Das weibliche Geschlecht liegt damit weit vorne – besonders weit in der Gruppe der 19- bis 34-Jährigen: In diesem Alter leben doppelt so viele Frauen nach einer Diät als Männer.

Die Erfolge, und ganz besonders die anhaltenden, sind bei Reduktionsdiäten gering. Kurzzeitig schlägt der Zeiger auf der Waage nach links aus, um dann bei der großen Mehrheit wieder in die entgegengesetzte Richtung zu wandern. Wer auf diese Art häufiger Gewicht verliert und dann wieder zunimmt, erlebt immer wieder Misserfolge. Damit wächst in aller Regel der Frust und gleichzeitig der Zweifel an den eigenen Fähigkeiten. Gehören Sie zu den Frauen, die bereits mehrere erfolglose Diäten hinter sich haben? Dann ist es für Sie besonders wichtig, sich die bestmöglichen Bedingungen zu schaffen. Ist der Zeitpunkt gerade günstig für Veränderungen in Ihrem Leben? Befinden Sie sich in einer sehr stressreichen Phase? Neues auszuprobieren und einzuüben, kostet zunächst Energie, zumindest bis eine Gewohnheit daraus geworden ist. Wenn Sie etwa wegen einer Trennung gerade unter psychischem Druck stehen, sollten Sie nicht auch noch Ihr Essen umstellen.

Und fast noch wichtiger: In diesem Buch geht es nicht um eine weitere Diät unter vielen. Es geht darum, dass Sie ausprobieren, welches Essen Ihnen schmeckt, Sie sättigt und gleichzeitig auf der Waage funktioniert. Zu lernen, sich selbst wichtig zu nehmen und zu realisieren, nach welchem Essen Sie sich gut fühlen und nach welchem eben nicht. Ich empfehle Ihnen, den Spieß gedanklich umzudrehen: Das Ziel heißt dann: „Ich möchte lernen, mich genussvoll und in Ruhe satt zu essen: regelmäßig und mit klug kombinierten Mahlzeiten. Dabei erfahre ich auch, wie viel Energie mein Körper braucht, um gut versorgt zu sein, ohne zuzunehmen." So legen Sie den Fokus auf Ihre Lebensqualität. Weg vom Dauerthema Abnehmen, um das die Gedanken sehr vieler Frauen in einer Art Endlosschleife kreisen.

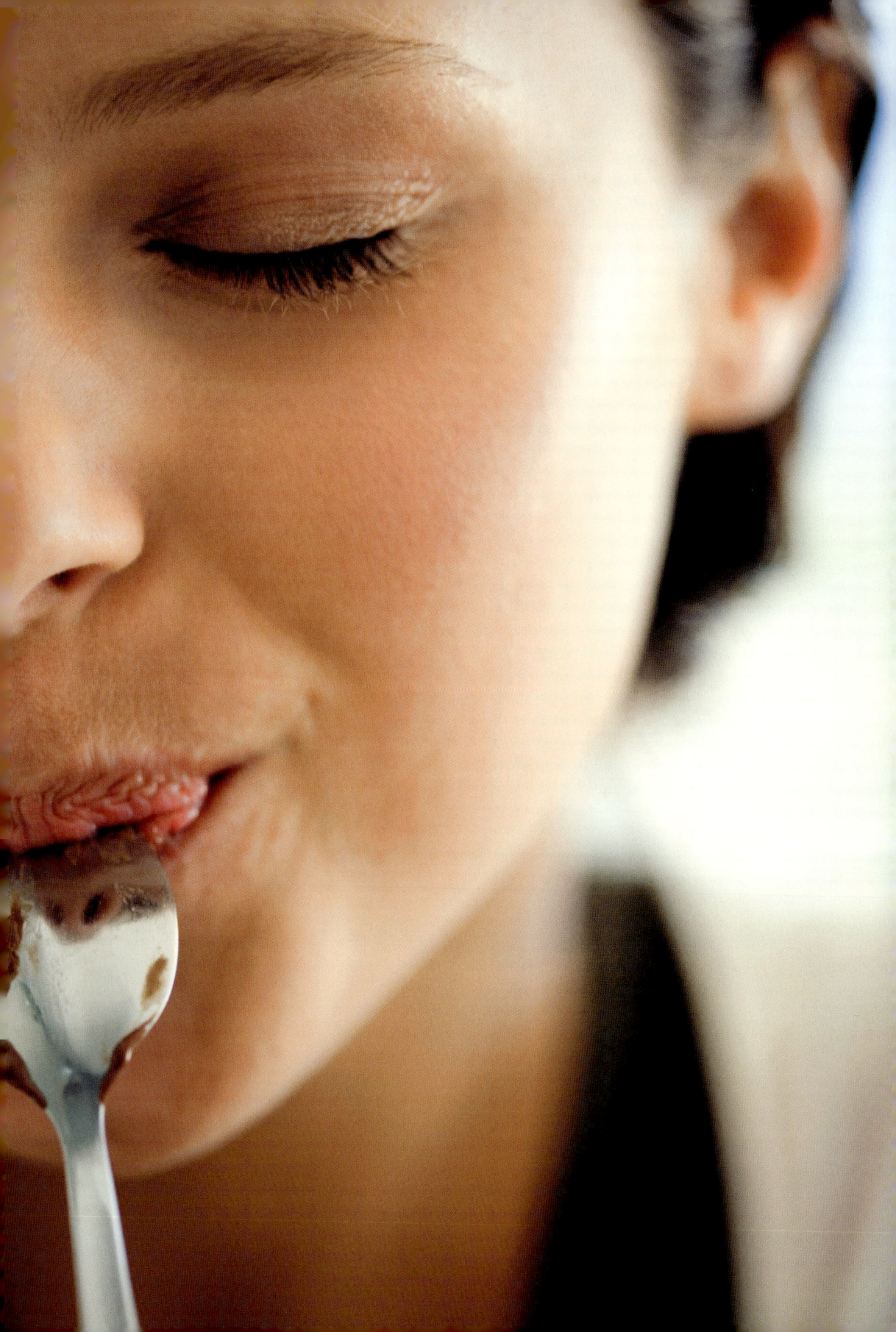

7

SIND SIE WIRKLICH ZU DICK?

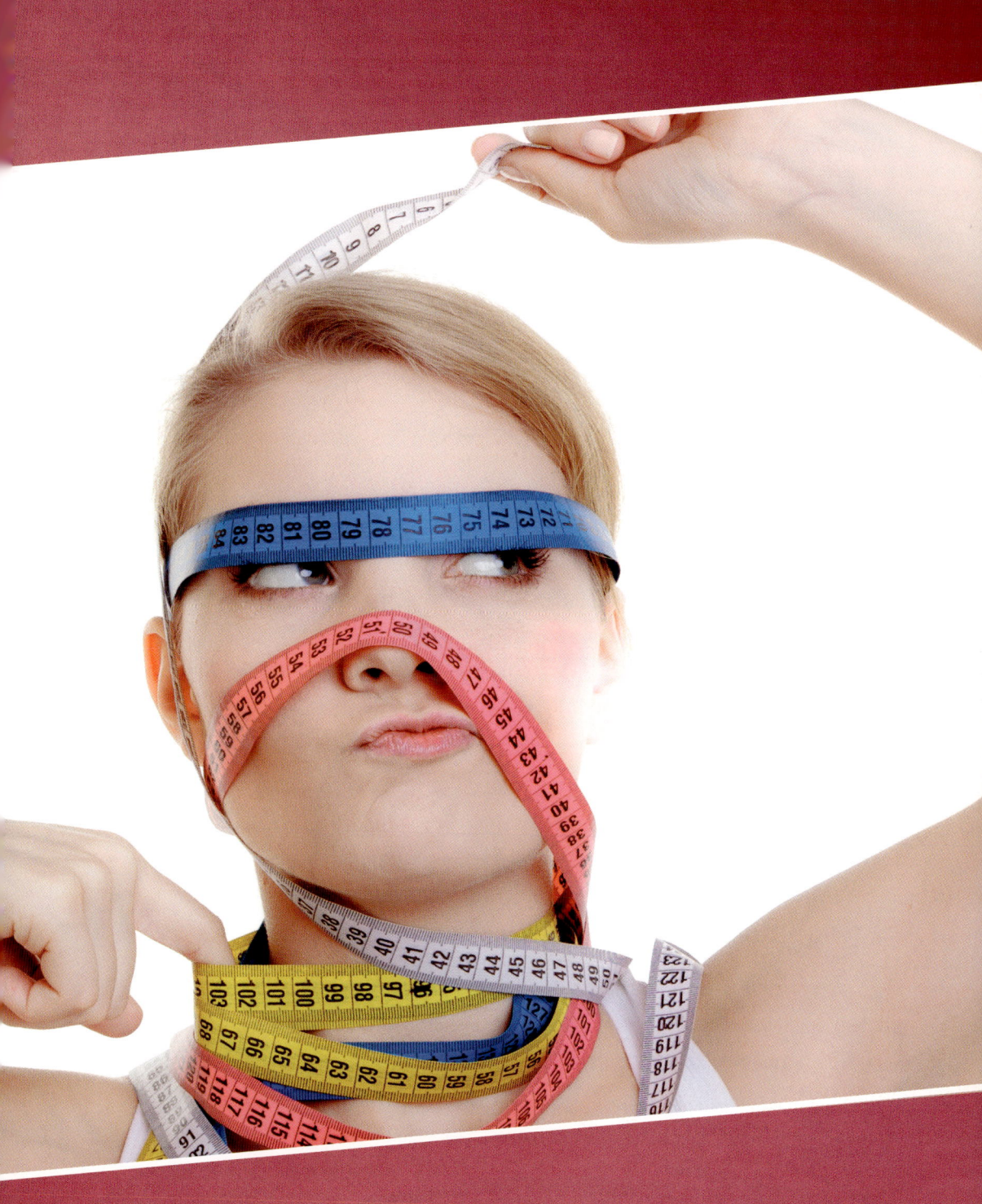

7 SIND SIE WIRKLICH ZU DICK?

„Wenn ich meine Traumfigur hätte, dann wäre alles gut in meinem Leben. Dann wäre ich erfolgreicher in der Liebe und im Beruf. Dann fände mich mein Partner attraktiver. Dann könnte ich mit den Schlanken mithalten." Viele Frauen, die mit ihrem Gewicht unzufrieden sind, erzählen mir, dass ihre Figur zu einem Thema geworden ist, das fast täglich ihre Stimmung beeinträchtigt. Ganz besonders jene, die mehrere erfolglose Diäten hinter sich haben, bauen dadurch ein enormes Frustpotenzial auf – ihr Selbstwertgefühl leidet. Diese Frauen konzentrieren sich häufig auf den gefühlt unerreichbaren Punkt in der Zukunft, an dem dann alles perfekt wäre. Das ist ein gefährlicher Gedanke, besonders wenn er dazu führt, dass sie nur noch das Ideal in weiter Ferne wahrnehmen. Und dabei den Weg dorthin aus den Augen verlieren.

Konzentrieren Sie sich dagegen darauf, was Ihnen jetzt, heute, morgen und übermorgen guttut – und was gleichzeitig auf der Waage funktioniert. Das Ziel liegt dann nicht mehr ausschließlich in der Zukunft. Zudem reduzieren Sie den enormen Druck, der in dem Satz „ich muss durchhalten" steckt. Stellen Sie sich vor, Sie haben Ihr Gewichtsziel erreicht, was dann? Spätestens zu diesem Zeitpunkt brauchen Sie eine Art zu essen, die schmeckt, sättigt und dabei nur so viel Energie liefert, wie Sie gerade brauchen. Um so eine Ernährungsweise geht es in diesem Buch. Wenn Sie die Mengen entsprechend anpassen, können Sie damit abnehmen oder Ihr Gewicht halten – je nach Ziel. Auf jeden Fall sollten Sie schon jetzt anfangen, entspannter mit sich und Ihrem Essen umzugehen. Knacken Sie alte Gewohnheiten. Probieren Sie Neues aus, das funktioniert und Spaß macht. Denn wenn Sie nach Ihrem Abnehmen weitermachen wie vorher, dann ist die Chance, wieder zuzulegen, sehr hoch. Und alles beginnt von Neuem.

7.1   Warum wollen Sie abnehmen?

Veränderung ist anstrengend. Sie verlassen Ihre Komfortzone – dranzubleiben, besonders auch in stressreichen Phasen, kostet Energie. Klären Sie vorher unbedingt, was genau Sie persönlich zum Abnehmen motiviert. Ihr persönliches, starkes und konkretes Motiv hilft Ihnen, schwierige Zeiten zu meistern.

Es macht einen großen Unterschied, ob Ihr Bedürfnis, weniger zu wiegen, von außen kommt, etwa um dem gängigen Schönheitsideal zu entsprechen. Oder ob Sie sich selbst dazu entscheiden, weil Sie ganz genau wissen, was Sie davon haben werden. Ein ganz konkretes eigenes Ziel kann zum Beispiel Ihre höhere Leistungsfähigkeit sein – um wieder ohne Atemnot in den zweiten Stock steigen zu können. Prüfen Sie, ob es wirklich von Ihnen selbst kommt, was Sie da antreibt. Oder ist es vielleicht Ihr Partner, der Sie gern schlanker hätte? Oder meinen Sie, dass Ihr Partner Sie gerne schlanker hätte? Mit Zielen, hinter denen Sie selbst stehen, stärken Sie Ihr Durchhaltevermögen. Sie sollten wissen, was Sie konkret von einer Veränderung haben. Erst dann können Sie entscheiden, was Sie dafür investieren wollen. Wägen Sie die Konsequenzen ab, etwa, ob Sie bereit sind, für Ihr Ziel auf manches zu verzichten. Was spricht dagegen, wo haben Sie Bedenken? So finden Sie heraus, ob sich der Aufwand dafür lohnt!

Mit diesen Fragen klären Sie Ihre Motivation

1 Kommt der Wunsch, abzunehmen, von mir? Will ich das wirklich?

2 Was verändert sich dadurch in meinem Leben? Wie profitiere ich ganz konkret davon?

3 Was muss ich dafür tun? Bin ich bereit, die dafür nötigen Anstrengungen auf mich zu nehmen?

Sobald Sie das „Warum?" geklärt haben, geht es daran, Ihre Motive umzusetzen, aktiv zu werden. Psychologen sprechen von der *Volitionsphase* – was vorher nur eine vage Absicht war, mündet jetzt in Taten und Ergebnisse. Ein starkes Motiv wirkt dabei wie ein Motor. Frauen, die in meinen Kurs kommen, weil sie aufgrund ihres Übergewichts nicht schwanger werden, sind ein gutes Beispiel dafür: Der Kinderwunsch, ein sehr klares Ziel, motiviert ungemein. Und es sind besonders auch diese Frauen, die ihre Essgewohnheiten sehr erfolgreich verändern.

Gibt es Unterschiede zwischen Frauen und Männern, wenn es um das effektive Anpacken von Zielen geht? Dazu wurden 6.000 Menschen befragt. Insgesamt unterscheiden sich die Geschlechter bei der Willenskraft – der Volition – nicht wesentlich. Aber, befragt man die besonders Erfolgreichen, gibt es spannende Unterschiede: Die Männer liegen vorne, wenn es darum geht, Ziele klar zu strukturieren und vorausschauend zu planen. Diese Fähigkeiten entscheiden mit darüber, ob ein Projekt gelingt oder scheitert. Prüfen Sie für sich persönlich, ob Sie in diesem Bereich etwas verbessern können – es lohnt sich. Klare Ziele und weitsichtiges Planen helfen Ihnen, sich nicht zu verzetteln und die Übersicht zu behalten. Auch über das, was Sie bereits erfolgreich verändert haben.

7.2 Aussehen, Gesundheit, Leistungsfähigkeit?

Es gibt viele Gründe, warum Frauen abnehmen wollen. Besser aussehen, gesünder leben, fitter werden – genauer betrachtet, geht es immer wieder darum, sich wohlzufühlen. Mit einem gesunden Gewicht können Sie viel bewirken – aber nicht alles! Sie sollten Ihr Lebensglück nicht von einer bestimmten Kilozahl abhängig machen. Behalten Sie im Auge, dass Ihr Wohlbefinden von vielen Dingen abhängt und finden Sie heraus, was Ihnen guttut.

7.2.1   Aussehen

Geht es Ihnen in erster Linie um Ihr Aussehen? Sie sollten zuerst klären, ob Ihr Gewichtsziel realistisch ist oder ob Sie gegen Windmühlen kämpfen. Sind Sie eher kräftig gebaut, mit breiteren Hüften? Dann werden Sie die untergewichtigen Modelmaße, die uns als attraktiv vorgegaukelt werden, nie erreichen. Im Gegenteil, Sie rauben sich jede Menge Lebensfreude. Besonders dann, wenn Sie den Spaß am Essen verlieren, weil Sie anfangen, mit jedem Bissen zu hadern. Kämpfen Sie gegen Ihre genetische Veranlagung, können Sie nur verlieren.

Vermutlich haben Sie weder einen Koch noch einen Personal Trainer. Der Aufwand, den Frauen, die im Rampenlicht stehen, betreiben, um dem üblichen Schönheitsideal zu entsprechen, ist gewaltig. Hinzu kommen talentierte Maskenbildner und Fotos, die immer weniger mit der Realität zu tun haben.

Angenommen, Ihr Körperbau ermöglicht es, zumindest theoretisch, dieses magere Ideal zu erreichen. Wir sprechen von gängigen Modelmaßen, also krankhaftem Untergewicht, wie beispielsweise 55 kg bei einer Größe von 1,78 m. Selbst wenn Sie Ihr Essen so extrem einschränken, dass Sie dieses höchst bedenkliche Ziel erreichen sollten, zahlen Sie einen sehr hohen Preis dafür. Längerfristig bewirken extreme Hungerdiäten einen Nährstoffmangel, bleibende Schäden folgen. Und Sie erhöhen die Gefahr, eine Essstörung zu entwickeln, etwa die Magersucht. Frauen sind 10 x häufiger von dieser Krankheit betroffen als Männer und 5-15 % der Erkrankten sterben daran.

Sie möchten bei der Partnersuche attraktiver wirken? Tun Sie sich den Gefallen und fragen Sie ein paar ehrliche Freunde, was sie an Frauen schön finden.

Vielleicht werden Sie erstaunt sein, wie oft weibliche Formen und eine positive Ausstrahlung als anziehend genannt werden.

Diese Gedanken sollen Sie anregen, Ihre Ideale zu überdenken. Wenn das dazu führt, dass Sie entspannter mit Ihrem Gewicht umgehen und mageres Untergewicht von Ihrer Zielliste streichen, tun Sie sich einen großen Gefallen. Das heißt natürlich nicht, dass Sie einfach alles beim Alten lassen sollen, wenn Ihr Gewicht zu hoch ist. Wie Sie herausfinden, wo Ihr gesundes und realistisches Wohlfühlgewicht liegt, lesen Sie in Kap. 8.

7.2.2   Gesundheit

Zu viel Körperfett, ganz besonders im Bauchraum, verändert nicht nur Ihr Aussehen, sondern es erhöht auch das Risiko für eine Vielzahl von ernsthaften Krankheiten wie Schlaganfall und Diabetes. Genaueres über das ungesunde Bauchfett erfahren Sie in Kap. 9.1.

Möchten Sie gesünder leben oder gar nicht erst krank werden? Mit Ihrem Gewicht und dem, was Sie täglich essen und trinken, beeinflussen Sie Ihre Gesundheit gewaltig. Die Liste der Erkrankungen, die durch eine ungünstige Ernährung und ein zu hohes Gewicht ausgelöst oder verstärkt werden, ist lang. Hier ein kleiner Einblick.

Was Sie sich mit gutem Essen und einem gesunden Gewicht alles ersparen können

Insulinresistenz – wenn die Körperzellen beleidigt sind

Viele Kohlenhydrate, immer wieder über den Tag verteilt gegessen, überfordern den Zuckerstoffwechsel. Häufig Brot, Süßes und dergleichen bewirken, dass der Blutzucker über lange Zeiten erhöht ist. Je höher die Zuckerwerte, umso mehr vom Hormon Insulin wird gebraucht, um den Zucker wieder zu senken. Die Bauchspeicheldrüse tut ihr Bestes und schüttet hohe Mengen des Hormons aus.

Doch auf den ständig erhöhten Insulinspiegel im Blut reagieren die Körperzellen irgendwann nicht mehr. Sie werden resistent. Übergewicht und Bewegungsmangel verstärken das Ganze. Der Kreislauf beginnt: Reagieren die Zellen schlecht, wird immer mehr Insulin gebraucht, um überhaupt zu wirken. Damit steigt die Gefahr, dass die Bauchspeicheldrüse nicht mehr ausreichend liefern kann, um den Blutzucker in einen gesunden Bereich zu bringen. Und aus der Insulinresistenz wird ein Typ-2-Diabetes (siehe unten). Die gute Nachricht: Dieser Kreislauf lässt sich aufhalten. Abnehmen und körperliche Aktivität machen die Zellen wieder empfindlich. Mehr darüber, wie die Kohlenhydrate auf den Zuckerstoffwechsel wirken, lesen Sie in Kap. 15.

Diabetes Typ 2 – die Zuckerkrankheit

Schätzungsweise sieben Millionen Diabetiker leben in Deutschland – Tendenz steigend. Vermutlich liegt ihre Zahl noch höher, da viele Menschen mit chronisch erhöhten Blutzuckerwerten leben, ohne davon zu wissen. Der Typ-2-Diabetes ist eine echte Wohlstandserkrankung, denn er wird neben der genetischen Veranlagung sehr stark durch ein zu hohes Gewicht und zu wenig Bewegung gefördert. Die Bauchspeicheldrüse ist überfordert. Sie kann nicht mehr genügend Insulin produzieren, um dem krankhaft gesteigerten Bedarf nachzukommen. Deshalb muss mit Medikamenten in Tablettenform oder Insulininjektionen der Blutzucker im ungefährlichen Bereich gehalten werden. Eine sehr einschneidende Erkrankung: Große Studien zeigen, dass eine 50-jährige diabeteskranke Frau damit rechnen muss, gute sechs Jahre früher zu sterben, als ihre Altersgenossin ohne diese Erkrankung.

Erhöhte Blutfettwerte

Triglyzeride sind eine bestimmte Art von Fett. Nehmen wir mehr Energie auf, als wir verbrauchen, dann wird ein großer Teil des Überschusses als Triglyzeride im Fettgewebe eingelagert. Ganz besonders mit einer kohlenhydratlastigen Kost steigt dieser Fettwert im Blut. Ein erhöhter Triglyzeridspiegel ist in aller Regel ein klares Zeichen für eine Überernährung. Und er verstärkt das Risiko für Ablagerungen in den Blutgefäßen und für Diabetes. Die Triglyzeride können Sie mit

Ihrem Essen, und ganz besonders der Kohlenhydratmenge, sehr gut beeinflussen. Und auch hier wirkt regelmäßige, gut dosierte Bewegung wahre Wunder.

In Kap. 16 dreht sich alles um das große Thema Fett. Zum Beispiel auch darum, was es mit dem Cholesterol auf sich hat.

Hypertonie – Bluthochdruck

Eine Hypertonie setzt Ihren Körper unter Dauerstress. Ihre Blutgefäße stehen im wahrsten Sinne des Wortes unter Druck. Besonders, wenn der untere Wert zu hoch ist, fehlt die wichtige Entspannungsphase. Was den Bluthochdruck besonders gefährlich macht, ist, dass er oft lange nicht bemerkt wird. Doch die Gefäße leiden und das Risiko für Herzinfarkt und Schlaganfall steigt. Abnehmen senkt Ihren Blutdruck. Kombiniert mit gut dosierter Bewegung, etwa Fahrradfahren oder Laufen, verstärken Sie diesen Effekt.

Fettleber, Arthrose, Krebs

Es gibt noch viele weitere ernährungs- und gewichtsabhängige Erkrankungen. Bereits von 5 % weniger Körpergewicht profitiert Ihre Gesundheit messbar. Ihre Blutwerte werden Sie belohnen. Packen Sie es an! Mit guten Ess- und Bewegungsgewohnheiten bescheren Sie sich mehr Lebensqualität: also bessere Jahre und durch die längere Lebenserwartung auch noch mehr davon.

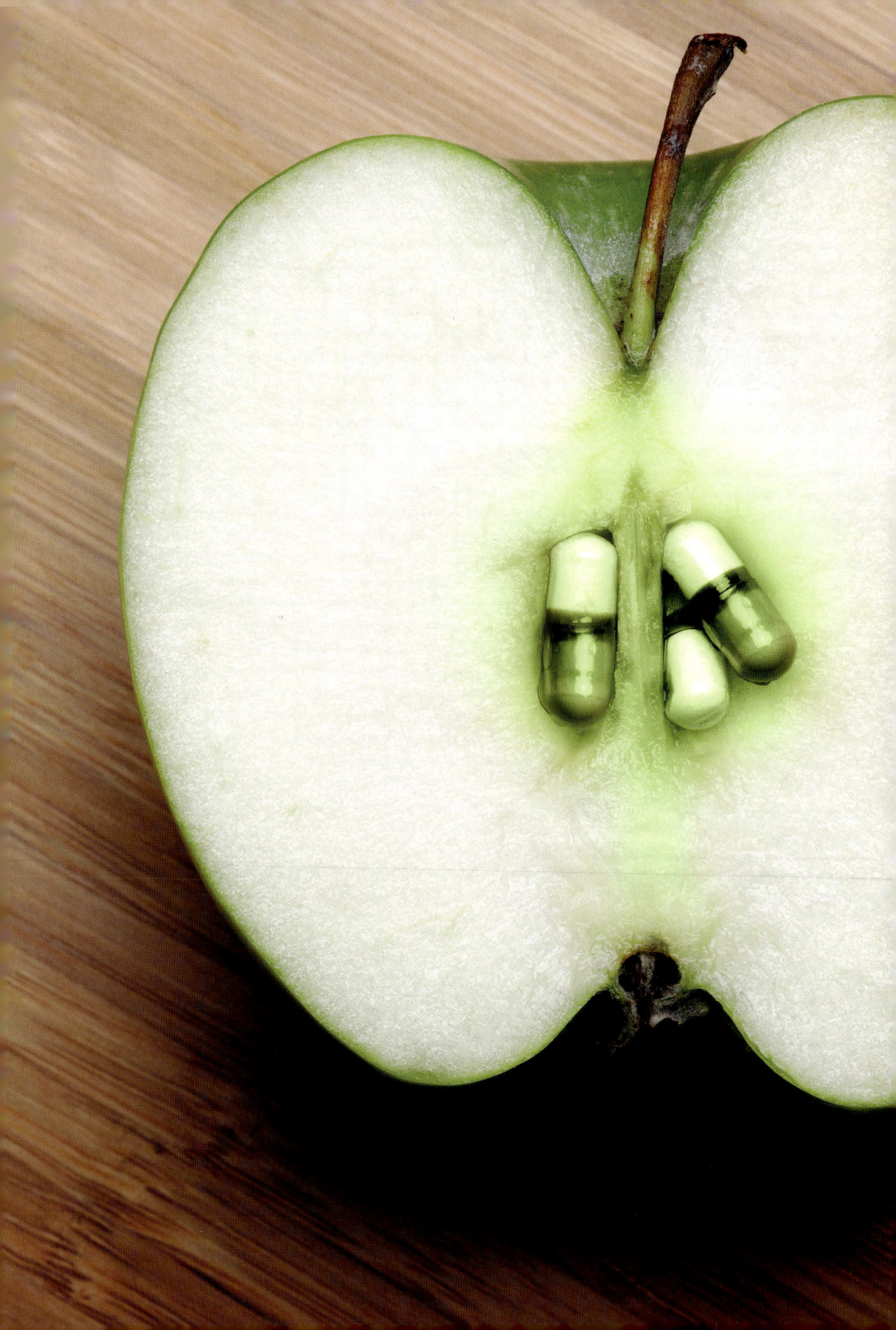

8

SIE BRAUCHEN KONKRETE ZIELE

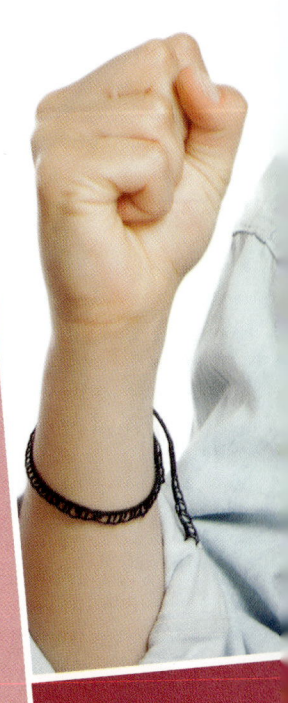

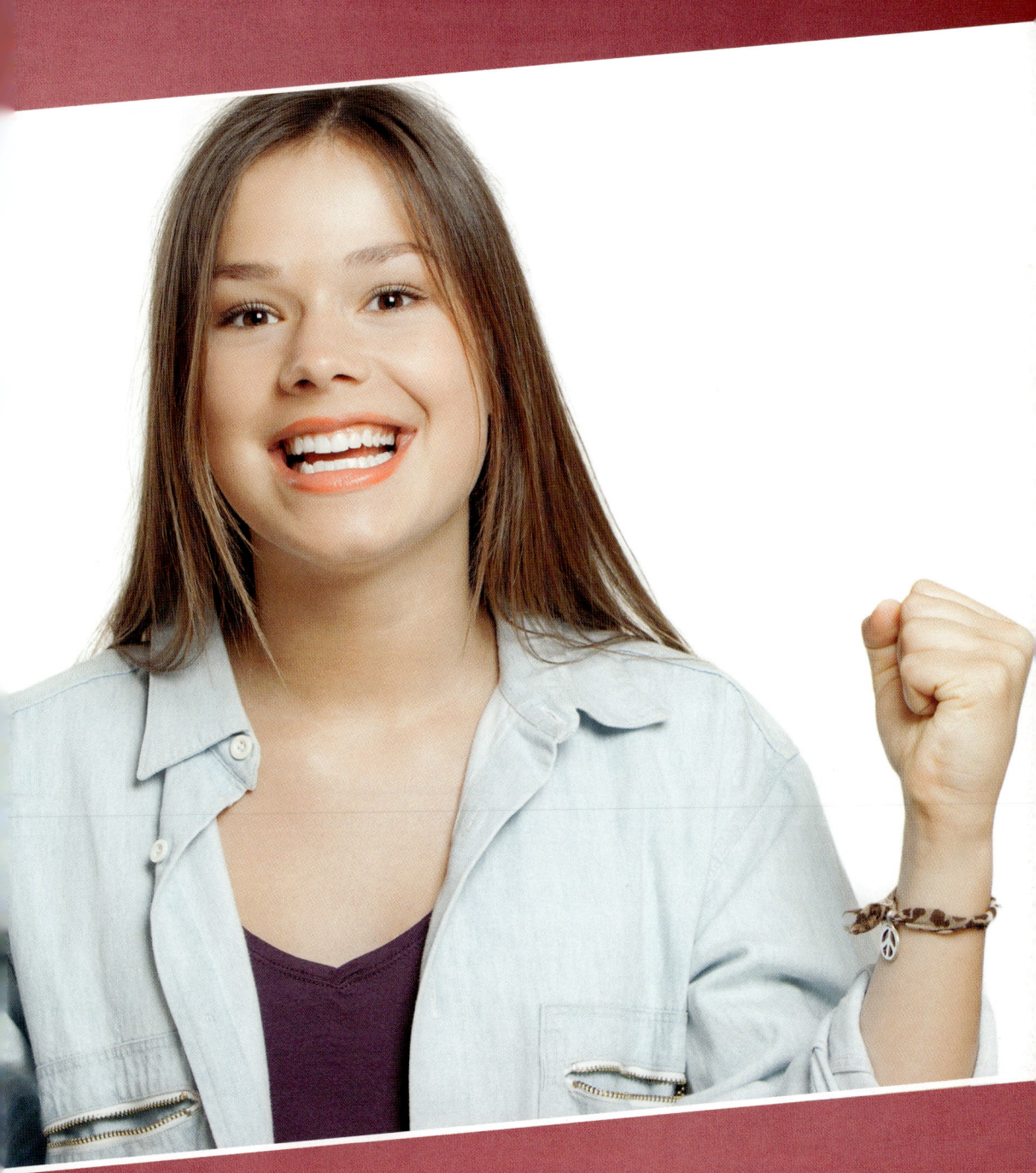

8

SIE BRAUCHEN KONKRETE ZIELE

„... und wenn Du älter wirst und Dein Gesicht anfängt zu hängen, tun 5 Pfund mehr ganz gut"
(Freundin, 2013, S. 240).

So antwortete die Schauspielerin Andie MacDowell auf die Frage nach ihrem persönlichen Schönheitstipp.

Auch so kann ein konkretes Ziel aussehen. Entscheiden Sie sehr bewusst, wo Ihr persönliches Wohlfühlgewicht liegt. Jenes Gewicht, mit dem Sie sich ausgeglichen, leistungsfähig, gesund und attraktiv fühlen.

8.1 Was Ihnen der BMI nicht sagen kann

Als ersten − sehr groben − Anhaltspunkt, um herauszufinden, ob und wie viel Sie abnehmen sollten, können Sie den Body-Mass-Index nutzen. Zu mehr taugt er leider nicht, der Wert hat einfach zu große Schwächen.

Für die meisten Frauen gibt es zwei Hauptgründe zum Abnehmen: Sie sind mit ihrem Aussehen unzufrieden oder sie möchten ihre Gesundheit verbessern. Oder beides. In jedem Fall sagt Ihnen ein realistischer Blick in den Spiegel viel mehr als der BMI. Mit diesem Wert errechnen Sie nur, in welchem Verhältnis Ihr Gewicht zu Ihrer Größe steht. Er gibt weder Aufschluss darüber, wie viel Körperfett Sie mit sich herumtragen, noch, wie dieses Fett an und in Ihrem Körper verteilt ist. Die Waage misst nur eine Kilozahl, sie weiß nicht, woraus Ihr Gewicht besteht. Doch Muskelgewebe wiegt mehr als Fettgewebe, weil es dichter und fester ist. Sind Sie gut trainiert, haben Sie vermutlich einen hohen Muskelanteil. Nehmen wir an, eine junge trainierte und schlanke Sportlerin wiegt 77 kg bei einer Größe von 1,72 m. Dann wird sie mit ihrem BMI von 26 wegen ihres hohen Muskelanteils als übergewichtig eingestuft. Und das, obwohl die Frau gertenschlank ist und gerade der hohe Muskelanteil sehr günstig auf den Stoffwechsel wirkt. Denken Sie daran – falls Sie intensiv Sport treiben, ist der BMI besonders irreführend.

Auch wenn Sie während des Abnehmens auf die Waage steigen, ist es wichtig, diesen Zusammenhang zu kennen. Sonst besteht die Gefahr, dass Sie sich unnötig frustrieren lassen, obwohl Sie genau das Richtige tun, um Ihr Ziel zu erreichen. Angenommen, Sie verändern Ihr Essen, um überschaubare 3-5 kg loszuwerden. Gleichzeitig trainieren Sie Ihre Muskulatur – schließlich möchten Sie Ihre Figur straffen und auch in Zukunft den Kalorienverbrauch hochhalten. Trainieren Sie effektiv, bauen Sie Ihren Körper damit um: Sie verlieren Fettgewebe und gleichzeitig nimmt das Muskelgewebe zu. Damit ersetzen Sie etwas Leichteres – das weiche Fettgewebe – durch etwas Schwereres, nämlich festes Muskelgewebe. Im Extremfall kann das bedeuten, dass sich auf der Waage kaum etwas verändert, trotzdem wird Ihr Hosenbund weiter. Mein Tipp: Ob mit Ihrer Figur das Richtige passiert, erkennen Sie viel besser am Taillenumfang oder an Ihrer Lieblingshose als am Gewicht. Besonders, wenn es um wenige Kilos geht.

Wo liegt Ihr persönliches gesundes Gewicht?

Wie finden Sie heraus, ob Sie aus gesundheitlichen Gründen abnehmen sollten? Auch dafür taugt der BMI alleine nicht. Wie so oft bei Gewicht, Ernährung und persönlichen Risiken gibt es sehr große individuelle Unterschiede. Und die kann der BMI nicht erkennen, er kann nicht in die Menschen hineinsehen.

In letzter Zeit mehren sich Studien, die für Übergewichtige und sogar für Adipöse mit einem Wert über 30 eine höhere Lebenserwartung feststellen als für BMI-Normalgewichtige. Lassen Sie sich davon nicht verwirren. Letztendlich zeigen diese Ergebnisse nur, dass der BMI für solche Einschätzungen ungeeignet ist. Weder die Fettverteilung noch die körperliche Fitness noch der Gesundheitszustand werden ausreichend berücksichtigt. Zudem ist Statistik anfällig für Verzerrungen, ganz besonders, wenn die Ergebnisse auf Werten basieren, die Gesundheit gar nicht messen können.

Tatsache ist, dass das Risiko, krank zu werden, mit zunehmendem Gewicht steigt, das gilt besonders bei BMI-Werten über 30. Aber eben nicht für jede Frau! Denn es gibt sie, die gesunden Dicken. Und die kranken Dünnen. Ein paar Zahlen dazu: In einer großen amerikanischen Studie stellte sich heraus, dass 51 % der „BMI-Übergewichtigen" zu den Stoffwechselgesunden gehören. Und selbst bei den Adipösen wurde fast ein Drittel als metabolisch gesund eingestuft. Auf der anderen Seite zeigten sich bei fast 24 % der Normalgewichtigen kritische Stoffwechselveränderungen. Wie schlecht sich eine günstige Körperzusammensetzung am BMI ablesen lässt, bestätigt auch diese Untersuchung aus England: Mit einer sehr genauen Methode, der Magnetresonanztomografie (MRT), wurde der Körperfettanteil bestimmt. Mit beachtlichen Unterschieden. Der Fettanteil variierte zwischen 30 und 44 % – bei Frauen mit einem identischen BMI von 24.

Fazit: Ein BMI im Normalbereich sagt Ihnen nicht, ob Sie ein gesundes Gewicht haben. Und schon gar nicht, ob Sie sich mit Ihrem Gewicht schön fühlen. Das ist eher eine Frage der jeweiligen Mode und der persönlichen Einstellung dazu. Oder fänden Sie sich mit 50 Jahren und einem BMI von 21 attraktiv? Ohne körperliches Training würden Sie damit zur Kategorie schlaff und dünn gehören.

Denn hätten Sie gesunde straffe Muskeln, läge Ihr BMI höher.

Wie können Sie also herausfinden, wie es um Ihre Körperzusammensetzung bestellt ist und wie gut Ihr Stoffwechsel funktioniert. Und ob Sie persönlich abnehmen sollten, weil Sie davon gesundheitlich enorm profitieren.

Berechnen Sie Ihren BMI als Anhaltspunkt. Dann messen Sie den Taillenumfang wie im folgenden Kapitel beschrieben. Denn der Ort, an dem Sie Ihre überschüssigen Pfunde tragen, sagt viel mehr über Ihr Risiko, krank zu werden, als der BMI alleine. Selbst wenn Sie laut Index normalgewichtig sind, verschlechtert „schlank mit Bauch" die gesundheitliche Prognose.

Dazu empfehle ich Ihnen, sich ärztlich untersuchen zu lassen. Mit ein paar einfachen Messungen erfahren Sie, wie stoffwechselgesund Sie sind und ob Sie andere Risikofaktoren mitbringen. (Mehr dazu, wie Ihre Gesundheit vom Abnehmen profitieren kann, lesen Sie in Kap. 7.) Mit diesem Wissen kann Ihr Arzt oder Ihre Ärztin ein Gewicht ermitteln, das für Sie persönlich gesund und sinnvoll ist. Und wer weiß, vielleicht ist ja Andie MacDowells Empfehlung genau die Richtige für Sie.

So berechnen Sie Ihren BMI:

$$BMI = \frac{(\text{Gewicht in kg})}{(\text{Körpergröße in m} \times \text{Körpergröße in m})}$$

Beispiel:

78 kg : (1,65 m)² = 78 : 2,72 = BMI 28,7 kg/m²

Was der BMI für Sie bedeuten kann

BMI	Bewertung	Gesundheitliche Auswirkungen
Unter 18,5	Untergewicht	Ungünstig, verschlechtert die Lebenserwartung.
18,5-24,9	Normalgewicht	Für viele ein gesundes Gewicht. Aber, Vorsicht: Je nach Alter, Körperfettanteil und Stoffwechselsituation kann diese Aussage falsch sein.
25,0-29,9	Übergewicht	Abnehmen kann für manche sinnvoll sein. In der Regel profitieren Sie davon, wenn Sie jünger sind und bei bestimmten Erkrankungen, wie Diabetes oder Bluthochdruck.
30,0-34,9	Fettleibigkeit: Adipositas Grad I	Das gesundheitliche Risiko steigt. Ab diesem Wert ist Abnehmen in den meisten Fällen sinnvoll.
35-39,9	Adipositas Grad II	Starker Anstieg des Risikos.
Über 40,0	Adipositas Grad III	Extrem starker Anstieg des Risikos.

(Modifiziert nach World Health Organization, 2006)

Body-Mass-Index – Anhaltspunkte nach Alter

Alter	„Wünschenswerter" BMI
19-24	19-24
25-34	20-25
35-44	21-26
45-54	22-27
55-64	23-28
Über 64	24-29

(Modifiziert nach Biesalski & Grimm, 2011)

Der BMI ist immer noch ein sehr weitverbreitetes Maß für Übergewicht. Deshalb, und der Vollständigkeit halber, habe ich mich dafür entschieden, diese

Übersichten aufzunehmen. Die Tabellen liefern, wie gesagt, nur sehr grobe Anhaltspunkte. Grundsätzlich gilt, je älter Sie werden, umso gesünder wird es, wenn Sie nicht mehr zu den Dünnen zählen. Beispielsweise wird Frauen ab 64 ein BMI zwischen 24 und 29 empfohlen. Beziehen Sie den Wert mit ein, aber belassen Sie es nicht dabei. Es handelt sich um sehr allgemeine Empfehlungen, die nicht für Sie zutreffen müssen.

Doch eines gilt für alle, gleichgültig, ob dick oder dünn: Ihre körperliche Fitness sagt viel mehr darüber aus, wie lange und gesund Sie leben werden als der BMI. Bewegen Sie sich, werden Sie aktiv! Denn gut Trainierte mit Übergewicht leben viel gesünder als schlanke „Sofasitzerinnen".

8.2 Ihr Taillenumfang – Sie sollten ihn kennen

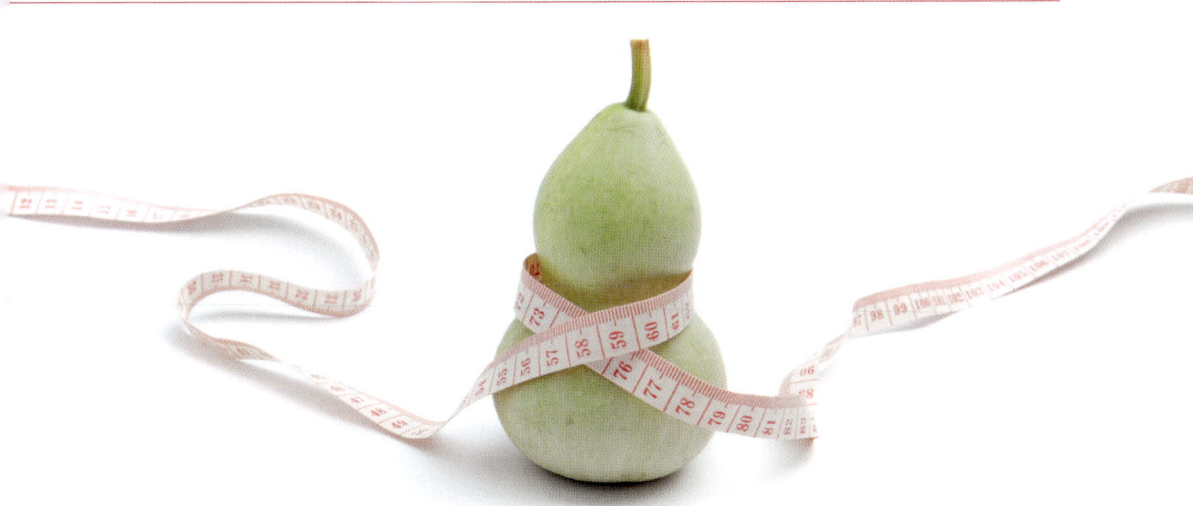

Eine schöne Taille sieht nicht nur gut aus, ihr Umfang spielt auch eine wichtige Rolle für Ihre Gesundheit. Es ist keinesfalls gleichgültig, ob Ihre überschüssigen Pfunde eher am Bauch oder mehr an Gesäß und Oberschenkeln sitzen. Das tiefe Bauchfett ist viel mehr als nur passives Speichermaterial. Seine Fettzellen sind hormonell aktiv und wirken auf Ihren Organismus. Wie das Fettgewebe im Bauch Ihren Stoffwechsel beeinträchtigen kann, lesen Sie in Kap. 9.1.

Natürlich hilft auch der Blick in den Spiegel, um herauszufinden, ob Sie Ihre Polster eher um die Mitte tragen. Trotzdem sollten Sie messen. Mit dem Ergebnis können Sie ein mögliches Gesundheitsrisiko wesentlich besser einschätzen. Messen Sie regelmäßig 1 x pro Woche, immer unter denselben Bedingungen. Damit machen Sie Ihre Fortschritte beim Abnehmen greifbar und behalten den Überblick. Und Erfolgserlebnisse wirken wahre Wunder, wenn es um das Dranbleiben geht. Ihre Tabelle zum Eintragen finden Sie auf S. 120.

So messen Sie Ihren Taillenumfang

- Tasten Sie die unterste Rippe und den oberen Rand des Beckenknochens.
- Dazwischen – genau in der Mitte – legen Sie das Maßband waagerecht um den Bauch.
- Messen Sie im Stehen, nach entspanntem Ausatmen.

Ihr Taillenumfang – das sagt er aus

- Über 80 cm: Erhöhtes Gesundheitsrisiko
- Über 88 cm: Deutlich erhöhtes Gesundheitsrisiko

Ist Ihr Taillenumfang erhöht? Aus gesundheitlicher Sicht erzielen Sie dann bereits mit 5-10 % weniger Körpergewicht große Vorteile. Denn damit vermindern Sie das gefährliche Bauchfett bereits um etwa 30 %. Und den Taillenumfang. Sie erhöhen die Wahrscheinlichkeit, gesund zu bleiben, deutlich und messbar. Zum Beispiel durch bessere Blutfett- und Insulinwerte.

8.3 Ihr Plan bringt Sie ans Ziel

„Ich möchte abnehmen", ist ein Wunsch – kein Plan. Damit haben Sie noch nicht entschieden, was genau Sie tun werden, um die Absicht zu realisieren.

Stellen Sie sich vor, Sie möchten im nächsten Italienurlaub abgelegene Gegenden ansteuern und sich dort mit den Einheimischen unterhalten können. Leider sprechen Sie außer Pizza kein Wort italienisch. Um Ihren Wunsch wahr zu machen, brauchen Sie einen Plan mit überschaubaren Etappen. Zeitplan überlegen, Kurs auswählen, Bücher besorgen, Übungszeiten festlegen – so sehen einzelne Schritte aus, die Sie ans Ziel bringen.

Wo liegt Ihr persönliches Wohlfühlgewicht? Abnehmziele können sehr verschieden sein. Sind es zwei oder drei etwas störende Kilos oder beeinträchtigen 20 oder 30 kg zu viel Ihr tägliches Leben? „Jedes Jahr lege ich ungefähr 1 kg zu und das muss jetzt aufhören", ist ein oft gehörter Satz. Deshalb nennen viele Frauen „nicht weiter zuzunehmen" als das, was sie konkret anstreben.

Ihr Ziel darf ruhig ambitioniert sein. Wie viele Kilos idealerweise in welchem Zeitraum schwinden sollten, dazu gibt es keine allgemeingültigen Zahlen. Studien zeigten aber beispielsweise, dass diejenigen Frauen, die im ersten Monat mehr als 2,7 kg verloren, insgesamt erfolgreicher abnahmen. Im Vergleich zu jenen, die ihr Gewicht um weniger als 1 kg reduzierten. Am Anfang darf sich ruhig mehr tun – natürlicherweise geht es langsamer, je näher Sie Ihrem Zielgewicht kommen. Als Faustregel gilt: Was Sie innerhalb von sechs Monaten nicht abgenommen haben, werden Sie nicht mehr los. Im Gegenteil, etwa nach diesem Zeitraum steigt das Gewicht bei den allermeisten wieder an. Hört sich frustrierend an, sollten Sie aber wissen. Um zu denjenigen zu gehören, die ihr neues Gewicht erfolgreich halten, brauchen Sie einen Umgang mit dem Essen, der dauerhaft Spaß macht. Und starke Strategien, die Sie beim Umstellen unterstützen. Besonders in Kap. 17 lesen Sie, was Ihnen beim Dranbleiben hilft.

Bei der Wahl Ihres Ziels spielt Ihr Ausgangsgewicht ebenso eine Rolle wie Ihre persönliche Situation, etwa, ob Sie gerade unter hohem Druck stehen. Denn dadurch werden Ressourcen gebunden, die Sie brauchen, um große Veränderungen anzupacken. Liegt Ihr BMI über 30, dann sprechen Sie bitte auf jeden Fall mit Ihrem Arzt und lassen sich begleiten. Das sollten Sie auch tun, wenn Sie unter Erkrankungen leiden. Denn so gesund ein günstiges Gewicht auch ist, Abnehmen bedeutet zunächst auch Anstrengung für Ihren Organismus.

Denken Sie auch daran, dass die Waage alleine nicht die Wahrheit sagt. Besonders dann nicht, wenn Sie gleichzeitig mit regelmäßigen Kräftigungsübungen Ihre Muskeln pflegen und straffen, was ich Ihnen wärmstens empfehle, denn es kommt nicht nur Ihrem Aussehen zugute! Gerade auch, wenn es Ihnen lediglich um ein paar Kilos weniger geht, sollten Sie anstreben, Fettgewebe abzubauen und durch feste Muskulatur zu ersetzen. Sie haben es beim Thema BMI gelesen: Muskeln wiegen mehr als Fett. Deshalb ändert sich dann am Gewicht relativ wenig, während Ihre Hosen gleichzeitig am Bauch immer lockerer sitzen. Sie verändern Ihre Figur, weiche Polster schwinden und die Oberschenkel werden straffer. Das gilt besonders dann, wenn Sie bisher Ihre Muskulatur vernachlässigt haben.

Nehmen Sie sich ein wenig Zeit für Ihre Entscheidungen. Sie wählen jetzt aus, was für Sie persönlich gut ist und was für Sie funktioniert. Zunächst füllen Sie bitte die Checkliste auf S. 114/115 aus. Am besten kopieren Sie die Liste und kleben sie in Ihr „Das-tut-mir-gut-Buch". Dieses Buch – in welcher Form auch immer Sie es führen – sollten Sie zu Ihrem treuen und wichtigen Begleiter machen.

So verwandeln Sie Ihre Ziele in Taten

Wenn Sie Ihre Checkliste ausgefüllt haben, dann wählen Sie jetzt ganz konkret, welche Gewohnheiten Sie verändern werden, um Ihr Gewichtsziel zu erreichen. Selbst zu entscheiden, was Sie wann anpacken wollen, ist ein weiteres Mosaiksteinchen auf dem Weg zu Ihrem Erfolg. Denn es wirkt motivierend. In einer Studie nahmen Probanden, denen strikt vorgegeben wurde, was wann zu tun sei, weniger ab, als jene, die selbst auswählten. Beginnen Sie mit den Gewohnheiten, die Sie selbst am meisten stören. „Ich möchte weniger naschen", ist eine gute Idee, aber zum erfolgreichen Umsetzen brauchen Sie es konkreter.

Legen Sie fest, was Sie dafür tun werden. Dazu stellen Sie sich bei allem, was Sie anpacken wollen, diese vier Fragen:

1   Was genau mache ich anders?
2   Wann genau beginne ich damit und wie lange mache ich das?
3   Was brauche ich dafür?
4   Wie behalte ich im Auge, ob es funktioniert? Wie messe ich meine Erfolge?

Für unser Naschbeispiel könnten die Antworten etwa so ausfallen:

1   Statt jeden Abend Süßigkeiten zu naschen, gibt es an zwei Abenden pro Woche jeweils sechs Stückchen meiner Lieblingsschokolade. Ich drapiere die Stückchen auf einem hübschen Teller, setze mich an einen ungewohnten, schönen Platz und genieße. Meinen üblichen Naschplatz auf dem Sofa erkläre ich zur süßigkeitenfreien Zone. Dort trinke ich meine neuen Teesorten.
2   Ich beginne am kommenden Montag für vier Wochen.
3   Ich besorge mir leckere Tees und genügend von meinem Lieblingswasser. Mein Süßigkeitenlager überprüfe ich: Der größte Teil wird verschenkt. Eine Tafel der Lieblingsschokolade deponiere ich an einem Ort, an dem ich sie nicht sehen kann. Im Küchenschrank ganz hinten oben oder noch besser im Keller.
4   Diesen konkreten Plan halte ich in meinem Buch fest. Dort befindet sich auch eine Wochenübersicht, in die ich jeden Tag eintrage. Zum Beispiel mit einem Symbol.
    Jeweils nach einer Woche schaue ich mir an, wie es gelaufen ist. An welchen Abenden ist es mir gut gelungen, wann gab es Rückschläge? Was kann ich daraus für die kommende Woche lernen?

Regelmäßige Mahlzeiten, täglich mindestens eine Viertelstunde an die Luft oder kalorienfrei trinken? Was immer Sie ändern wollen – seien Sie realistisch.

Mit einem schriftlichen Plan erhöhen Sie Ihre Erfolgsaussichten, wie Forscher herausfanden. Und wollen Sie mit einer neuen Gewohnheit glücklich werden, dann muss sie zu Ihnen und Ihren Vorlieben passen. Was Sie jetzt anpacken, tun Sie schließlich für und nicht gegen sich!

8.4   Das will ich erreichen – meine Checkliste

Ich empfehle Ihnen, die Liste ehrlich und sehr realistisch auszufüllen. Das erhöht Ihre Erfolgsaussichten!

Mein aktueller BMI

wird so bewertet _____

_____

_____

Mein aktueller Taillenumfang

wird so bewertet _____

_____

_____

Meine Krankheiten _____

_____

_____

Krankheiten in der engeren Familie _____

_____

_____

Empfiehlt mir mein Arzt abzunehmen? ▢ Ja   ▢ Nein

Falls ja – wie viel? ▢

Beurteilen Sie jetzt, was sich durch Ihr reduziertes Gewicht konkret verändern wird. Und was sich dadurch auch wirklich verändern kann.

Meine realistischen Ziele

Das wird sich an meinem Aussehen konkret verändern

(z. B. geringerer Bauchumfang):

_____

_____

_____

Das wird sich an meiner Gesundheit bzw. meiner Leistungsfähigkeit konkret verändern (z. B. niedrigerer Blutdruck oder zwei Stockwerke ohne Atemnot steigen können):

_____

_____

_____

Das wird sich an meiner Gefühlslage und meinem Wohlbefinden konkret verändern (z. B. gestärktes Selbstwertgefühl):

_____

_____

_____

So erreiche ich sie

Um diese Ziele zu erreichen, werde ich innerhalb der nächsten zwei Monate die folgende Kilozahl abnehmen: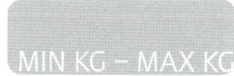

Mein Wohlfühlgewicht liegt zwischen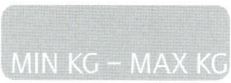

Das bedeutet insgesamt eine Gewichtsreduktion von

Entspricht Prozent meines Körpergewichts: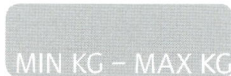

Innerhalb dieses Zeitraums werde ich mein Ziel erreicht haben: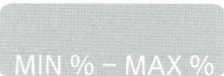

(Bitte bedenken Sie, dass das Abnehmen mit der Zeit langsamer geht, weil sich der Körper an das jeweils neue Gewicht anpasst.)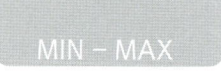

8.5 Behalten Sie den Überblick: Die Kurven für Gewicht und Taillenumfang

Messen und wiegen Sie sich 1 x pro Woche. Das reicht vollkommen, um Änderungen wahrzunehmen. Oft erzählen mir Frauen, dass sie jeden Morgen auf die Waage steigen und vom jeweiligen Ergebnis abhängt, ob es ein guter oder ein schlechter Tag wird. Gehören Sie auch zu dieser „400-g-mehr-der-Tag-ist-gelaufen-Gruppe"? Dann sollten Sie überlegen, ob Sie sich weiterhin von einer Zahl von so geringer Aussagekraft frustrieren lassen wollen. Ihr Gewicht unterliegt natürlichen Schwankungen. Zum Beispiel können hormonelle Veränderungen innerhalb Ihres Menstruationszyklus dazu führen, dass Sie mehr Wasser einlagern und deshalb an manchen Tagen etwas mehr wiegen. Solche vorübergehenden Veränderungen haben nichts mit dem Zunehmen von Fettgewebe zu tun – und natürlich auch nichts mit Abnehmen, wenn Sie das Wasser dann wieder verlieren.

Noch ein Beispiel, mit dem ich Ihnen vom täglichen Wiegen abraten möchte: Sie waren zu einer Geburtstagsfeier mit einem traumhaften Buffet eingeladen. Am Morgen danach steigen Sie auf die Waage und tatsächlich, Sie wiegen mehr als am Tag zuvor. Nicht sehr überraschend – vermutlich ahnten Sie es bereits. Mit dem täglichen Wiegen erfahren Sie nichts wirklich Neues. Denn ob Sie diese Tagesschwankung als Fettgewebe zulegen, entscheiden die nächsten Tage. Feierlichkeiten gehören dazu. Höchstwahrscheinlich werden Sie entspannter genießen, wenn Sie schon vorher wissen, dass Sie das leckere Essen und Trinken innerhalb der folgenden Tage wieder ausgleichen. Um zu sehen, ob Ihre Strategie funktioniert, reicht wöchentliches Wiegen allemal.

Auf den nächsten beiden Seiten finden Sie zwei Kurven zum Eintragen: eine für Ihr Gewicht und eine für Ihren Taillenumfang. Einfach kopieren und in der Nähe Ihrer Waage aufhängen. Oder nehmen Sie die Kurven in Ihr „Das-tut-mir-gut-Buch" auf, um sie im Auge zu behalten.

Gewicht

Oben links tragen Sie bitte Ihr Startgewicht ein. Jedes Kästchen in dieser Spalte entspricht 0,5 kg. In das Feld daneben, unter Woche 1, machen Sie bitte ein Kreuzchen. In der folgenden Woche tragen Sie wieder Ihr aktuelles Gewicht ein und kreuzen das entsprechende Feld an. Verbinden Sie die Kreuze, so erhalten Sie Ihre Gewichtskurve.

Taillenumfang

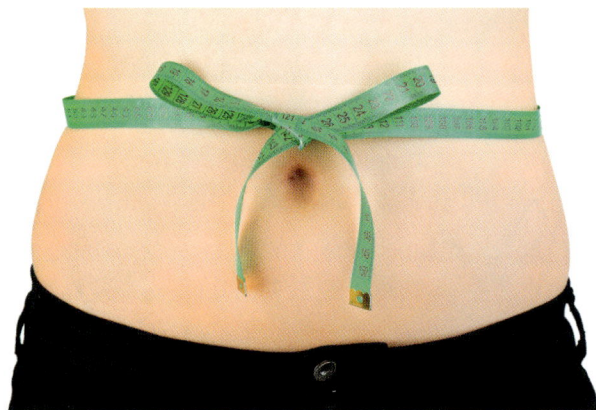

Oben links tragen Sie bitte Ihren aktuellen Wert ein. Hier entspricht jedes Kästchen 1 cm. In das Feld daneben, unter Woche 1, machen Sie bitte ein Kreuzchen. In der folgenden Woche tragen Sie wieder Ihren aktuellen Umfang ein und kreuzen das entsprechende Feld an. Verbinden Sie die Kreuze, so erhalten Sie Ihre Kurve für den Taillenumfang.

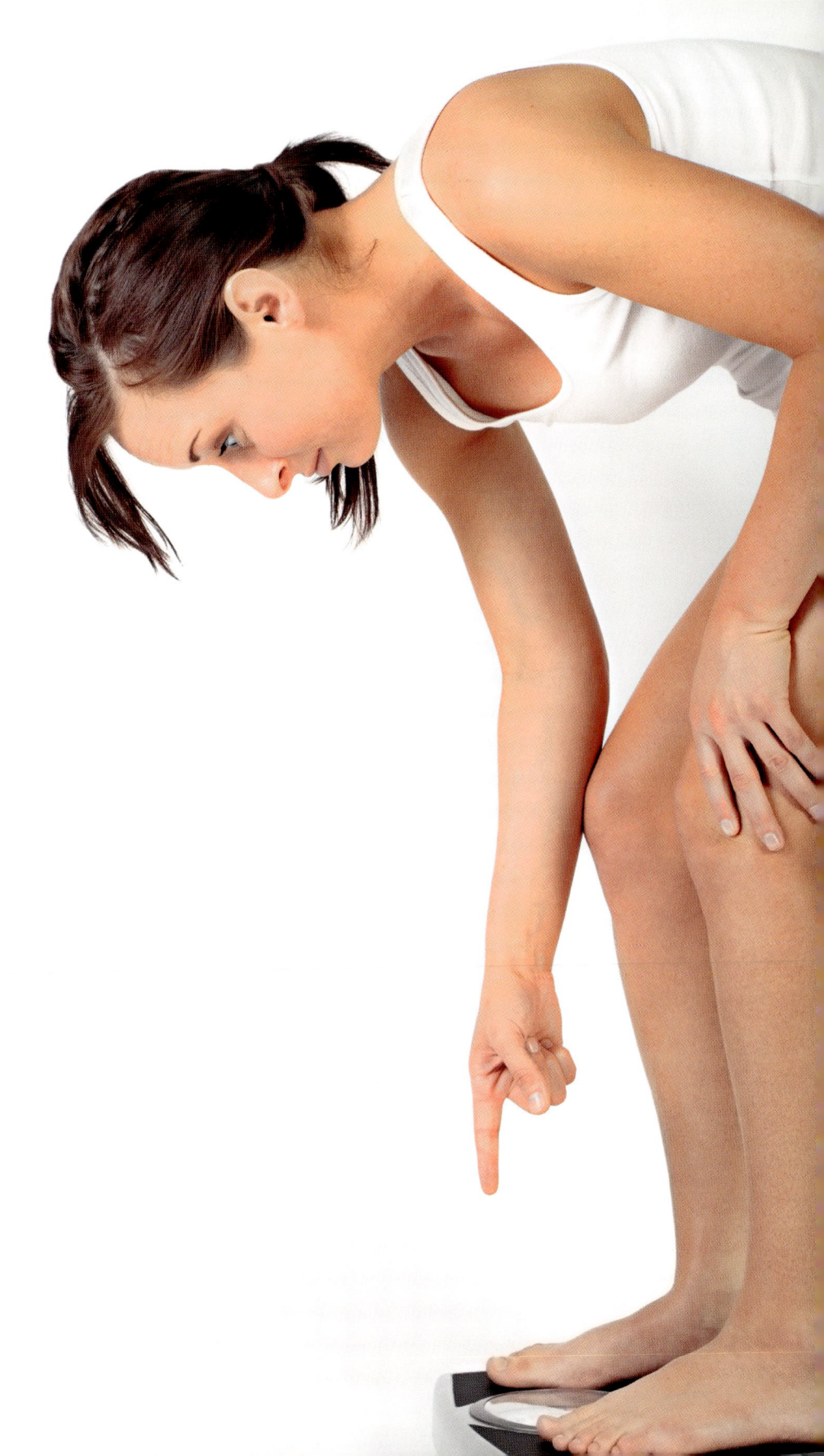

Meine Gewichtskurve

Startgewicht _____ kg

Gewicht in kg	Woche 1	2	3	4	5	6	7	8	9	10	11	12

Mein Taillenumfang

Taillenumfang zu Beginn [   ] cm

Taillenum-fang in cm	Woche 1	2	3	4	5	6	7	8	9	10	11	12

9

FRAUEN SIND ANDERS – FIGUR UND GEWEBE

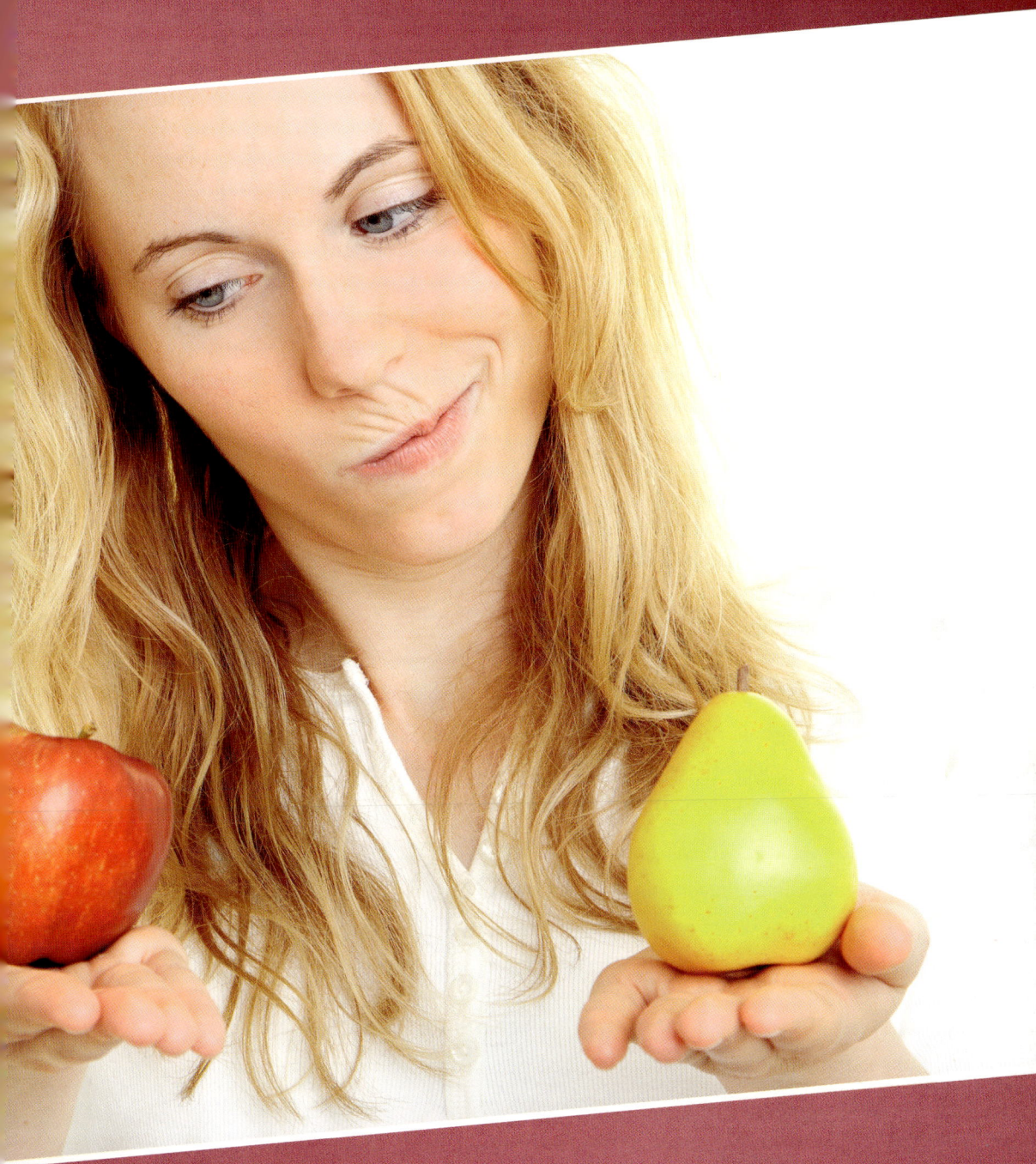

9 FRAUEN SIND ANDERS – FIGUR UND GEWEBE

9.1 Fett ist nicht gleich Fett. Abnehmen beginnt im Bauch

Fett ist ein sehr negativ besetztes Wort, gleichgültig, ob das auf dem Teller gemeint ist oder das am Körper. Die meisten Menschen, zumindest in unserem Land, verbinden den Begriff mit Attributen wie unattraktiv, schwabbelig oder gar eklig. Natürlich ist starkes Übergewicht kein erstrebenswertes Ziel, schon allein, weil es ab einem bestimmten Maß die Lebensqualität beeinträchtigt. Immer unbeweglicher zu werden oder bereits nach ein paar Treppenstufen außer Atem zu kommen, macht im Alltag einfach keinen Spaß. Hinzu kommt eine beträchtliche Auswahl an Krankheiten, wie etwa Diabetes oder Bluthochdruck, die durch zu hohes Gewicht gefördert oder ausgelöst werden.

Jetzt geht es vor allem darum, welches Fett Sie aus gesundheitlichen Gründen unbedingt loswerden sollten. Der Rest ist innerhalb eines gewissen Rahmens Geschmackssache und wie so oft Ihre Entscheidung. Machen Sie Ihre Zufriedenheit sehr stark vom gängigen Schönheitsideal „dünn" abhängig, dann werden Sie ein gesundes Gewicht nur schwer als attraktiv empfinden. Wären Sie wirklich glücklicher, wenn Sie mager wären? Ist Ihnen das den ständigen belastenden Kampf wert? Und übrigens: Eine straffe Haut gehört ebenfalls zu den Schönheitsmerkmalen und sie hängt im wahrsten Sinne des Wortes auch davon ab, wie viel Fettgewebe darunter sitzt.

Wir brauchen Körperfett, es ist lebensnotwendig. Und es gibt verschiedene Sorten. Der bei Weitem größte Teil des Fettgewebes im Körper besteht aus sogenannten *weißen Fettzellen*. Sie dienen dem Organismus als Energiedepot und befinden sich gesunderweise hauptsächlich unter der Haut. Dort lässt das Fett nicht nur die Haut straffer aussehen, es wärmt auch. Je dicker die Schicht, umso besser isoliert es. Aus diesem Grunde frieren dünnere Menschen schneller.

Weißes Fett schützt und stabilisiert außerdem die Organe als Baufett. Es polstert und gibt dem Körper Struktur, zum Beispiel in den Wangen, den Fußsohlen und in den Handflächen. Beim Abnehmen verliert der Körper zunächst relativ viel von den Fettdepots im Bauch. Seine Grundausstattung – das Baufett – lässt er länger unberührt.

Dabei ist es immer wieder faszinierend, wie gut sich unser Organismus den jeweiligen Bedingungen anpassen kann, um zu überleben. Ständig Essen greifbar zu haben, ist einigermaßen neu. Genetisch sind wir dafür schlecht ausgestattet. In der Urzeit stand Nahrung nur sehr unregelmäßig zur Verfügung. Da waren diejenigen, die für Notzeiten Energie in Form von Fett besser einlagern konnten, klar im Vorteil. Auch dass der weibliche Körper zu einem größeren Teil aus Fett besteht, als der männliche, ist eine kluge Vorbereitung auf seine Aufgaben. Denn ob der Nachwuchs überlebte, hing in Zeiten knapper Versorgung entscheidend davon ab, wie groß die Fettreserven der Mutter waren. Und noch heute setzt bei stark Untergewichtigen die Regelblutung aus. Damit verhindert der Organismus, dass eine Frau, die nicht über ausreichendes Fettgewebe verfügt, schwanger wird.

Wer Körperfett zulegt, füllt zunächst seine vorhandenen Fettzellen, die *Adipozyten*. Passt nichts mehr in diese Speicher, werden neue Zellen gebildet. Wie erstaunlich anpassungsfähig der Körper ist, zeigt sich auch darin, wie stark er die Anzahl der Adipozyten nach Bedarf variieren kann. Wir tragen Milliarden davon in uns – nehmen wir an Fettgewebe zu, kann sich ihre Zahl bis zu verdreifachen. Früher dachte man, Körperfett sei in erster Linie passives Lagermaterial. Inzwischen wird immer klarer, wie aktiv auch die weißen Fettzellen bei vielen Vorgängen im Organismus mitwirken. Sie produzieren eine Vielzahl von Botenstoffen und Gewebshormonen. Wird die Fettmenge im Körper sehr groß, so kann sein ausgeklügeltes Zusammenspiel dadurch gestört werden.

Gewicht zuzunehmen passiert dann, wenn wir mehr Energie aufnehmen, als der Körper verbraucht. Dazu sollten Sie unbedingt wissen, dass es bei Weitem nicht nur das zu viel gegessene Fett ist, das in den Fettzellen eingelagert wird. Alle überschüssigen Kalorien werden als Körperfett in den Adipozyten gespeichert, gleichgültig, ob sie als Fett, Alkohol oder Kohlenhydrate gegessen oder getrunken wurden. Viele Frauen lieben Beilagen zum Beispiel in Form von Nudeln oder Brot – Fruchtsäfte gehören ebenso in diese Gruppe wie das Marmeladenbrötchen. Diese Lebensmittel eignen sich hervorragend als Energielieferanten. Leider hat die große Mehrzahl von uns keinen Bedarf für große Energiemengen, denn durch körperliche Anstrengung verbrauchen wir nur sehr wenig. Die überschüssigen Kohlenhydrate werden aufgespalten, in Fett umgewandelt und als sogenannte *Triglyzeride* in den Fettzellen gespeichert. Das ist auch der Grund, warum Sie mit weniger Kohlenhydraten in der Kost Ihre Blutfette senken können.

Nicht nur die Menge macht es – auch die Verteilung

Wie viel Fettgewebe gesund ist, hängt von Alter und Geschlecht ab. Bei jungen, schlanken Frauen liegt der durchschnittliche Körperfettanteil etwa zwischen 22 und 26 %. Das bedeutet für eine 1,60 m große Frau, die 60 kg wiegt, dass ungefähr 14 dieser Kilos aus Fett bestehen – und dass sie damit im gesunden Bereich liegt. Wie sehr sich die Körperzusammensetzung im Laufe des Lebens verändert, zeigt eine österreichische Studie: Der Körper einer 60-Jährigen besteht im Mittel zu 44 % aus Fettgewebe. Der Anteil liegt damit etwa doppelt so hoch als in der Jugend.

Je älter wir werden, umso mehr schwinden die Muskeln, Wasseranteil und Knochendichte sinken ebenfalls. Allein dadurch steigt automatisch der prozentuale Fettanteil – eine natürliche Entwicklung, die sich zwar abmildern, aber nicht stoppen lässt. Wenn Sie allerdings zusätzlich noch überschüssiges Fettgewebe aufbauen, indem Sie zu energiereich essen und gleichzeitig Ihre Muskulatur vernachlässigen, verschlechtern Sie damit aktiv Ihre Körperzusammensetzung.

Auch die hormonellen Veränderungen im Leben einer Frau wirken auf die Körperzusammensetzung. Wie das Klimakterium beeinflusst, wo an Ihrem Körper sich das zusätzliche Fett anlagert, lesen Sie in Kap. 11.3.

Vorsicht Bauchfett!

Es gibt noch eine weitere Sorte Körperfett und zwar eine, die Sie besonders im Blick behalten sollten: jenes im Bauchraum, auch *viszerales Fett* genannt. Es umgibt dort die Organe und seine Fettzellen sind anders gebaut als die Kollegen im weißen Fettgewebe. Sie sind kleiner, dichter gelagert, von mehr Blutgefäßen durchzogen und wesentlich aktiver. Was das tiefe Bauchfett so gefährlich macht, sind die vielen Signalstoffe, die es produziert. Es setzt vermehrt Fettsäuren frei, dazu Hormone und entzündungsfördernde Substanzen – längst sind noch nicht alle identifiziert. Das viszerale Fettgewebe beeinflusst den Stoffwechsel sehr negativ. Je mehr Sie davon mit sich herumtragen, umso höher steigt Ihr Risiko für eine Vielzahl von Erkrankungen: Herzinfarkt, Schlaganfall, Bluthochdruck und Diabetes sind nur einige davon. Haben Sie zu viel viszerales Fett angesammelt, profitiert Ihre Gesundheit enorm vom Abnehmen. Die gute Nachricht: Hier zählt jedes Kilo weniger und es ist genau dieses tiefe Bauchfett, das mit als Erstes abgebaut wird. Das dürfte auch der Grund dafür sein, warum bereits ein paar Kilos weniger auf der Waage die Blutwerte messbar verbessern.

Lieber Birne als Apfel

So werden Typen unterschieden, je nachdem, wo am meisten Körperfett sitzt. Wer an welcher Stelle Fett anlegt, ist zu einem großen Teil genetisch festgelegt.

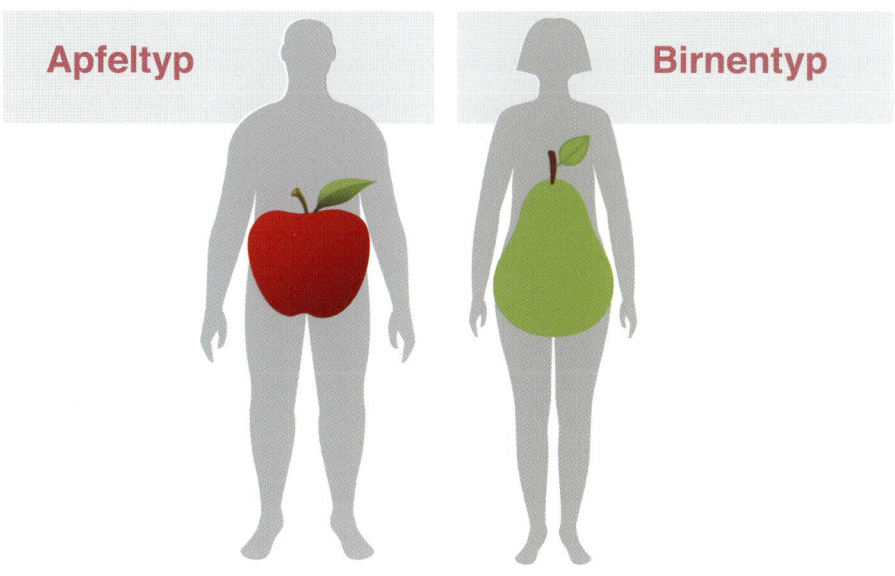

Apfeltyp

Birnentyp

- Mehr viszerales Fett
- Mehr gewichtsbedingte
  Gesundheitsrisiken

- Weniger viszerales Fett
- Weniger gewichtsbedingte
  Gesundheitsrisiken

Doch auch das Alter und ganz besonders das Geschlecht beeinflussen die Fett-verteilung. Um dieses Thema geht es in Kap. 11.

Mit dem „Apfeltyp" (dem androiden Fettansatz) ist ein Fettverteilungsmuster gemeint, das für Männer typisch ist: Die überschüssigen Pfunde finden sich in erster Linie am Rumpf. Der Bauch tritt oft als gewaltige Kugel hervor, während Arme und Beine eher dünn sind. Die über Bedarf aufgenommenen Kalorien las-sen das Fett besonders im Bauchraum wachsen, ist dort kein Platz mehr, schiebt es den Bauch nach vorne.

Die „Birne" meint den weiblichen oder gynoiden Fettansatz: Die Polster sitzen bei diesem Typ hauptsächlich an Hüften und Oberschenkeln. Frauen sind mit dieser Verteilung ganz klar im Vorteil. Denn der Speck an den Hüften ist aus ge-sundheitlicher Sicht wesentlich ungefährlicher als das Bauchfett. „Hüftgold" ist in erster Linie ein kosmetisches Thema, bei dem Sie sich sehr genau überlegen sollten, wie sehr Sie Ihr Lebensglück davon abhängig machen wollen. Für Ihre Gesundheit erreichen Sie viel mehr, wenn Sie sich regelmäßig bewegen. Denn, wie gesagt, es gibt sie, die gesunden Dicken! Und vermutlich profitiert auch Ihre Stimmung, wenn Sie den zermürbenden Kampf gegen ein paar Kilos zu viel auf der Hüfte einstellen. Konzentrieren Sie sich stattdessen darauf, Ihr Essen so zu gestalten, dass Sie gut versorgt sind und Ihr Gewicht halten.

Es kommt zwar seltener vor, doch auch bei Frauen gibt es den „Apfeltyp". Ein Grund dafür ist die persönliche genetische Veranlagung. Doch auch die Hormone beeinflussen die Fettverteilung: Niedrige Östrogenspiegel fördern das Fett im Bauchraum, ein sehr komplexes Zusammenspiel, das noch nicht vollständig geklärt ist. Dass auch immer mehr Frauen schon vor der Menopause ihr überschüssiges Fett um die Körpermitte ansetzen, könnte an der zunehmenden Mehrfachbelastung durch Beruf, Familie und Haushalt liegen. Wer unter psychischem Druck steht, setzt mehr Stresshormone frei und die fördern den Fettaufbau im Bauch. Das feine Stoffwechselgleichgewicht kann aus der Balance geraten. Besonders, wenn das sehr häufig passiert und die Stresshormone nur selten durch körperliche Aktivität abgebaut werden.

9.2 Die Wahrheit über Cellulite

Um es gleich vorneweg zu sagen: Cellulite ist keine Krankheit. Was sich anhört wie eine Entzündung, ist der harmlose Normalfall. Bei etwa 80-90 % der erwachsenen Frauen zeigen sich irgendwann im Leben Unebenheiten an Oberschenkeln oder Gesäß. Männer sind nicht betroffen, weil sie ihr Fett eher im Bauchraum speichern und ihr Bindegewebe gitterförmig aufgebaut ist. Fehlen ihnen männliche Sexualhormone, kann sich das ändern.

Dass die ungeliebten Dellen sichtbar werden, liegt in erster Linie am Aufbau des weiblichen Bindegewebes. In der unteren Hautschicht laufen die Bindegewebsfasern senkrecht zur Hautoberfläche, dazwischen sammeln sich die Fettzellen als kleine Pakete. Darüber sitzen weitere bindegewebige Fasern als waagerechte

Grenze. Sie trennen die Unterhaut von den oberen Hautschichten. Diese Trenn-
schicht ist bei Frauen wesentlich dünner als bei Männern. Deshalb können die
Fettpakete nach oben sichtbar durchdrücken, besonders wenn die Fettzellen sehr
voll sind. Das Ergebnis ist eine unebene Haut, die an die Oberfläche einer Orange erinnert. Wie stark die Unebenheiten ausgeprägt sind, hängt hauptsächlich
von der genetischen Veranlagung ab. Die Gene bestimmen den Feinbau Ihres
Bindegewebes, aber auch, ob Sie zu dünner Haut, schlechter Durchblutung und
vermehrter Wassereinlagerung neigen. Bringen sie viele dieser Eigenschaften
mit, dann werden auch schlanke Sportlerinnen das Wabenmuster nie ganz los.

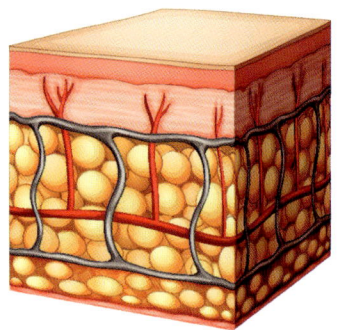 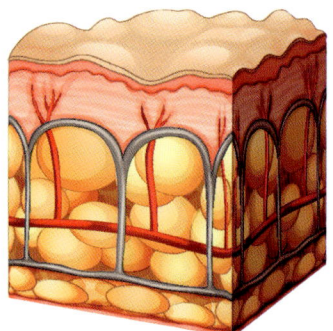

Glattes Hautbild   **Hautbild mit Unebenheiten**

Den Begriff *Cellulite* gibt es erst seit den 1970er-Jahren, bis dahin war die Oran-
genhaut kein großes Thema. Danach umso mehr. Vielleicht liegt es auch daran,
dass vor dieser Zeit wesentlich weniger weibliche Haut gezeigt werden durfte.
Heute heißt das aktuelle Schönheitsideal dünn, glatt und straff. In der Realität
erfüllen die wenigsten weiblichen Oberschenkel und Gesäßregionen diese Vorgaben. Kein Wunder also, dass so viele Frauen leiden, weil sie sich in ihrer Haut
hässlich fühlen. Da überrascht es auch nicht, dass die Betroffenen – in der Hoff-
nung auf Besserung – bereit sind, viel Geld auszugeben. Cellulite hat sich als
„erfundene Krankheit" inzwischen zu einem sehr lukrativen Geschäft entwickelt.
Es wird geölt, gecremt, gerubbelt und massiert – der weltweite Umsatz wird
auf Milliarden geschätzt. Als vermeintliche Lösung für das gefühlt riesige Problem wird eine Unmenge von Produkten und Behandlungsvarianten angeboten.

Manche können das Hautbild kurzzeitig etwas verbessern, ein Verfahren, das die Ursachen behebt, ist nicht bekannt. Wieder andere, wie etwa das Fettabsaugen, bergen das Risiko, die Optik gar zu verschlechtern. 2010 prüften amerikanische Wissenschaftler die Fakten zu über 50 Therapiemethoden. Gleichgültig, ob Rollenmassage oder Laser, eine sicher funktionierende war nicht darunter.

Was können Sie also tun?

Drei Dinge sind es, die ich Ihnen empfehlen möchte. Erwiesen ist, dass die Unebenheiten verstärkt bei Übergewicht und Bewegungsmangel auftreten. Also im gesunden Bereich abnehmen und regelmäßig Sport treiben. Wenn Sie sich mit dem Ziel, Ihr Hautbild zu verbessern, stärker dazu motivieren können – wunderbar!

Und der dritte Tipp? Der gilt immer, wenn es um unrealistische Schönheitsideale geht. Lassen Sie sich nicht verrückt machen! Sie sollten anfangen, Ihren Körper zu akzeptieren. Überlegen Sie, wie viel Energie Sie in den Kampf gegen Ihre Gene stecken wollen – ein Kampf, den Sie nur verlieren können. Genauso gut könnten Sie gegen zu große Ohren oder zu breite Schultern angehen. Mit einem guten Gewicht und viel Bewegung machen Sie alles richtig. Zum Beispiel steigern Sie mit Ausdauertraining, wie Schwimmen oder Fahrradfahren, die Durchblutung. Dazu machen Sie 2 x pro Woche Kräftigungsübungen, um dem Gewebe durch straffe Muskeln mehr Halt zu geben. Sie können damit die Unebenheiten abmildern – mehr oder weniger, je nach Frau. Denken Sie daran: Perfekte Oberschenkel sind in der Regel das Ergebnis aufwendig bearbeiteter Fotos – Cellulite ist normal.

9.3 Keine Angst vor Muskeln

„An die Kräftigungsgeräte gehe ich nicht, ich möchte schließlich keine dicken Muskeln bekommen. Ich trainiere lieber Ausdauer, um Fett zu verbrennen." Solche Sätze bekommen Fitnesstrainer regelmäßig zu hören. Besonders häufig von den Frauen, die mit dem Training beginnen, weil sie ihr Gewicht reduzieren wollen.

Glücklicherweise spricht sich langsam herum, wie Krafttraining tatsächlich wirkt. Und wie viel gerade diejenigen davon haben, denen es in erster Linie um Aussehen und Figur geht.

Um die gefürchteten Muskelberge anzulegen, müssten Sie sehr intensiv und häufig trainieren. Wer dagegen 2-3 x wöchentlich an die Geräte geht, der strafft und festigt. Der baut seine Muskulatur so auf, dass sie die Figur formen und die Haltung verbessern kann. Den Körper eines Bodybuilders bekommen Sie davon nicht. Dazu müssten Sie sehr viel mehr Aufwand betreiben, natürlich auch beim Essen.

Zusätzlich erleichtern Ihnen gut trainierte Muskeln, das Gewicht zu halten, weil sie den Energieverbrauch erhöhen. Mehr dazu, wie ein höherer Muskelanteil Ihren Grundumsatz beeinflusst, erfahren Sie in Kap. 11.

Gerätetraining hat viele Vorteile, es lässt sich sehr gut dosieren, für Einsteiger ebenso wie für Fortgeschrittene. Und es ist effektiv. Denn auch mit relativ wenig Zeit erzielen Sie gute Ergebnisse, vorausgesetzt, Sie trainieren nach einem sinnvollen Trainingsplan. Natürlich sollten Sie auch Ihre Ausdauer trainieren und beides bei Weitem nicht nur aus kosmetischen Gründen. In Kap. 13 bekommen Sie Tipps, wie Sie Bewegung und Sport gut in Ihr Leben einbauen können.

Wie Ihr Aussehen von einer gut trainierten Muskulatur profitiert

- Kräftigungsübungen festigen die Muskeln.
- Die straffere Muskulatur gibt dem Körper mehr Kontur, die Figur profitiert.
- Regelmäßiges Krafttraining erhöht den Muskelanteil. Muskelgewebe verbraucht wesentlich mehr Energie als Fettgewebe. Dadurch steigt der Kalorienverbrauch während des ganzen Tages, auch in den Phasen ohne Bewegung. Das Gewicht nach dem Abnehmen zu halten, fällt leichter.

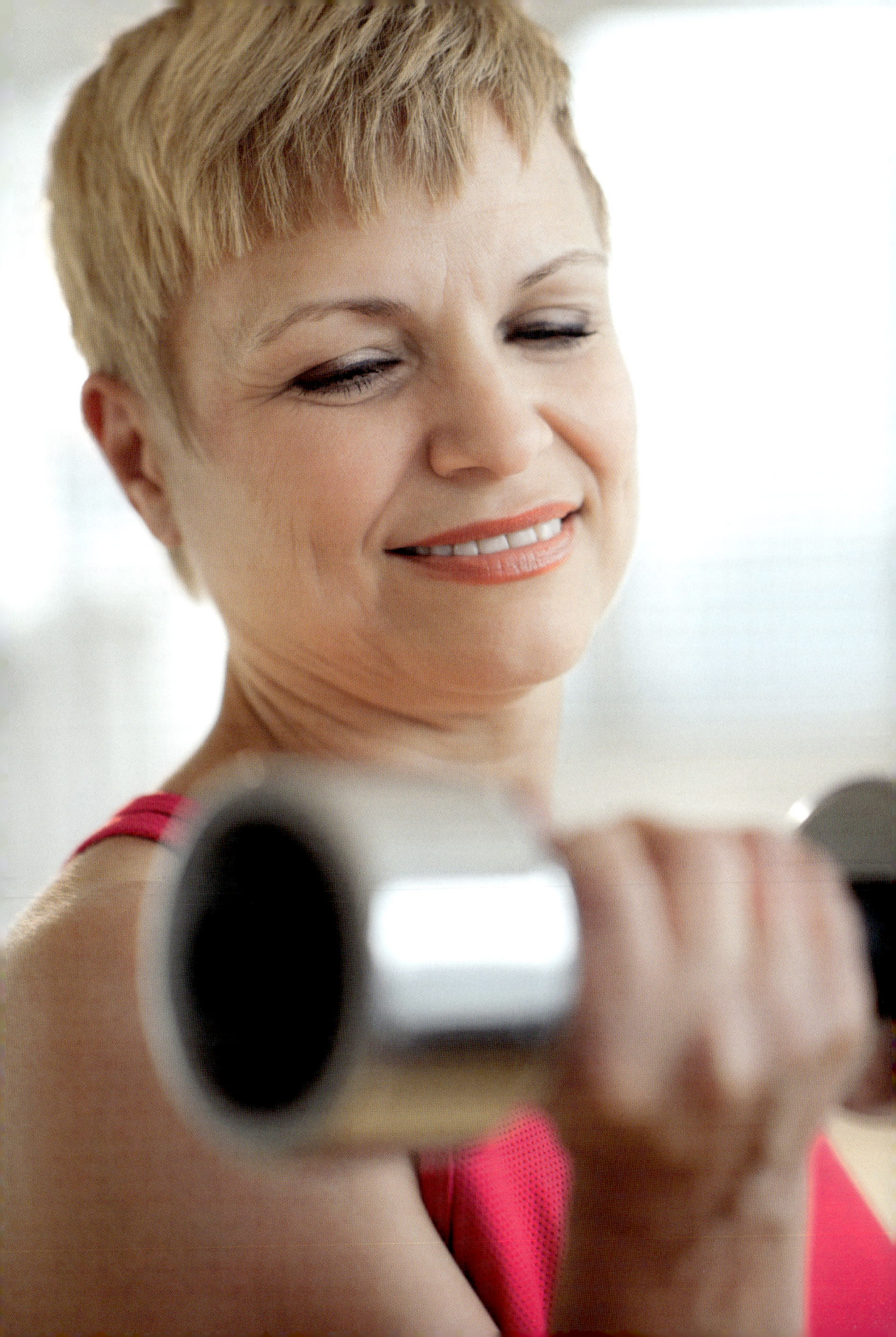

10

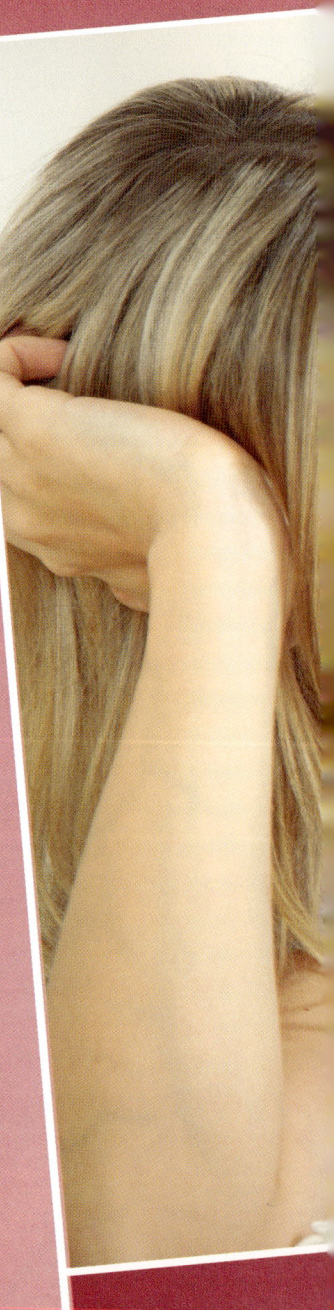

KINDERWUNSCH UND SCHWANGERSCHAFT

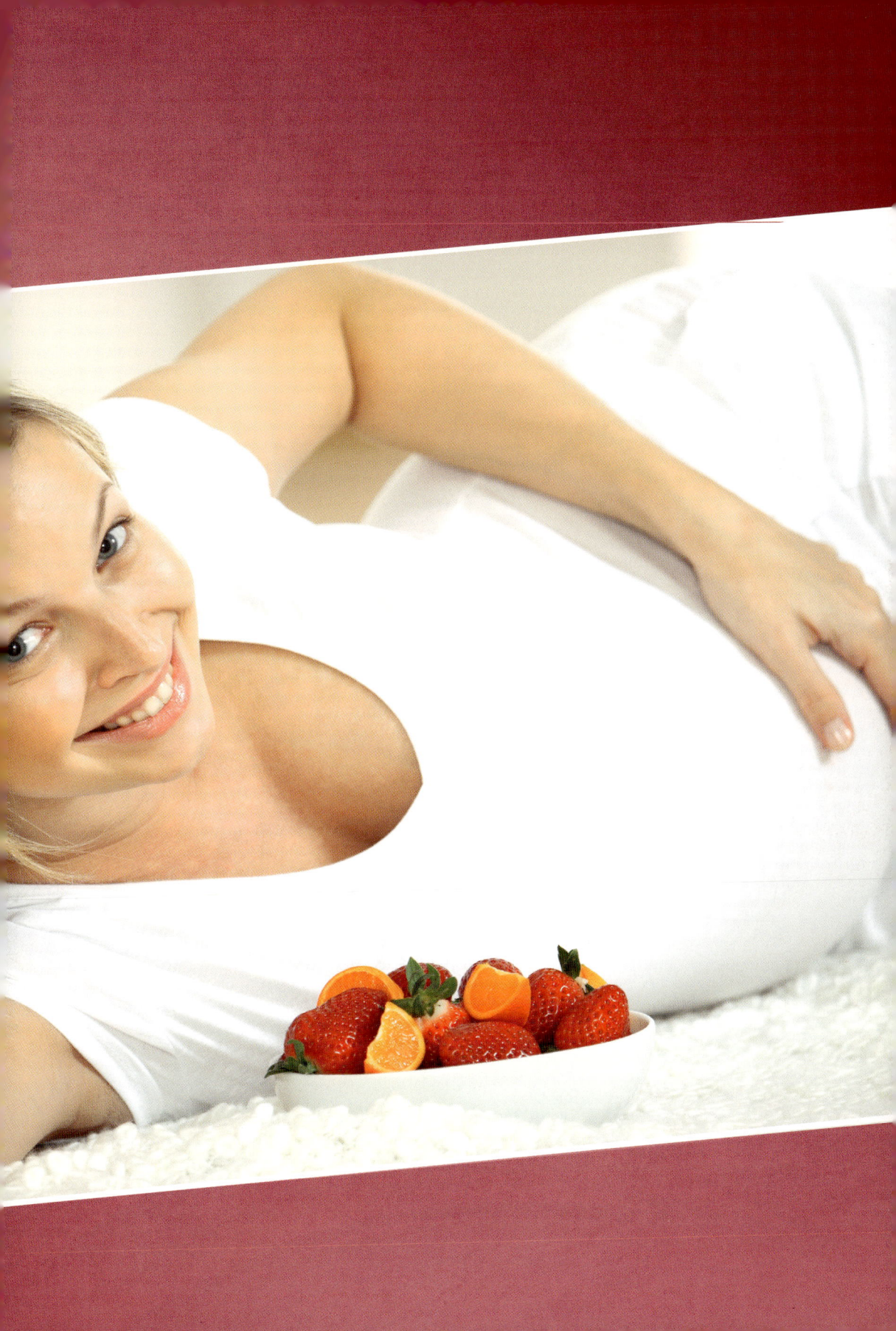

10

KINDERWUNSCH UND SCHWANGERSCHAFT

10.1 „Hilfe, ich werde nicht schwanger"

Abnehmen, um schwanger zu werden? Für viele ist das ein seltsamer Gedanke. In meine Kurse zur Gewichtsreduktion kommen häufig Frauen, nachdem ihnen ihr Gynäkologe erklärt hat, wie ihr Essen, ihr Körpergewicht und ihre Hormonlage zusammenhängen. Bis zum Arztbesuch wissen die meisten von ihnen einfach nicht, wie sehr Fruchtbarkeit von Übergewicht beeinflusst werden kann. Die Rede ist vom *Polyzystischen Ovarialsyndrom (PCO-Syndrom)*, der häufigsten Hormonstörung von Frauen im gebärfähigen Alter. Etwa eine Million Betroffene gibt es in Deutschland. Sie leiden unter Zyklusstörungen, die männlichen Hormone (Androgene) im Blut sind meist erhöht und oft zeigen sich in den Eierstöcken Eibläschen, die im Ultraschall wie kleine Zysten aussehen.

Die Mehrzahl der Patientinnen mit PCO-Syndrom ist übergewichtig. Ein bewegungsarmer Lebensstil, kombiniert mit Überernährung, gehört zu den Ursachen für diese Erkrankung. Muskeln, die viel zu selten benutzt werden, und das Falsche auf dem Teller – beides lässt überschüssiges Fettgewebe wachsen. Und ganz besonders das Bauchfett (es wird in Kap. 9 ausführlich beschrieben) ist nicht einfach nur passives Speichermaterial, sondern sehr stoffwechselaktiv.

Es kann beispielsweise eine *Insulinresistenz* auslösen: Das Hormon Insulin hat die lebensnotwendige Aufgabe, den Zucker der gegessenen Kohlenhydrate aus dem Blut in die Körperzellen zu bringen. Es arbeitet wie ein Türöffner: Bei dieser Stoffwechselstörung reagieren die „Zelltüren" wesentlich schlechter auf das Hormon. Weil das Insulin nicht mehr so gut wirkt, muss die Bauchspeicheldrüse immer mehr davon herstellen, um den Blutzucker überhaupt noch senken zu können. Das führt zu einem chronisch erhöhten Insulinspiegel im Blut, der wiederum das PCO-Syndrom verstärkt. In Kap. 15 lesen Sie genauer, wie die Kohlenhydrate auf den Zuckerstoffwechsel und die Hormonlage wirken.

10.1.1 Was Sie wissen sollten, bevor Sie schwanger werden: Ein Interview mit Prof. Dr. med. Michael Ludwig

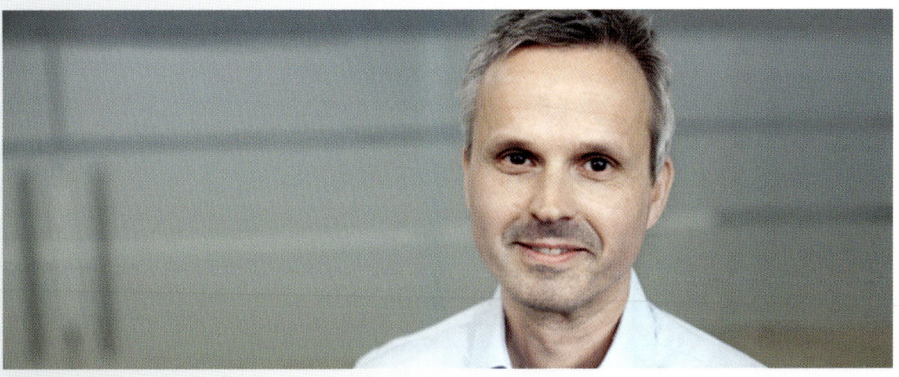

Prof. Dr. med. Ludwig arbeitet im amedes-Facharzt-Zentrum in Hamburg. Als Facharzt für Frauenheilkunde und Geburtshilfe beschäftigt er sich besonders mit gynäkologischer Endokrinologie und Reproduktionsmedizin.

▶ Herr Prof. Ludwig, was sollte eine Frau tun, die erfolglos versucht, schwanger zu werden? Haben Sie einen persönlichen Rat?

Ja, den habe ich: Machen Sie sich nicht verrückt – es gibt viele Ursachen und manchmal sogar einfache Lösungen. Sich selbst unter Druck zu setzen, verbessert nichts.

Wird eine Frau innerhalb von 1-2 Jahren nicht schwanger, obwohl sie regelmä-
ßig ungeschützten Geschlechtsverkehr hat, sollte sie mit ihrem Arzt sprechen.
Grundsätzlich empfehle ich den Arztbesuch eher nach 12 als nach 24 Monaten.
Bei manchen Symptomen kann es sogar noch früher sinnvoll sein, sich auf die
diagnostische Suche zu machen. Zum Beispiel, wenn Zyklusstörungen vorliegen,
etwa ein deutlich verlängerter Zyklus oder wenn die Regelblutung über mehrere
Monate ausbleibt. Ein Eisprung ist dann unwahrscheinlich und damit auch die
Möglichkeit, schwanger zu werden.

▶ Was gehört alles zur Diagnostik, wie gehen Sie vor?

Zuerst die Anamnese, damit klären wir, ob zum Beispiel die Eileiter überprüft
werden müssen. Das ist ganz besonders wichtig, wenn eine Frau bereits am
Bauch operiert worden ist oder wenn sie unter sehr starken Schmerzen während der Regelblutung leidet. Hormonell gesehen, wollen wir wissen, ob die
Eierstöcke uneingeschränkt arbeiten. Verläuft der Zyklus stabil, regelmäßig und
unauffällig, spricht das dafür, dass auch regelmäßig ein Eisprung stattfindet und
weitestgehend ein hormonelles Gleichgewicht herrscht. Und natürlich müssen
wir herausfinden, wie fertil, also fruchtbar, der Partner ist, etwa mithilfe von körperlicher Untersuchung, Ultraschall und Spermiogramm. Eine Befragung reicht
dafür nicht aus. Und noch eines, das oft übersehen wird: Die Tatsache, dass
ein Partner in einer anderen Beziehung bereits Kinder gezeugt hat, muss nicht
unbedingt bedeuten, dass er aktuell fruchtbar ist.

▶ Woran kann es liegen, wenn Frauen nicht schwanger werden?

Da gibt es viele Möglichkeiten. Schäden an den Eileitern können die Ursache
sein, ausgelöst zum Beispiel durch Entzündungen oder vorangegangene Eilei-
terschwangerschaften. Oder Zyklusstörungen, die das Reifen der Eizellen behindern und damit einen regelmäßigen Eisprung. Oft liegt der Grund auch in der
eingeschränkten Fruchtbarkeit des Partners. Und noch eine Ursache, die leider
immer häufiger zum Tragen kommt: Je älter eine Frau ist, desto länger dauert
es, bis sie schwanger wird. Allein das Lebensalter verschlechtert die Qualität der

Eizellen. Bereits um die 30 sinkt die Wahrscheinlichkeit zur Empfängnis, ab 35 passiert das deutlich schneller und noch rascher ab dem 40. Lebensjahr.

▶ Ist Ihren Patientinnen bewusst, dass es einen Zusammenhang zwischen Übergewicht und Unfruchtbarkeit gibt?

Nein, viele Frauen haben nie davon gehört. Erst wenn das Übergewicht Zyklusstörungen auslöst und sie deshalb zum Arzt gehen, wird einigen klar, dass Abnehmen ihr Problem löst. Häufig erlebe ich aber, dass sich die Frauen damit schwertun, ihr Übergewicht als Ursache ihrer eingeschränkten Fruchtbarkeit zu akzeptieren. Denn immer kennt man irgendjemanden, der ähnlich übergewichtig ist und trotzdem schwanger wurde.

Das Übergewicht bewirkt eine ungeregelte Produktion von Hormonen. Die wiederum stören die Reifung der Eibläschen in den Eierstöcken bzw. den Eisprung. Und noch etwas ist vielen nicht bewusst: Wer mit Übergewicht in die Schwangerschaft hineingeht, verringert damit die Wahrscheinlichkeit, dass sie gesund verläuft. Zu viel Gewicht steigert das Risiko für Komplikationen erheblich: zum Beispiel für eine Zuckererkrankung in der Schwangerschaft (Gestationsdiabetes), einen Schwangerschafts-Bluthochdruck oder für Probleme bei der Geburt.

▶ Das PCO-Syndrom gilt als häufigster Grund für eine Unfruchtbarkeit durch Zyklusstörungen. Sind die Ursachen für dieses Syndrom klar? Inwieweit liegt es an der Genetik? Wie sehr am Lebensstil?

Man kann davon ausgehen, dass ohne eine gewisse genetische Veranlagung kein PCO-Syndrom entsteht. Und das gleich zweifach: Zum einen bewirkt die entsprechende Veranlagung, dass vermehrt männliche Hormone produziert werden. Als zweite Ursache gilt eine Störung des Zucker-Insulin-Stoffwechsels, die Insulinresistenz. Und hier kommt der Lebensstil ins Spiel, denn diese Störung kann auf Veranlagung beruhen oder eben erworben sein. Falsche Ernährung, Übergewicht und zu wenig Bewegung können die gravierende Stoffwechselerkrankung hervorrufen. Die hohen Insulinmengen wirken doppelt ungünstig: Sie führen zu einer Gewichtszunahme und sie steigern die Produktion von männlichen Hormonen noch zusätzlich. Das stört die Reifung der Eibläschen und damit den Eisprung. Zyklusstörungen und eingeschränkte Chancen, schwanger zu werden, sind die Folge.

Andererseits gibt es aber auch Schlanke und Normalgewichtige, die unter einem PCO-Syndrom leiden. Bei diesen Frauen ist bis heute nicht klar, warum eine teilweise schwere Insulinresistenz entsteht, die sich nicht gut behandeln lässt.

▶ Liegt es häufig am Übergewicht, dass der Kinderwunsch unerfüllt bleibt? Gibt es dazu Zahlen?

Nein, konkrete Zahlen gibt es leider keine, das ist statistisch nicht untersucht.

Trotzdem rate ich Frauen sehr dazu, sich diesen Zusammenhang bewusst zu machen und sich möglichst frühzeitig auf ihre Schwangerschaft vorzubereiten. Dazu gehört, das Rauchen einzustellen, Folsäure und Jod einzunehmen und eben auch das Gewicht zu regulieren. Ein günstiges Körpergewicht erhöht die Chancen für die Frau selbst, möglichst gesund durch die Schwangerschaft zu kommen und für das Kind, sich gut zu entwickeln. Ausgeprägtes Übergewicht der Mutter in der Schwangerschaft birgt viele Risiken für beide.

▶ Wie erfolgreich sind Ihre Patientinnen, wenn es darum geht, ihr Gewicht zu reduzieren?

Von den Frauen, die wir mehrmals wegen ihres Übergewichts beraten und beim Abnehmen begleitet haben, reduzierten etwa 25-30 % auch langfristig ihr Gewicht.

Gerade beim PCO-Syndrom ist es unser Ziel, die Empfindlichkeit der Zellen für das Insulin zu optimieren. Damit erreichen wir auch, dass sich das Gewicht leichter abbauen lässt. Trotz einer medikamentösen Unterstützung funktioniert dies aber nur, wenn die Patientinnen gleichzeitig ihre Ernährung umstellen und körperlich ausreichend aktiv werden.

10.1.2 Die gute Nachricht zu Übergewicht und Schwangerschaft

Bereits mit 5 % weniger Gewicht, also beispielsweise 3,5 abgenommenen Kilos bei einer 70 kg schweren Frau, senken Sie den Androgenspiegel, verbessern die Funktion der Eierstöcke und die Zyklen werden regelmäßiger. Die Körperzellen reagieren wieder sensibler auf das Insulin, der Spiegel im Blut sinkt, davon profitiert Ihre Hormonlage enorm.

Doch auch diejenigen, die nicht abnehmen, ihr Essen aber auf weniger Kohlenhydrate umstellen, verbessern ihre Blutwerte messbar. Weniger Nudeln, dazu aber ein Berg von Gemüsesoße mit Putengeschnetzeltem. Oder weniger Brot, aber mit jeder Menge möglichst buntem Beiwerk, wie Gurke, Paprika oder Kohlrabi, dazu etwa Schinken. So machen Sie die klassischen „Sättigungsbeilagen" zur kleinen Nebensache auf Ihrem Teller. Denn kohlenhydratreiche Lebensmittel, wie Brot, Nudeln, Reis und Kartoffeln, liefern jede Menge Energie. Das ist hochwertiger Treibstoff, den Sie in großen Mengen nur dann brauchen, wenn Sie durch körperliche Aktivität auch sehr viel Energie umsetzen. Diesen hohen Bedarf haben heute nur noch die wenigsten – Holzfällerinnen und Steinmetzinnen sind sehr selten in unserem Land.

Es geht nicht um Hungern und Kasteien – im Gegenteil – gut zu essen, sodass es zu unserem heutigen Lebensstil passt, ist das Ziel. Mit der hier empfohlenen Kost versorgen Sie sich bestens mit allen Nährstoffen, sie sättigt und sie schmeckt. Gleichzeitig verbessern Sie Ihre Hormonsituation – mit anderen Worten: Ihre Gesundheit. Und das schafft beste Voraussetzungen für eine gute Schwangerschaft.

Dauerhaft abzunehmen, ist nicht einfach. Doch die Praxis in meinen Kursen zeigt mir, dass diejenigen, die ihr Gewicht reduzieren wollen, um schwanger zu werden, besonders erfolgreich sind. Diese Frauen erlebe ich als hoch motiviert, sie haben ein sehr konkretes „Herzensziel". Vermutlich ist das einer der Gründe für ihre große Bereitschaft, neue Ess- und Bewegungsgewohnheiten auszuprobieren und auch in stressreichen Phasen dranzubleiben.

Und was für ein besonderer Moment, wenn dann drei Monate nach dem Ernährungskurs eine Teilnehmerin verkündet, dass sie schwanger ist.

10.2 Schwanger werden – schwanger sein. Essen und Gewicht vor und während der Schwangerschaft

Mit einem gesunden Ausgangsgewicht erweisen Sie sich und Ihrem Baby einen riesigen Gefallen, auch ohne eine Erkrankung wie das PCO-Syndrom. Beginnen Sie Ihre Schwangerschaft dagegen übergewichtig oder gar adipös, erhöht sich damit das Risiko für Komplikationen, wie etwa Bluthochdruck oder Frühgeburt. Studien zeigen es deutlich: Die Gesundheit des Kindes wird besonders stark vom Ausgangsgewicht der Mutter beeinflusst. Aber auch die Zahl der Kilos, die während der Schwangerschaft hinzukommen, spielt eine Rolle.

Außerdem vergrößern Sie als übergewichtige Schwangere die Wahrscheinlichkeit, dass auch Ihr Kind übergewichtig wird, gravierend. Ist Ihr Stoffwechsel durch chronisch hohe Insulinwerte belastet, prägen Sie damit den zukünftigen Stoffwechsel Ihres Kindes. Um Ihrem Sprössling den oft lebenslangen Kampf mit dem Gewicht zu ersparen, sollten Sie alles dafür tun, um mit Normalgewicht in die Schwangerschaft zu gehen.

Nachwuchs zu bekommen, bedeutet, einen neuen Lebensabschnitt zu beginnen und solche Veränderungen erhöhen die Bereitschaft, den eigenen Lebensstil zu verbessern. Planen Sie also, schwanger zu werden, dann sollten Sie diese starke Motivation für Veränderungen nutzen: für besseres Essen und für ein „bewegteres" Leben. Die Ernährungsweise, die ich Ihnen hier empfehle, ist bestens geeignet, um Ihr Gewicht zu reduzieren oder in den gesunden Bereich zu bringen. Und jedes Kilo weniger zählt! Gleichzeitig lernen Sie damit bereits vor der Schwangerschaft, wie Sie Ihren Stoffwechsel mit allen Nährstoffen versorgen, die er für seine gute Arbeit braucht. Und wie Sie trotz dieser hohen Nährstoffdichte die Kalorienzahl gering halten.

Exkurs: Folat brauchen Sie schon früher!

Noch eines ist wichtig, und zwar bereits bevor Sie schwanger werden: Folat. Dieses B-Vitamin spielt eine entscheidende Rolle für ein gesundes Wachstum und für die Zellteilung – deswegen brauchen Schwangere mehr davon. Wählen Sie also verstärkt folatreiche Lebensmittel, wie Spinat, Kohl, Hülsenfrüchte, Tomaten, Orangen und Vollkornprodukte, um Ihre Versorgung zu verbessern. Doch obwohl es einige Lebensmittel gibt, die den Nährstoff liefern, sieht es mit der Versorgung schlecht aus: 86 % der Frauen in Deutschland schaffen es nicht, die täglich empfohlene Folatmenge mit ihrem Essen aufzunehmen.

Sind Sie, und das gilt ganz besonders für den Beginn Ihrer Schwangerschaft, mit diesem Vitamin unterversorgt, bedeutet das ein Risiko für Ihr Kind. Das *Neuralrohr* – man könnte es als Vorstufe von Gehirn und Rückenmark bezeichnen – entwickelt sich beim Embryo bereits sehr bald nach der Empfängnis. Fehlt Ihnen zu diesem Zeitpunkt Folat, steigt dadurch die Gefahr von gravierenden Fehlbildungen, den sogenannten *Neuralrohrdefekten*.

Dieses Risiko lässt sich sehr gut minimieren, und zwar, indem bereits vor der Empfängnis Folsäure (so heißt die synthetische Form des Folats) eingenommen wird. Zahlreiche Studien bestätigen, wie gut diese einfache Maßnahme wirkt. Nicht jede Schwangerschaft ist geplant, doch wenn Sie vorhaben, ein Kind zu bekommen, sollten Sie dieses Wissen nutzen. Sprechen Sie unbedingt rechtzeitig mit Ihrer Ärztin oder Ihrem Arzt.

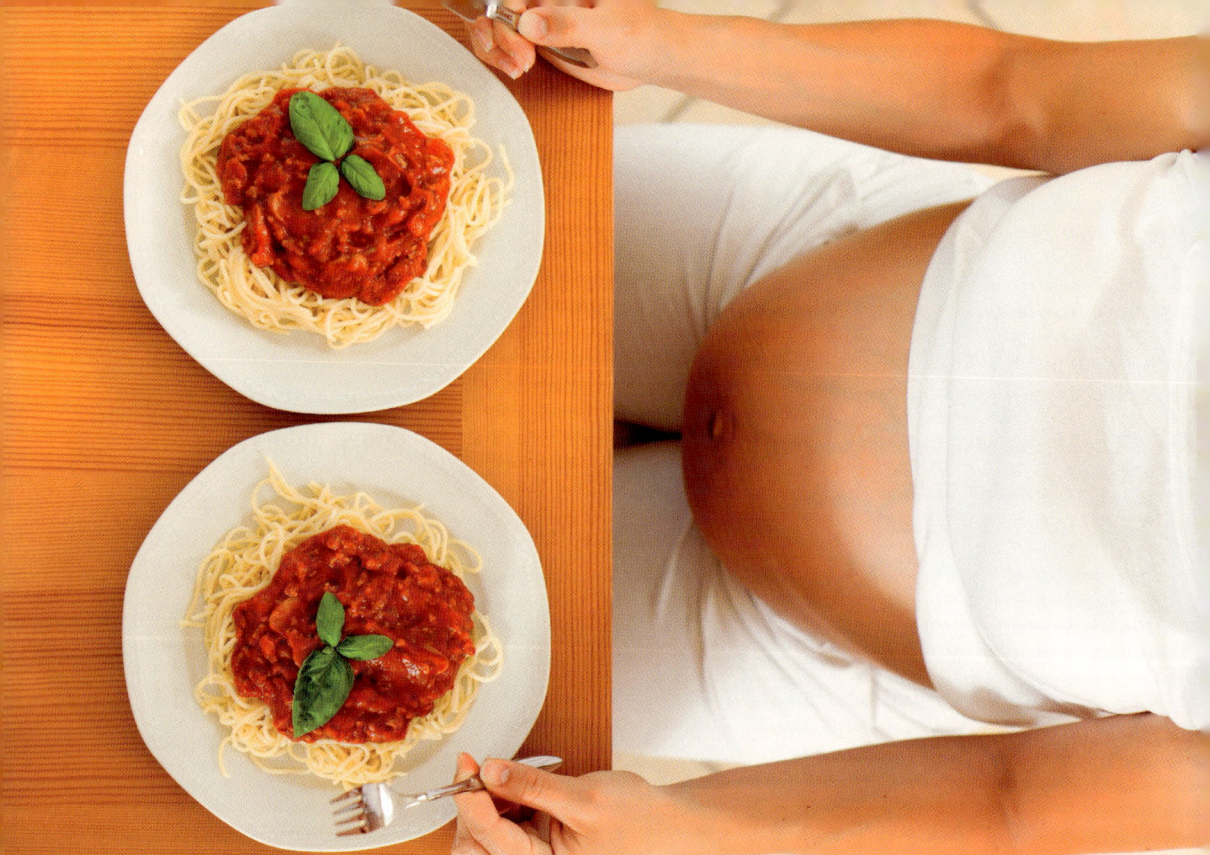

Sie sind schwanger, also dann – für zwei essen? Besser nicht. Denn Ihr Energiebedarf steigt nur wenig. In erster Linie sind es bestimmte Nährstoffe, wie Vitamine, Mineralstoffe und Spurenelemente, von denen Sie in der Schwangerschaft wesentlich mehr brauchen. Besonders während der ersten drei Monate ändert sich an der Kalorienmenge, die Sie essen sollten, fast gar nichts. Kein Wunder, denn der Fetus wiegt nach 12 Wochen erst um die 15 g, also etwa so viel wie ein kleiner Eidotter. Und das, obwohl zu diesem Zeitpunkt bereits alle Organe angelegt sind.

Wie viel sollten Sie insgesamt zunehmen? Hier gibt es sehr große individuelle Unterschiede: Für Frauen mit einem gesunden Ausgangsgewicht liegt der empfohlene Bereich etwa zwischen 10 und 16 kg. Bei Übergewichtigen oder stark Übergewichtigen sollte die Zunahme wesentlich geringer ausfallen, auch dafür ist die Essweise, die Sie in diesem Buch kennenlernen, sehr geeignet.

Abnehmen während der Schwangerschaft ist nicht empfehlenswert, die Gefahr, damit Ihr Ungeborenes zu schädigen, ist einfach zu groß. Schränken Sie Ihr Essen zu sehr oder ungünstig ein, steigt das Risiko dafür, dass Nährstoffe fehlen, die das Kind zur gesunden Entwicklung braucht.

Exakte Kilozahlen, die für alle gelten, gibt es nicht. Zu verschieden sind die einzelnen Schwangeren. Wie Ihr persönlicher Gewichtsverlauf aussehen sollte, wägt Ihr Arzt oder Ihre Ärztin ab. Denn er oder sie kennt Ihre gesundheitliche Situation.

Das Gewicht verändert sich auch abhängig von den Phasen der Schwangerschaft: Im ersten Schwangerschaftsdrittel bleibt es nahezu unverändert. Erst danach soll das Gewicht langsam steigen. Zunächst hauptsächlich durch die Veränderungen im Körper der Mutter, beispielsweise vergrößert sich die Brust, Fettgewebe und Blutvolumen nehmen zu. In der späteren Schwangerschaft spielt das Gewicht des Kindes eine immer größere Rolle.

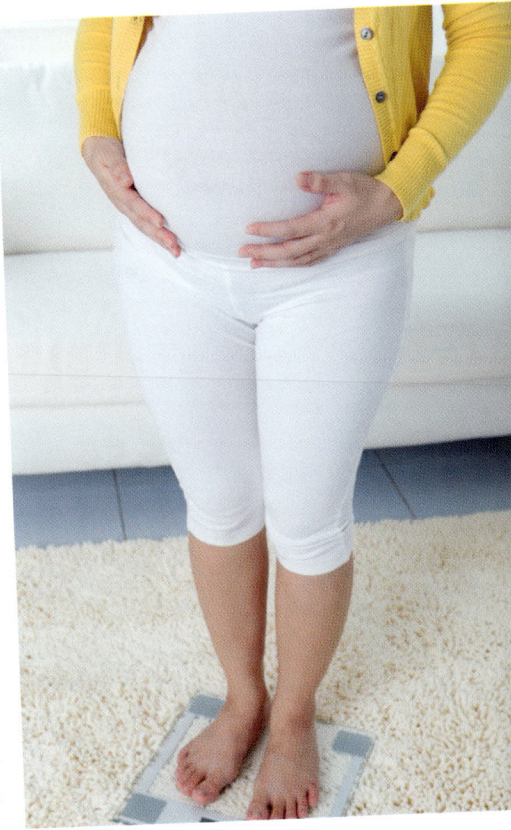

Wie viele zusätzliche Kalorien eine Schwangere braucht, dazu gibt die Deutsche Gesellschaft für Ernährung einen Richtwert. 255 Kilokalorien täglich lautet diese Zahl zur groben Orientierung und die brauchen Sie in erster Linie in den beiden letzten Dritteln der Schwangerschaft. Obgleich nur ein Durchschnittswert, kann er Ihnen doch ein Gefühl dafür geben, von wie viel mehr an täglichem Essen da die Rede ist: 255 Kilokalorien stecken in einer Schnitte Vollkornbrot mit etwas Butter und einer Scheibe Bergkäse. Dieses Beispiel ist sehr bewusst gewählt. Zum einen, weil „das belegte Brot" bei unseren Essgewohnheiten sehr häufig vorkommt. Und zum anderen, weil Sie mit dieser Kombination aus konzentrierten Lebensmitteln viele Kalorien bei relativ wenig Volumen auf den Teller bekommen. Damit steigt die Wahrscheinlichkeit, mehr zu essen, weil die Menge zum Sattwerden oft nicht reicht. Wie Sie Ihre Mahlzeiten mit mehr leckerem Essen gestalten, ohne ungewollt zuzunehmen, erfahren Sie in Kap. 14. Außerdem erhöhen Sie durch kluges Kombinieren auch den Anteil wertvoller Nährstoffe, wie etwa Eisen oder Jod. Und die brauchen Sie während der Schwangerschaft ganz besonders.

10.3 Und nach der Geburt?

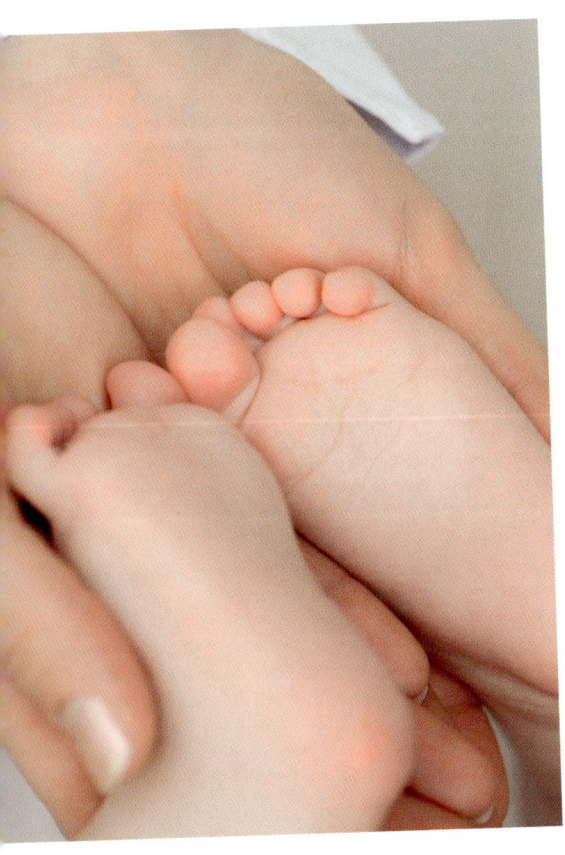

Was sind die effektivsten Methoden, um Gewichtsprobleme nach der Entbindung zu vermeiden? Ein Ausgangsgewicht im gesunden Bereich und im Laufe der Schwangerschaft nur so viel zuzunehmen, wie Sie für Ihre Gesundheit und die des Kindes brauchen. Was so banal klingt, bringt viel. Denn wenn Sie bereits vor und während der Schwangerschaft Ihren persönlichen Weg gefunden haben, gut mit dem Gewicht zurechtzukommen, können Sie diese Gewohnheiten auch nach der Geburt fortführen. Und außerdem bleiben die Kilos, die Sie von Ihrem alten Gewicht trennen, dadurch in einem überschaubaren Rahmen. Leider klappt das nicht bei allen Frauen. Gehören Sie zu den Frauen, die mehr mit sich herumtragen, als Ihnen lieb ist? Dann packen Sie es an – jetzt! Sie werden davon profitieren.

Um die überschüssigen Pfunde aus der Schwangerschaft wieder loszuwerden, reicht bei manchen Frauen bereits das Stillen, die Versorgung des Babys und der neue Alltag. Leider sind das nur die glücklichen Ausnahmen. Viele Mütter nähern sich etwa sechs Monate nach der Entbindung wieder ihrem Gewicht vor der Schwangerschaft. Doch nahezu die Hälfte der Frauen erreicht dieses Ziel auch nach einem halben Jahr nicht annähernd. Der Zeitrahmen spielt eine wichtige Rolle, denn wer nach 6-12 Monaten das zusätzliche Gewicht noch nicht wieder abgebaut hat, läuft Gefahr, ein langfristiges Problem mit seinen Pfunden zu entwickeln. Das Risiko, übergewichtig oder fettleibig zu werden, steigt. Mit der nächsten Schwangerschaft kann es sich noch verstärken, weil das Ausgangsgewicht dann höher ist.

Eine Spirale, die gewichtsmäßig immer weiter nach oben führen kann. Also am besten frühzeitig gegensteuern – allerdings ohne sich damit verrückt zu machen. Wichtig, wie immer, wenn die Kilos schwinden sollen, sind sinnvolle Ziele. Vergleichen Sie sich mit der Schauspielerin, die zwei Monate nach der Entbindung aussieht, als hätte sie nie ein Kind bekommen, setzen Sie sich damit unter immensen Erfolgsdruck. Machen Sie sich frei von unrealistischen und ungesund dünnen Schönheitsidealen. Wählen Sie ein Zielgewicht, das zu Ihnen passt, mit dem Sie sich leistungsfähig und wohlfühlen.

Die Zeit nach der Geburt bringt tief greifende Veränderungen in Ihrem Leben, ganz besonders beim ersten Kind. So ein Umbruch ist eine gute Gelegenheit, verstärkt darauf zu achten, was Sie brauchen, damit es Ihnen gut geht: Welches Essen, wie viel frische Luft, wie viel Bewegung und Entspannung? Der Tagesablauf wandelt sich und häufig fehlt erholsamer Schlaf. Vielen Frauen fällt es jetzt besonders schwer, regelmäßige Auszeiten für sich selbst einzubauen. Zusätzlich verändert sich die Hormonlage, die Stimmung kann schwanken. Je nach Typ steigt die Gefahr, Stress mit Essen zu kompensieren, ist es doch fast immer verfügbar. Gut oder schlecht mit seinem Essen und seinem Gewicht zurechtzukommen, kann sehr viel mit der eigenen Stimmungslage zu tun haben. In dieser Phase sind gute Netzwerke besonders wertvoll: Freunde, Familie und Gleichgesinnte können dabei helfen, regelmäßige Pausen zu bekommen und sich auszutauschen.

Andererseits erleichtert das Wegfallen alter Abläufe auch das Aufbrechen alter Gewohnheiten. Die meisten Mütter sind bereit, viel dafür zu tun, damit ihr Baby alles bekommt, was es braucht, um gesund aufzuwachsen. Weiten Sie diesen Gedanken auch auf sich selbst aus, etwa mit: „Was brauche ich, damit es mir gut geht?". Dann ist die Zeit nach der Geburt perfekt geeignet, um zu lernen, wie Sie besser essen und entspannter mit Ihrem Gewicht zurechtkommen.

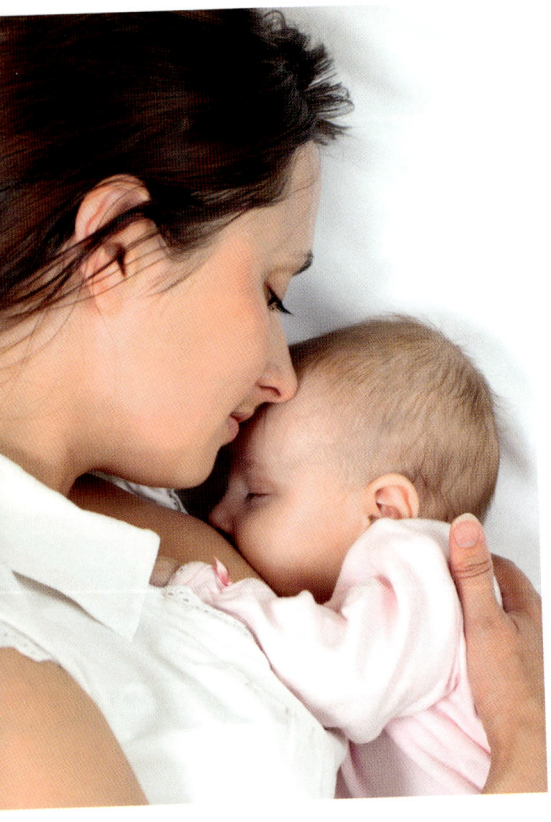

Stillen Sie Ihr Kind, wenn es irgend möglich ist. Mit der Muttermilch versorgen Sie Ihr Baby mit der Nahrung, die genau das enthält, was ein Säugling braucht. Dazu noch wohltemperiert, immer dabei und kostengünstig. Ihre eigene gute Ernährung wirkt dabei direkt auf Ihrer beider Gesundheit. Mit dem Stillen senken Sie etwa das Risiko für späteres Übergewicht bei Ihrem Kind. Bei Ihnen selbst kann es die Rückbildung der Gebärmutter fördern und die Wahrscheinlichkeit für bestimmte Krebsarten senken, wie beispielsweise für Brustkrebs. Das sind nur einige der Vorteile. Das Stillen hat noch viele weitere, die aber zu weit vom Thema dieses Buches wegführen würden.

Eine stark kalorienreduzierte Diät zum Abnehmen während der Stillzeit? Nicht empfehlenswert, denn die Milchbildung kann dadurch zurückgehen und auch die Qualität der Muttermilch kann leiden. Und noch ein weiterer Grund, warum gerade in dieser Zeit radikales Abnehmen keine gute Idee ist: Schadstoffe, die im Fettgewebe gespeichert sind, können freigesetzt werden und verstärkt in die Muttermilch gelangen. Wie so oft ist ein guter Mittelweg gefragt. Eine konkrete Empfehlung, wer nach der Entbindung in welchem Zeitraum wie viel abnehmen sollte, gibt es nicht. Je nach Ausgangsgewicht sollten Sie so essen, dass Sie langsam abnehmen oder Ihr Gewicht halten. Ob Sie mit der Kalorienmenge, die Sie essen, richtigliegen, zeigt Ihnen die Entwicklung auf der Waage. Aber, Vorsicht! 1 x wöchentlich wiegen, reicht allemal, um den Gewichtsverlauf im Blick zu behalten. Ganz besonders dann, wenn Sie dazu neigen, sich von ein paar Hundert Gramm Unterschied die Stimmung verderben zu lassen.

Während des Stillens steigt Ihr täglicher Energiebedarf um etwa 500-600 Kilokalorien. Doch auch hier gibt es zwischen den Müttern große individuelle Unterschiede. Einen Teil der zusätzlich nötigen Kalorien kann Frau über die Fettreserven decken, die sie in der Schwangerschaft angelegt hat.

Wie in der Schwangerschaft geht es auch jetzt in der Stillzeit um die Qualität Ihres Essens: Ihr Bedarf an Vitaminen und Mineralstoffen steigt viel mehr als der an Kalorien.

Essen Sie regelmäßig, abwechslungsreich und hochwertig. Gewöhnen Sie sich zum Beispiel an, bei jeder Mahlzeit mindestens die Hälfte des Tellers mit Gemüse oder Salat zu füllen. Damit bekommen Sie jede Menge wertvolle Nährstoffe, wie Vitamine und sekundäre Pflanzenstoffe. Schmackhaft zubereitet mit guten Fetten, dazu Eiweißreiches wie Fisch oder Käse. Das ergibt große Portionen, die schmecken, gut sättigen und relativ wenige Kalorien liefern. Wie viel an kohlenhydratreichen Beilagen, wie Nudeln, Brot oder Reis, Sie dann noch brauchen, hängt nicht zuletzt von Ihrem Gewicht ab. Grundsätzlich gilt alles, was Sie in Kap. 14 über eine gesunde und leckere Ernährung erfahren, auch jetzt. Aus wissenschaftlicher Sicht gibt es keinen Grund, etwa auf Kohl zu verzichten, um Blähungen beim Säugling zu vermeiden. Oder manche Nahrungsmittel wegzulassen, um dadurch Allergien vorzubeugen. Beides wird inzwischen nicht mehr empfohlen, weil kein Nutzen für das Kind nachzuweisen ist.

Passen Sie die Kalorien Ihrem Energiebedarf in der Stillzeit an. Wenn Sie sich gut versorgt und wohlfühlen und Ihr Gewicht dabei langsam sinkt, sind Sie auf einem guten Weg.

Übrigens gingen zwei skandinavische Wissenschaftlerinnen der Frage nach, was unabhängig vom Stillen beim Abnehmen nach der Geburt mehr bringt: die Ernährung zu verändern, regelmäßige sportliche Aktivität oder beides kombiniert. Dazu fassten sie die Ergebnisse von 12 Studien mit insgesamt 910 Teilnehmerinnen zusammen. Das Ergebnis: Die Ernährungsumstellung allein hilft ebenso beim Abnehmen, wie in Kombination mit Sport.

Empfohlen wird der Sport trotzdem. Einerseits, weil er gesundheitliche Vorteile bringt, etwa für ein kräftiges Herz-Kreislauf-System. Und andererseits, weil gut gewählte Kräftigungsübungen helfen, Ihre Muskulatur zu erhalten und eher Fettgewebe abzubauen. Pflegen Sie Ihre Muskeln, dann werden sie besonders beim Gewichthalten zu starken Helfern. Denn sie verbrauchen wesentlich mehr Energie als Fettgewebe – und das 24 Stunden täglich. Für die richtige sportliche Dosierung zum richtigen Zeitpunkt brauchen Sie qualifizierte Beratung, ganz besonders, wenn Sie stillen.

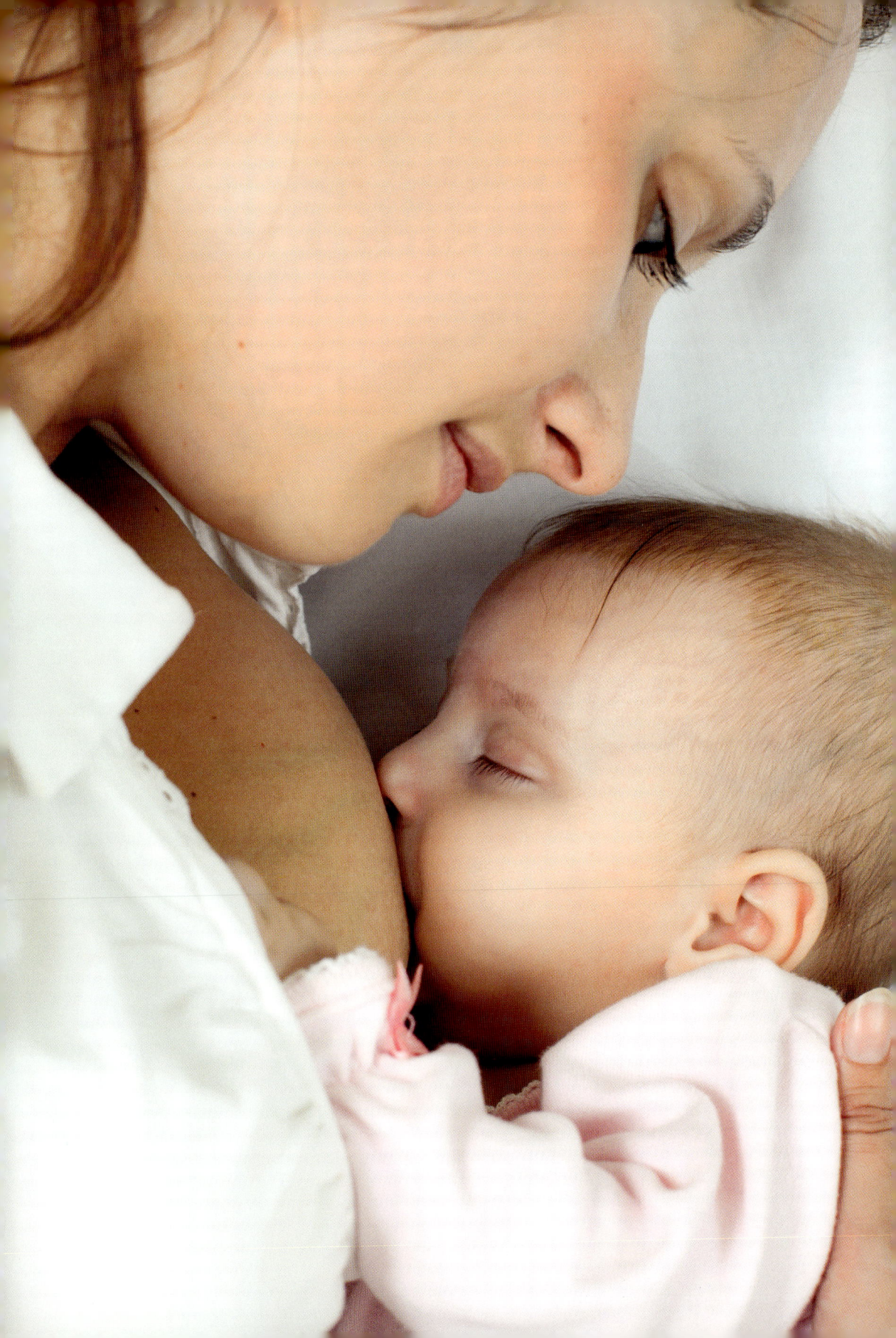

11

WIE SICH DER WEIBLICHE KÖRPER VERÄNDERT

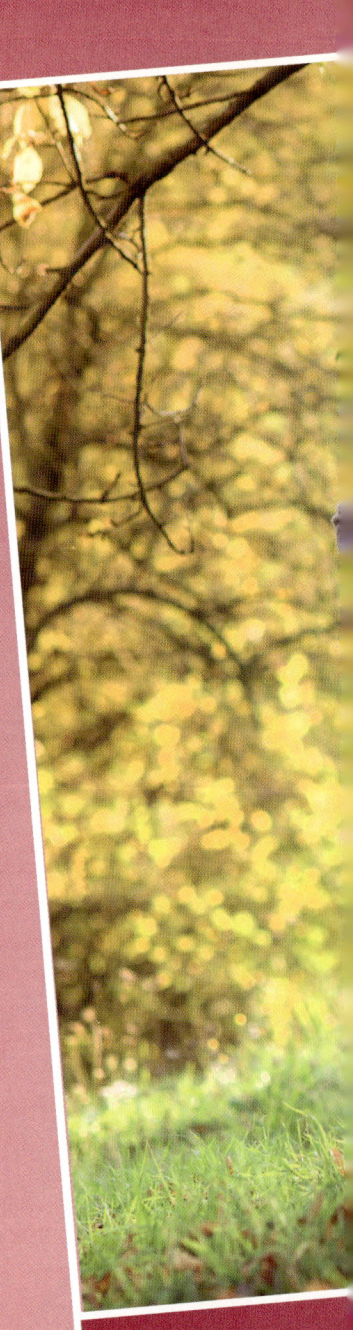

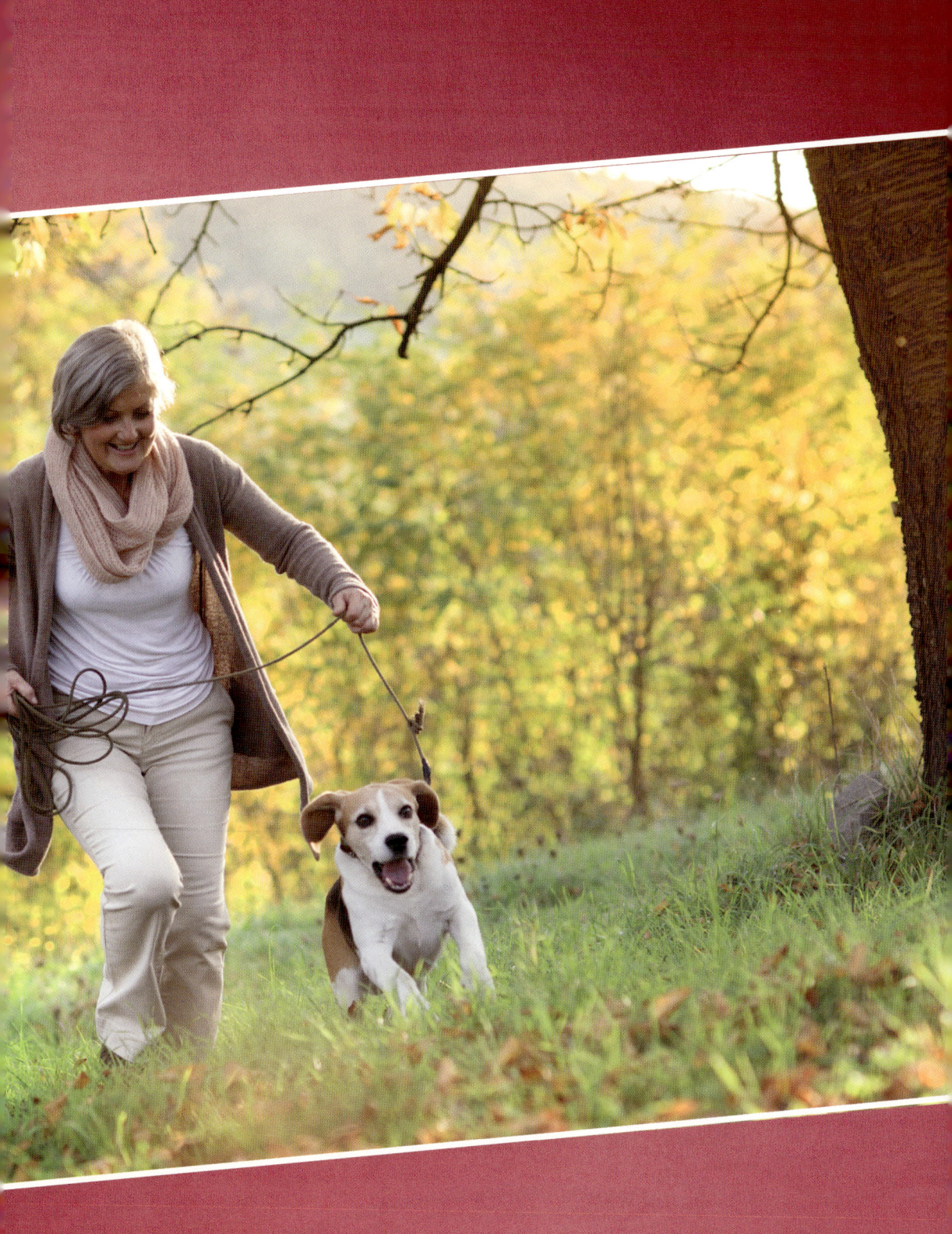

11

WIE SICH DER WEIBLICHE KÖRPER VERÄNDERT

11.1 Stoffwechsel – was ist das eigentlich?

Gut laufen soll er, angekurbelt werden und aktiviert. Der Begriff *Stoffwechsel* fällt häufig, wenn es um das Thema Abnehmen geht. Aber was genau ist damit eigentlich gemeint?

Der menschliche Organismus ist ein hochkomplexes Chemielabor. Mit *Stoffwechsel* oder auch *Metabolismus* werden alle biochemischen Vorgänge zusammengefasst, mit denen der Körper Stoffe aufnimmt, chemisch umsetzt, verwertet oder abbaut. Ohne Stoffwechsel kein Leben: Er sorgt für die nötige Energie, die der Organismus braucht, um zu funktionieren. Den unzähligen kleinen Stoffwechselschritten verdanken wir, dass wir denken können, fühlen oder gehen. Außerdem liefert der Metabolismus Baumaterial, das auch der erwachsene Körper braucht, weil er sich ständig erneuert. Essen wir zum Beispiel Bohnen, muss das darin enthaltene fremde Eiweiß in körpereigenes umgebaut werden. Erst dann können wir es nutzen, um zum Beispiel Muskeln, Haare oder Hormone daraus herzustellen.

Was wir mit dem täglichen Essen aufnehmen, sind für den Organismus fremde Substanzen. Der Stoffwechsel baut sie so um, dass sie der Körper nutzen und was er nicht braucht, wieder loswerden kann. Wer ein Stück Brot isst, die Kohlenhydrate in Einfachzucker aufspaltet und sie dann mithilfe von Insulin in den Fettzellen speichert, hat die Stärke im Brot zu Fett verstoffwechselt. Das sind nur ein paar sehr vereinfacht beschriebene Schritte – der Stoffwechsel ist ein faszinierendes Wunderwerk, Tausende verschiedene Reaktionen laufen in einer einzigen Zelle ab.

Gesteuert wird der Metabolismus über vielfältige Wege, zum Beispiel durch Hormone, wie Insulin. Enzyme arbeiten als wichtige Reaktionsbeschleuniger, ohne sie könnten wir nicht verdauen. Wer unter einer Laktoseintoleranz (Milchzuckerunverträglichkeit) leidet, weiß, was es bedeutet, wenn von einem Enzym zu wenig da ist oder es fehlt.

Die Wissenschaft versteht inzwischen schon sehr viele dieser Abläufe und Wechselwirkungen, doch bei Weitem nicht alle. Klar ist, dass die einzelnen Vorgänge einander beeinflussen, etwa wie beim Dominoeffekt: Fällt ein Stein, nimmt er andere mit. Wird an einem Schräubchen gedreht, löst das viele weitere Reaktionen aus. Eigentlich kein Wunder, denn bei lebenswichtigen Vorgängen hat der kluge Organismus gerne mehrere Absicherungen und Alternativprogramme. Das macht uns Menschen so anpassungsfähig, so flexibel. Mal strengen wir uns an, dann setzen wir den Körper fast gar nicht ein, mal essen wir sehr viel und dann wieder nichts – der Stoffwechsel passt sich an und findet Wege, um uns zu versorgen.

Jedenfalls, solange wir nicht krank werden oder es ihm allzu schwer machen. Zum Beispiel, indem wir über einen längeren Zeitraum überkalorisch essen und uns kaum bewegen. Welcher Mensch wie reagiert, etwa ob jemand zuckerkrank wird und, wenn ja, wann, ist zu einem Teil genetisch festgelegt. Das ist unsere Grundausstattung. Die Frage ist, wie gut oder schlecht wir sie nutzen. Denn auch beim Stoffwechsel gibt es den anderen Teil, der gut beeinflussbar ist. Wir können die Arbeiter in unserem Chemielabor unterstützen oder ihnen das Leben richtig schwer machen: sie überfordern, bis sie schließlich streiken. Etwa durch das, was wir essen, durch körperliche Aktivität und durch unsere Schlafgewohnheiten. Ein Beispiel: Schlafen Sie zu wenig oder schlecht, reagiert Ihr Stoffwechsel. Er produziert vermehrt Hormone, die hungrig machen sowie den Appetit anregen und das ist nur eine seiner Antworten. Damit steigt die Wahrscheinlichkeit, mehr zu essen, als Sie brauchen und zuzunehmen. Mehr darüber, wie Schlafmangel dick macht, lesen Sie in Kap. 12.2.

11.2 Was Sie über Ihren Energiebedarf wissen sollten

Über den Stoffwechsel versorgt sich der Mensch also mit der nötigen Energie. Wer wie viel davon braucht, ist individuell sehr verschieden und exakt lässt es sich nur durch aufwendige Messungen herausfinden. Wie so oft ist ein beträchtlicher Teil dieser Unterschiede genetisch begründet. Zum Beispiel, ob Sie zu „den guten oder den schlechten Futterverwertern" gehören. Etwa die Hälfte unseres gesamten Energiebedarfs investiert der Organismus, um die Körpertemperatur bei etwa 37° C zu halten. Bei Weitem arbeitet nicht jeder „Körperofen" gleich ökonomisch, dadurch schwankt die Zahl der „verheizten" Kalorien beträchtlich.

Mit „guten Futterverwertern" sind all jene gemeint, deren Stoffwechsel die aufgenommenen Nährstoffe besonders effizient nutzt. Sie verbrauchen weniger Energie, um die Körpertemperatur zu halten. Besteht für die eingesparten Kalorien, wie so oft, kein Bedarf, werden sie als Überschuss gespeichert. Die Folge: „Gute Futterverwerter" nehmen wesentlich leichter zu, als die „schlechten".

Nein, beim Gewicht ist die genetische Welt alles andere als gerecht. Das zeigen Studien wie diese sehr eindrücklich: Über drei Monate bekamen die Probanden 1.000 Kilokalorien zusätzlich zu essen. Alle nahmen sie zu, doch durchaus nicht alle gleich viel: Die Ergebnisse lagen zwischen vier und 14 zusätzlichen Kilos! Die teilnehmenden eineiigen Zwillingspaare steigerten ihr Gewicht dagegen sehr einheitlich.

Eine erwachsene Frau mit Normalgewicht (nach BMI) braucht täglich zwischen 1.800 und 2.000 Kilokalorien, um ihr Gewicht in etwa zu halten. Der höhere Wert entspricht dem Bedarf einer 19-Jährigen, der tiefere dem einer 65-Jährigen. Diese niedrigen Durchschnittswerte gelten bei unserem üblichen bewegungsarmen Lebensstil. Leider trifft der inzwischen für die meisten zu, denn was wir durch körperliche Aktivität umsetzen, ist in der Regel nur sehr wenig. Zu wenig übrigens auch, um den Stoffwechsel gut in Schuss zu halten. Man kann es gar nicht oft genug sagen: „Bewegte" Muskelzellen reagieren viel sensibler auf Insulin.

Ihr Energiebedarf

Wie viel Energie Sie persönlich benötigen, lässt sich mit Formeln grob ermitteln. Auch im Internet finden Sie eine Vielzahl von Rechnern dazu. Eine einfache Möglichkeit ist diese: Als Frau multiplizieren Sie Ihr Gewicht mit dem Faktor 30. Die Formeln gelten bei Normalgewicht, sind Sie übergewichtig und möchten abnehmen, setzen Sie Ihr Zielgewicht in die Rechnung ein. Für eine Frau, die 80 kg wiegt, aber 70 anstrebt, bedeutet das einen Energiebedarf von rund 2.100 Kilokalorien. Das ist ungefähr die Kalorienmenge, bei der Sie sich nach dem Abnehmen einpendeln sollten, um Ihr neues Gewicht zu halten. Um effektiv abzunehmen, kann die Energiezufuhr wesentlich stärker reduziert werden. Wie stark, hängt davon ab, wie hoch Ihre Motivation ist, wie sehr Sie bereit sind, etwas zu verändern, und wie viel Sie abnehmen wollen.

Alle Formeln liefern mehr oder weniger grobe Anhaltspunkte, die aber für die Praxis allemal ausreichen. Denn vom akribischen Kalorienzählen kann ich Ihnen nur abraten. Mag es in der Abnehmphase noch hilfreich sein, sich einen ungefähren Überblick zu verschaffen – auf Dauer ist es weder nötig noch sinnvoll. Ständiges Kalorienzählen ist anstrengend und nimmt häufig den Spaß am entspannten Essen. Langfristig profitieren Sie viel mehr davon, wenn Sie lernen, Ihre Mahlzeiten schmackhaft und mit einer geringen Energiedichte zusammenzustellen. Damit reduzieren Sie automatisch die Kalorien auf Ihrem Teller.

Letztendlich sagen Ihnen Waage und Hosenbund, ob Sie weniger Kalorien aufnehmen, als Sie verbrauchen oder nicht. Und ob dieses Kaloriendefizit groß genug ist, damit das, was Sie mit Ihrem Gewicht vorhaben, auch funktionieren kann.

Denken Sie immer daran, dass die Waage nur die halbe Wahrheit sagt, denn sie zeigt nicht an, ob da mehr Fettgewebe oder mehr Muskulatur auf ihr steht. Wenn Sie 20 kg reduzieren wollen, muss sich Ihr Erfolg natürlich auch am Gewicht zeigen. Sind es dagegen nur ein paar Kilos zu viel und Sie machen alles richtig, sieht das ganz anders aus. Dann reduzieren Sie die Energie, die Sie mit dem Essen aufnehmen und beginnen gleichzeitig, Ihre Muskeln zu kräftigen. Dadurch schwindet das leichtere Fettgewebe, während die schwereren Muskeln fester werden. Das Ergebnis: Ihre Lieblingshose wird weiter und Ihre Figur straffer – obwohl sich Ihr Gewicht kaum verändert hat.

Zwischen 15 und 30 % des gesamten Energiebedarfs verbrauchen wir über den sogenannten *Leistungsumsatz*, durch körperliche Aktivität. Den weitaus größeren Teil benötigt der Organismus schlicht, um am Leben zu bleiben, etwa für die Atmung, den Herzschlag und um die Zellen zu erneuern. Die Rede ist vom *Grundumsatz*. Er sagt aus, wie viele Kalorien ein Mensch an einem Tag braucht, in völliger Ruhe, allein für alle lebensnotwendigen Vorgänge. Etwa 20-40 % dieser Kalorien versorgen die Muskulatur – die Unterschiede sind auch hier wieder beträchtlich. Und weil Frauen mit weniger Muskeln, aber mehr Fettgewebe ausgestattet sind, liegt ihr Grundumsatz generell niedriger als der von Männern.

Und noch mehr schlechte Nachrichten: Der Grundumsatz sinkt natürlicherweise kontinuierlich ab und das beginnt bereits ungefähr mit 25 Jahren. Denn der Stoffwechsel verlangsamt sich, die Muskelmasse wird weniger, der Körperfettanteil steigt. Essen Sie also weiter wie immer und ändern auch an Ihren Bewegungsgewohnheiten nichts, nehmen Sie unweigerlich zu. In einem gewissen Rahmen ist das durchaus empfehlenswert, denn Sie sollten im Alter etwas mehr auf die Waage bringen. Kap. 7 und 8 helfen Ihnen, einzuschätzen, mit welchem Gewicht Sie im gesunden Bereich liegen. Doch jetzt zu den guten Nachrichten: Durchaus nicht alles ist genetisch festgelegt. Etwa wie schnell oder langsam der Muskelabbau bei Ihnen vonstattengeht, können Sie sehr gut beeinflussen. Gehören Sie zu den Frauen, die sich jetzt fragen, welche Muskeln? Dann empfehle ich Ihnen, diese kleinen Stoffwechselkraftwerke zu Ihren Freunden zu erklären – die gepflegt werden wollen. Fördern Sie Ihren Muskelanteil, erhöhen Sie damit Ihren Grundumsatz. Und das summiert sich, denn Muskeln haben einen beachtlichen Anteil am Energieverbrauch. Muskulatur ist das wesentlich stoffwechselaktivere Gewebe, während Fettgewebe zum Überleben nur sehr wenig Energie braucht. Mit einem guten Muskelanteil erhöhen Sie Ihren Kalorienverbrauch rund um die Uhr. Das ist einer der Gründe, warum Krafttraining das Gewichthalten so wirksam unterstützt. Und noch eine gute Nachricht: Es ist nie zu spät – Muskeln lassen sich, wenn auch langsamer, bis ins hohe Alter aufbauen.

Das Wichtigste zum Energiebedarf

1 Ein großer Teil Ihres Bedarfs ist genetisch festgelegt.

2 Beim Abnehmen erreichen Sie am meisten, wenn Sie bei Ihrer Ernährung ansetzen und zwar so, dass Sie weniger Energie aufnehmen, als Ihr Körper braucht.

3 Große Veränderungen, große Wirkung: Das Kaloriendefizit kann durchaus beträchtlich sein. Wie sehr Sie Ihr Essen reduzieren wollen, hängt von Ihrer Motivation und Ihren Zielen ab.

4 Sie können Ihren Energieverbrauch innerhalb eines gewissen Rahmens anheben. Bauen Sie Bewegung und sportliche Aktivität bereits in der Abnehmphase regelmäßig ein. Besonders mit Krafttraining schützen Sie Ihre wertvollen Muskeln und reduzieren das, was Sie loswerden wollen: Fettgewebe. Bleiben Sie auch nach dem Abnehmen weiterhin aktiv. Sie steigern damit Ihren Leistungsumsatz und, was auf Dauer noch wichtiger ist, den Verbrauch in allen Phasen ohne Bewegung.

5 Um diesen Grundumsatz zu erhöhen, brauchen Sie regelmäßiges Krafttraining. Sie stärken damit Ihre Muskeln und die verbrauchen auch ohne Aktivität wesentlich mehr Energie als Fettgewebe.

6 So hilft Ihnen Ihr hoher Muskelanteil, nach dem erfolgreichen Abnehmen, Ihr neues Gewicht zu halten.

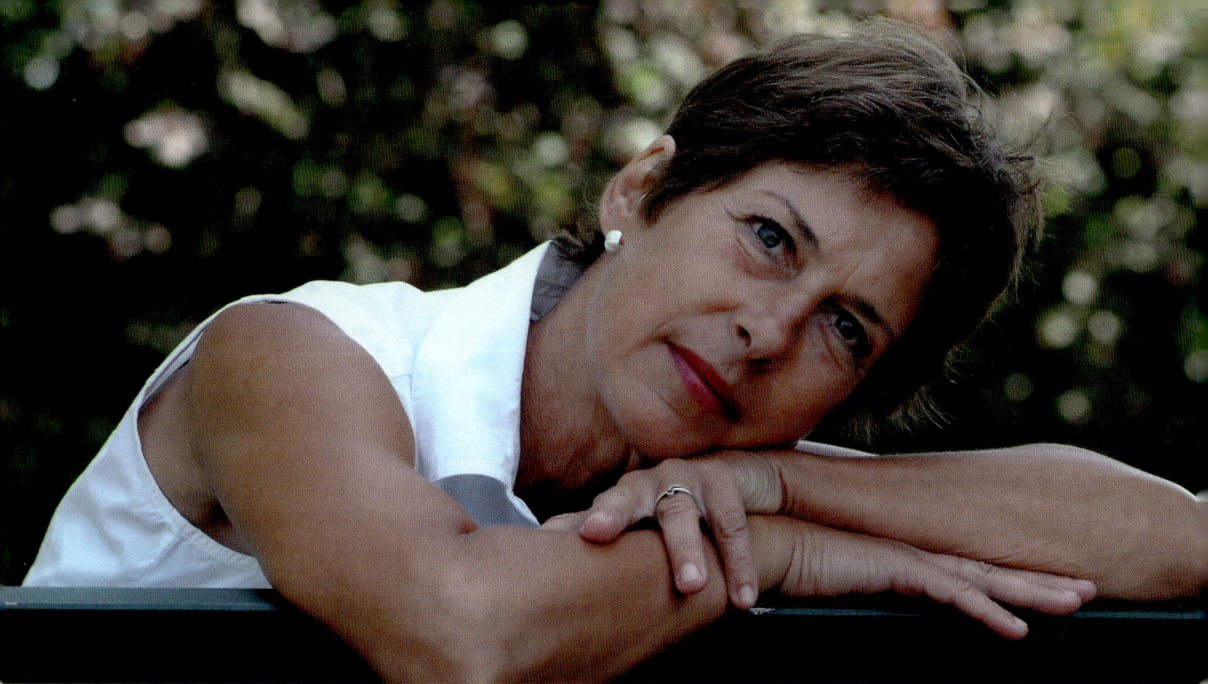

11.3 Hilfe, meine Taille wächst zu! Was sich mit dem Klimakterium verändert

Es wird eng um den Bauch – zunehmend. Der Hosenbund kneift immer mehr und stark taillierte Blusen machen nur noch im Stehen Spaß. Viele Frauen erleben diese Symptome etwa ab 40 Jahren, manche früher, andere etwas später. Es verändert sich einiges in dieser Lebensphase. Und das Leiden ist groß. Wir hadern jetzt verstärkt mit unserer Weiblichkeit, fühlen uns weniger attraktiv. Dass die große Mehrzahl auch noch an Gewicht zunimmt, macht die Sache nicht besser. Im mittleren Alter sind es jährlich etwa 0,5 kg, die dazukommen – durchschnittlich, je nach Studie. Und hauptsächlich legen wir diese Pfunde im Bauchbereich an.

Woran liegt das? Sind es wirklich „die Hormone", wie so viele Frauen vermuten? Es wäre nahe liegend, denn im endokrinen System (dem Hormonsystem) verändert sich in der Lebensmitte besonders viel.

Insgesamt produziert unser Körper mehr als 30 verschiedene Hormone. Sie wirken auf die Körperzellen und steuern dabei ganz unterschiedliche Funktionen. Als chemische Botenstoffe beeinflussen sie zum Beispiel den Stoffwechsel, die Sexualität und die Körperzusammensetzung.

Es kann mit 40 Jahren beginnen oder erst ab Mitte 50. Dann steht die größte hormonelle Veränderung nach der Pubertät an: Der weibliche Körper stellt sich langsam um und beendet schließlich seine fruchtbare Phase. Die Rede ist vom *Klimakterium* (den „Wechseljahren"). Es bezeichnet die Zeit vom Beginn der hormonellen Veränderungen bis zur letzten Regelblutung (Menopause). Die Eierstöcke stellen langsam ihre Produktion ein und die Hormonlage verändert sich gravierend. Betroffen sind durchaus nicht nur die Östrogene, sondern eine Vielzahl verschiedener Hormone.

Aber ist es wirklich diese Umstellung, die das Gewicht ansteigen lässt? Zu dieser Frage gibt es aussagekräftige Studienergebnisse. Und siehe da: Die hormonellen Veränderungen während der Wechseljahre beeinflussten das Zunehmen nicht. Ob die Frauen sich kurz vor dem Klimakterium, an dessen Anfang oder am Ende befanden – für den Gewichtszuwachs machte es keinen Unterschied. Dass die Wechseljahre einer Frau die Ursache für die Gewichtszunahme sind, erklärt die australische Professorin Susan Davis deshalb zum Mythos. Für ihre große Übersichtsarbeit fassten die Endokrinologin und ihr Team eine Vielzahl von Studien zusammen. Das Ergebnis: In erster Linie liegt es am Alter, dass das Gewicht ansteigt.

Die Begründung leuchtet ein – Sie haben es im vorherigen Abschnitt gelesen. Die Muskelmasse nimmt mit den Jahren ab, der Grundumsatz sinkt und damit sinkt auch der Energiebedarf. Zusätzlich spielen die Lebensgewohnheiten eine beträchtliche Rolle. Denn mit zunehmendem Alter neigen wir auch dazu, uns weniger zu bewegen. Wie viel der niedrigere Grundumsatz und weniger Aktivität ausmachen? Das zeigt eine weitere Studie: Im Durchschnitt verbraucht danach eine Frau nach der Menopause täglich 230 Kilokalorien weniger. Isst sie unverändert weiter, nimmt sie unweigerlich zu.

Die Gewichtszunahme an sich wird also nicht hormonell beeinflusst. Wie viel Fett Ihr Körper insgesamt lagert und wo dieses Fett sitzt, dagegen umso mehr. Die hormonelle Umstellung fördert Ihren Körperfettanteil und das auch noch ganz besonders um die Körpermitte. Ausgerechnet das gefährliche Bauchfett ist es, das mit dem Klimakterium verstärkt wächst. Und das ist durchaus nicht nur ein optischer Aspekt, sondern vor allem auch ein gesundheitlicher. Wie in Kap. 9 beschrieben, hat es das tiefe Bauchfett in sich. Dieses Fett selbst produziert eine Vielzahl von hochwirksamen Substanzen. Es ist hormonaktiv, das macht es zum Gesundheitsrisiko.

Was also tun? Anpacken! Mit gut dosierter Bewegung und einem angepassten Essen reduzieren Sie Ihren Taillenumfang. Immer wieder sind es diese beiden Grundpfeiler, die uns zu einem guten Gewicht und einer attraktiven Figur verhelfen. Und das gilt ganz besonders für die Zeit ab dem Klimakterium. Das Bauchfett spricht auf gezieltes Training ebenso an wie auf eine verbesserte Ernährung. Am effektivsten wirkt beides zusammen. Schmackhaft zu essen, mit weniger Kalorien, lernen Sie mit diesem Buch.

Dazu kommt regelmäßiges Training. Haben Sie bisher gar nicht oder kaum gesportelt, lassen Sie sich vorher ärztlich untersuchen. Danach beginnen Sie mit zwei wöchentlichen Einheiten Ausdauertraining, etwa mit strammem Gehen oder Fahrradfahren. Dazu 1-2 x Kräftigung, zum Beispiel Pilates, Rückenkurse oder Gerätetraining.

Sind Sie bereits regelmäßig sportlich aktiv? Dann merken Sie vielleicht, dass Ihre Leistungsfähigkeit jetzt etwas nachlässt. Falls Sie sich müde und unmotiviert fühlen, kann es daran liegen, dass Sie übertrainiert sind. Achten Sie darauf, dass die Pausen zwischen Ihren Trainingseinheiten lang genug sind.

Sport stärkt Ihre Muskulatur und steigert Ihren Energiebedarf, 24 Stunden täglich – auch in Ruhephasen. Und er kann Beschwerden, die im Klimakterium auftreten können, mildern. Gleichzeitig erhöhen Sie damit auch noch Ihre Knochendichte.

Bleiben Sie dabei, dann werden Sie auf vielfältige Weise belohnt! Der Taillenumfang nimmt ab, das Gewicht sinkt. Ihre Psyche dankt es Ihnen zum Beispiel mit einem höheren Selbstwertgefühl. Bereits ab 5 % weniger Gewicht sinkt Ihr Risiko für Diabetes und Herz-Kreislauf-Erkrankungen. Und das sind nur ein paar von den diversen gesundheitlichen Vorteilen, die Sie mitgeliefert bekommen.

Fangen Sie an! Je früher Sie in Ihrem Leben mit den neuen Gewohnheiten beginnen, umso mehr profitieren Sie davon. Es ist so ähnlich wie bei der Schwangerschaft. Gehen Sie mit einem guten Gewicht in die hormonelle Umstellungsphase. Dann bekommen Sie den Speck um die Taille sehr viel leichter in den Griff, als wenn Sie mit Übergewicht starten. Sie sind übergewichtig und mittendrin im Klimakterium? Dann brauchen Sie größere Veränderungen, um das Bauchfett erfolgreich zu reduzieren. Bleiben Sie dran, es lohnt sich. Denn die Essgewohnheiten zu verbessern und regelmäßig zu trainieren, wirkt in jedem Alter.

Und noch etwas empfehle ich Ihnen: Akzeptieren Sie, dass wir uns mit dem Älterwerden verändern. Das entspannt ungemein. Natürlich heißt das nicht, alles als gegeben hinzunehmen. Aber es bedeutet, sinnlose Kämpfe zu beenden, Schluss zu machen mit utopischen Idealen. Wenn Sie mit 55 Jahren immer noch Ihrer Taille von damals als junges Mädchen nachtrauern, machen Sie sich damit das Leben schwer. Denn dieses Maß ist mit einem gesunden und befriedigenden Lebensstil weder möglich noch sinnvoll. Was in Ihrer Jugend schlank aussah, wirkt mit 60 dürr und schlaff. Hätten Sie im Rentenalter einen BMI von 20, wäre das ein gesundheitliches Alarmsignal.

Sie haben viel mehr davon, wenn Sie diese neue Lebensphase dazu nutzen, besser mit sich und Ihren Bedürfnissen umzugehen. Mit Anfang 50 liegt noch sehr viel Zeit vor Ihnen. Nutzen Sie die körperlichen Veränderungen als Anstoß, um zu überlegen, wie Ihr Leben weitergehen soll. Sie können weiterpowern wie bisher, oder die Chance nutzen und Bilanz ziehen, um – falls nötig – neue Weichen zu stellen. Wir schaffen in diesem Alter vielleicht nicht mehr so viel wie früher, aber wir setzen Prioritäten. Übrigens steigt die Zufriedenheitskurve mit den Jahren stetig an, erst ab etwa 80 Jahren sinkt sie leicht.

Gönnen Sie sich genügend Bewegung, eine gute Portion Entspannung und hochwertiges Essen. Damit verbessern Sie Ihre Körperzusammensetzung und Ihre Stimmung. Und das können Sie fühlen – und sehen.

12

DIE VORAUS-SETZUNGEN ZUM ABNEHMEN

UND WIE SICH DER KÖRPER DAGEGEN WEHRT

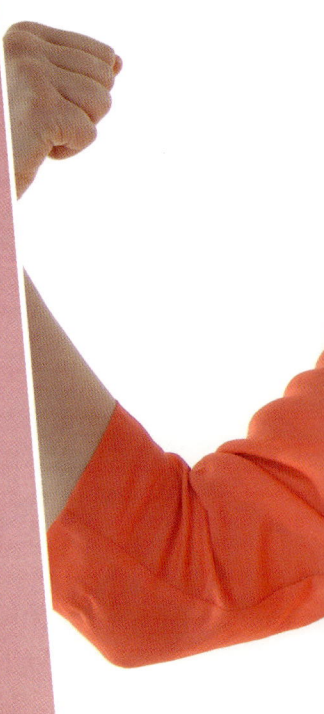

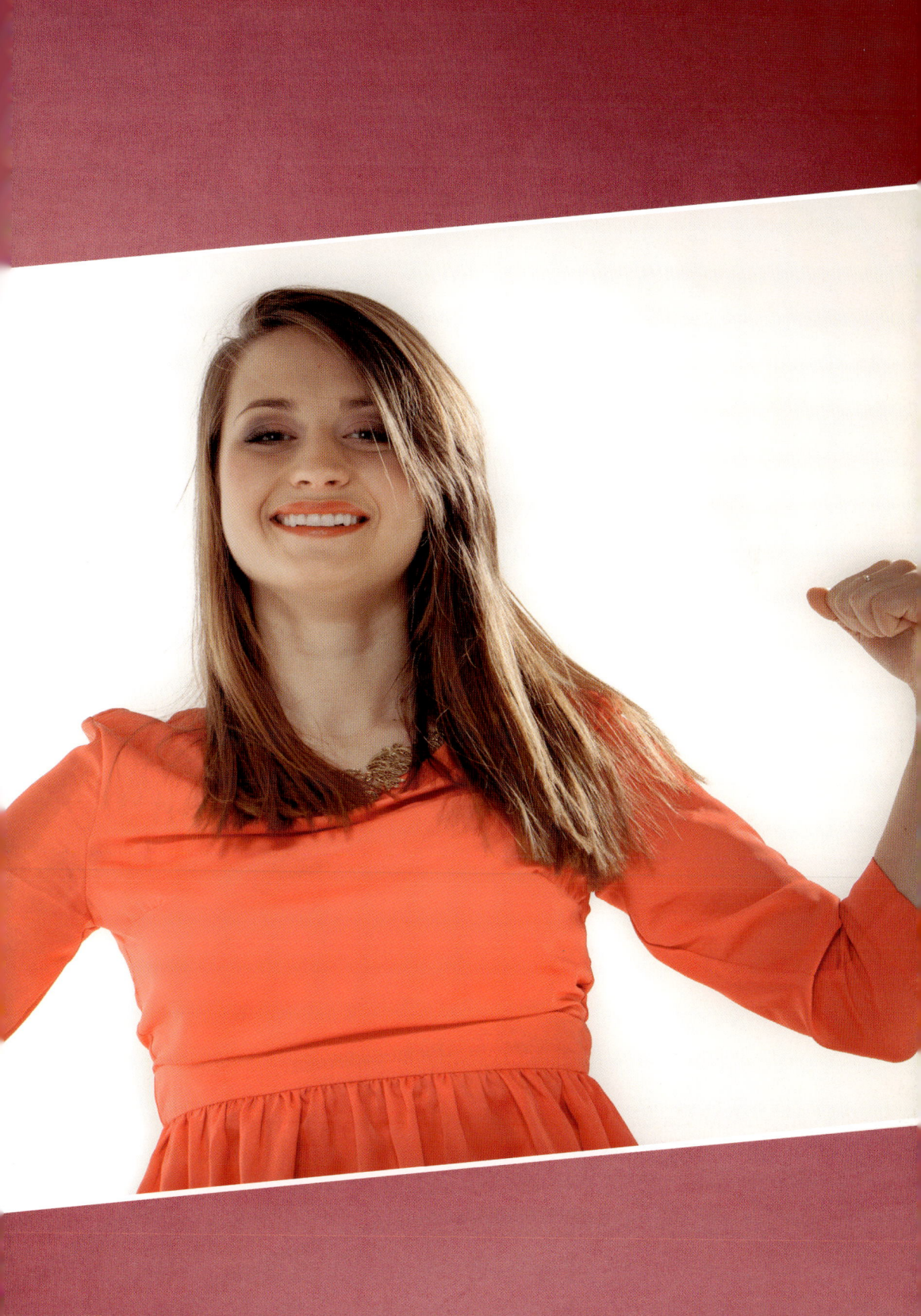

12

DIE VORAUSSET-ZUNGEN ZUM ABNEHMEN

UND WIE SICH DER KÖRPER DAGEGEN WEHRT

12.1 Die negative Energiebilanz

Aufgenommene Energie
= Essen und Trinken

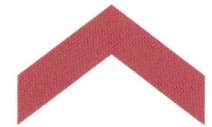

Verbrauchte Energie
z. B. Grundumsatz & Bewegung

Die Energiebilanz: Das Verhältnis zwischen aufgenommener und verbrauchter Energie

Essen (und trinken) Sie weniger Kalorien, als Ihr Körper benötigt, sinkt Ihr Gewicht. Dieser Satz beschreibt die *negative Energiebilanz* – die Grundvoraussetzung für das Abnehmen. So weit, so richtig – theoretisch. Wie so oft, ist die Wirklichkeit nicht ganz so einfach, denn der menschliche Körper ist keine Maschine. Er kann sich an neue Gegebenheiten anpassen und das tut er auch.

12.1.1   Einfach weniger essen?

Wie viel so ein Kaloriendefizit auf der Waage bringt, dazu gilt seit einem halben Jahrhundert die folgende Faustregel: Wer etwa 7.000 Kilokalorien weniger aufnimmt oder mehr verbraucht, verliert 1 kg an Körpergewicht. Damit wurde auch die Empfehlung begründet, dass kleine Veränderungen auf lange Frist viel bringen. Auch diese Aussage haben Experten inzwischen zum Mythos erklärt. Also, glauben Sie bitte auf keinen Fall an Prognosen wie diese: „Wenn Sie täglich nur 100 Kalorien einsparen, z. B. indem Sie einen halben Becher Fruchtjoghurt weniger essen – nehmen Sie dadurch innerhalb von fünf Jahren etwa 23 kg ab."

Die „7.000-Kalorien-Regel" stammt aus einer Kurzzeitstudie mit Männern, die auf eine Diät mit extrem wenig Nahrung gesetzt wurden. Unter solchen Bedingungen funktioniert das Abnehmen in dieser Größenordnung, zumindest im Durchschnitt. Jedoch nur für kurze Zeit. Einfach so hochrechnen lässt sich das nicht.

Woran das liegt? Wer schon einmal abgenommen hat, weiß, dass anfangs oft die Kilos purzeln, dann geht es langsamer, bis schließlich nichts mehr passiert. Eigentlich kein Wunder, denn je weniger ein Mensch wiegt, umso weniger Energie braucht er, um seinen Körper zu versorgen. Wollte Frau also mit dem neuen, geringeren Gewicht weiter abnehmen, müsste sie die Kalorien immer stärker reduzieren. Oder den Verbrauch etwa durch Bewegung immer weiter erhöhen. So viel zu den kleinen Veränderungen, die angeblich so viel bringen.

Der Körper wehrt sich mit aller Macht dagegen, seine Substanz abzubauen, deshalb senkt er seinen Energiebedarf. Er ist auf Überleben ausgelegt und Abnehmen bedeutet Gefahr. Essen wir weniger, als wir brauchen und verlieren Gewicht, signalisiert das dem Organismus: „Vorsicht: Nahrungsmangel!" Er reagiert und schaltet um auf Sparen. In der Urzeit waren Phasen, in denen es nichts zu essen gab, normal und diese Zeit hat uns genetisch geprägt. Geht das Gewicht nach unten, wehrt sich der Körper auf viele Arten, auch heute noch. Zum Beispiel, indem er vermehrt Hormone ausschüttet, die Hunger und Appetit verstärken. Gegen das Zunehmen haben wir leider keine solchen Programme.

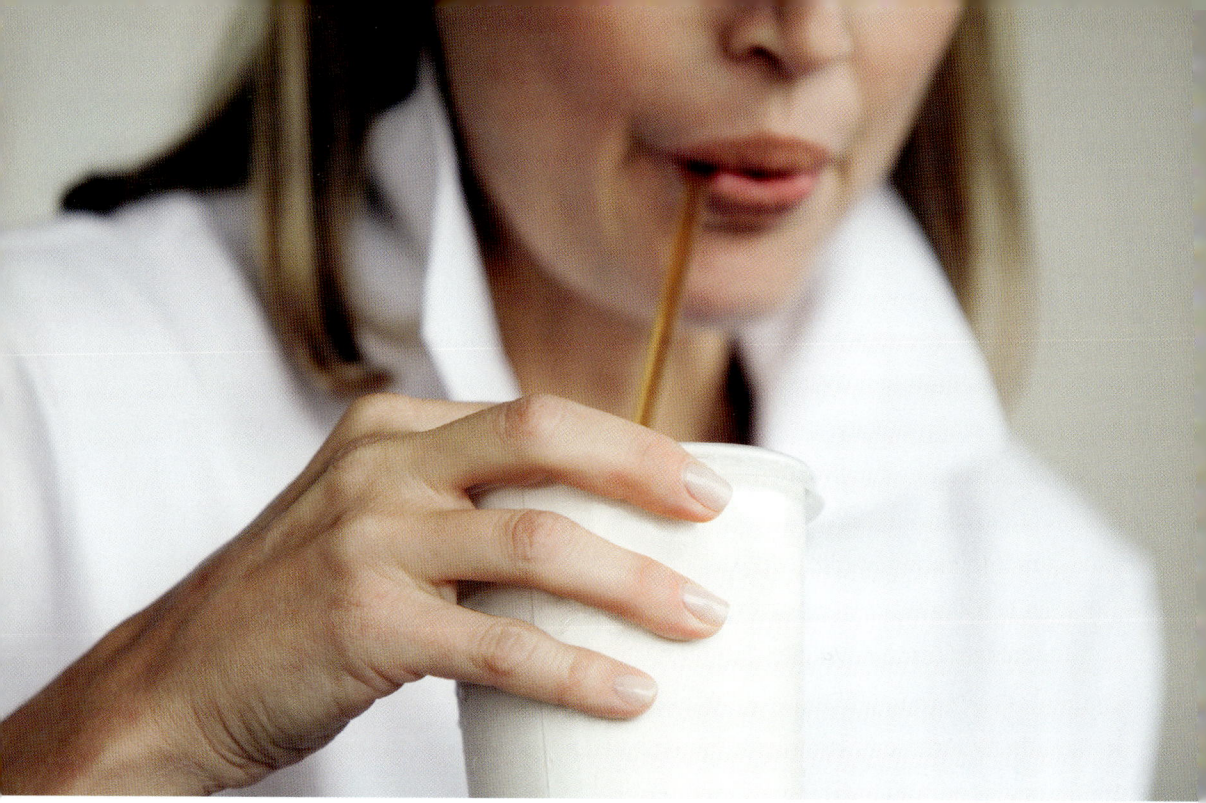

Diese Mechanismen sollten Sie kennen. Nein, Abnehmen ist alles andere als einfach und anschließend das neue Gewicht zu halten, ebenso wenig. Und doch gibt es Strategien, mit denen Sie Ihre Erfolgsaussichten massiv verbessern. Ihr Essen muss Ihnen schmecken, es sollte Sie gut sättigen und dabei darf es nicht zu viele Kalorien mitbringen. Wie das ganz praktisch funktioniert, lesen Sie in Kap. 14.

Vieles spricht also dafür, größere Veränderungen anzugehen, um erfolgreich abzunehmen. Kleine Dinge anzupacken, wirkt ebenfalls, wenn es so viele sind, dass sie sich summieren. Wie so oft in der Ernährungswissenschaft stellen sich Leitsätze, die jahrzehntelang weitergegeben wurden, als zu einfach gedacht heraus. Oder wie es ein Professor zu Beginn meines Studiums so schön formulierte: „Denken Sie immer daran, die Hälfte dessen, was Sie heute hören, ist in fünf Jahren veraltet."

Eine reine Formula-Diät (VLED) ist aus meiner Sicht die größtmögliche und dabei noch sinnvolle Veränderung, wenn es um weniger Energieaufnahme zum Abnehmen geht. Im Gegensatz zur Nulldiät oder dem „aus Frust, einfach fast nichts mehr essen", versorgen Sie sich bei der VLED mit allen wichtigen Nährstoffen. Und Sie erreichen damit, wie in Kap. 1.1 beschrieben, ein sehr großes Kaloriendefizit. Damit können Sie relativ schnell abnehmen, wenn Ihre Motivation entsprechend hoch ist. Doch auch hier gilt wieder: mit großen individuellen Unterschieden. Während einer 12-wöchigen Studie erhielten die Teilnehmer einer VLED täglich etwa 600 Kilokalorien, zusätzlich trainierten sie Ausdauer und Kraft. Der Gewichtsverlust reichte von 13,6 bis 23,6 kg. Besonders wichtig dabei: Die Probanden verloren in erster Linie Fettgewebe und nur relativ wenig wertvolle Muskulatur. Denn Formula-Diäten liefern ausreichend Eiweiß. Das ist eine der Grundlagen für erfolgreiches Abnehmen, ganz unabhängig von der Diät, die Sie wählen. Nehmen Sie zu wenig von diesem lebensnotwendigen Nährstoff auf, holt ihn sich der Körper, indem er Muskeln abbaut. Damit passiert etwas, das Sie unbedingt vermeiden sollten: Der Grundumsatz sinkt dann noch mehr, als er es beim Gewichtsabbau ohnehin schon tut.

Eine VLED bedeutet große Einschränkungen, kann aber auch viel bewegen. Lassen Sie sich dabei qualifiziert betreuen. Es gibt Ärzte und Kliniken, die sich darauf spezialisiert haben. Drei angerührte Mini-Mahlzeiten werden mit der Zeit sehr eintönig, Genuss steht hier sicher nicht im Vordergrund. Trotzdem fällt das Durchhalten vielen leichter, als man denken möchte. Vermutlich auch, weil es einfacher ist, gar nicht erst mit Essen in Kontakt zu kommen und nicht jedes Mal entscheiden oder aufhören zu müssen.

Bei der abwechslungsreicheren Variante ersetzen Formula-Produkte eine oder mehrere Hauptmahlzeiten. Für diese „Mahlzeitenersatzstrategien" gibt es Anbieter mit kompletten Programmen, die nachweislich gute Erfolge erzielen.

Möchten Sie sich selbst auf diese Weise ein wirksames Abnehmkonzept gestalten, sollten Sie konkret planen, welche Mahlzeit(en) Sie ersetzen möchten und für wie lange. Wenn Sie gleichzeitig beginnen, so zu essen, wie in diesem Buch empfohlen, erhöhen Sie damit Ihre Erfolgsaussichten. Sie lernen, sich mit weniger Kalorien genussvoll und gesund zu sättigen.

Auch zwischendurch lassen sich die Drinks sinnvoll einsetzen. Einfach mitzunehmen, praktisch bei wenig Zeit und allemal sinnvoller, als im Stress gar nichts zu essen oder sich dann im Heißhunger ein Stück Kuchen einzuverleiben. Oder Sie lassen zum Ausgleich nach einem üppigen Fest das Mittagessen zugunsten einer Formula-Mahlzeit ausfallen. Ob und in welchem Rahmen diese Produkte für Sie das Richtige sind, hängt stark von Ihren Gewichtszielen ab. Und davon, wie viel Sie bereit sind, zu verändern. Und von Ihrer Einstellung. Viele Frauen lehnen sie als synthetisch hergestellte „Kunstprodukte" ab, andere nutzen sie erfolgreich.

12.1.2 Oder doch lieber mehr Kalorien verbrauchen?

Eine negative Energiebilanz ist also eine der Voraussetzungen zum Abnehmen. Die erreichen Sie – wieder mal zumindest theoretisch – indem Sie Ihren Ver-

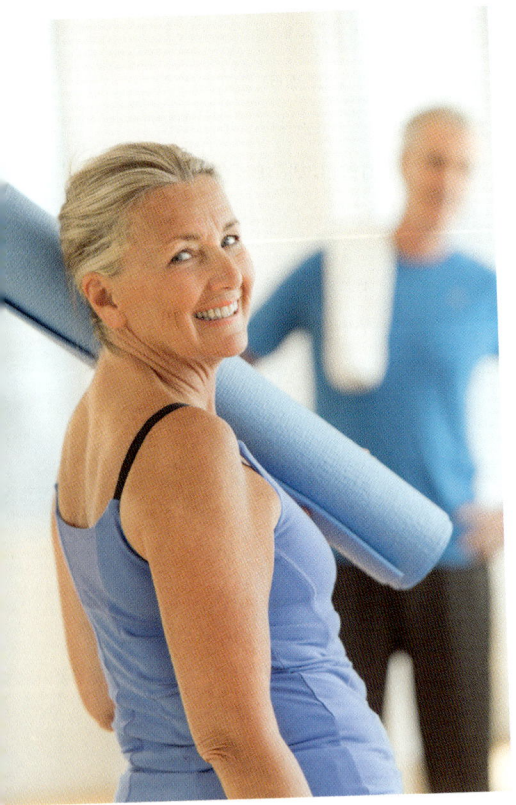

brauch erhöhen. Deshalb lautet die übliche Empfehlung dazu: „Treiben Sie Sport, dann nehmen Sie ab!" Es fällt mir sehr schwer, das zu schreiben, aber auch diese Aussage stimmt leider nicht für alle. Die Studien dazu konzentrierten sich in der Vergangenheit häufig auf die durchschnittlichen Ergebnisse – die großen individuellen Unterschiede wurden oft außer Acht gelassen. Was nützt es Ihnen, dass es durchaus Menschen gibt, die mit regelmäßigem Training gut abnehmen, wenn Sie, wie leider einige, nicht zu dieser Gruppe gehören? Warum viele ihr Gewicht mit regelmäßigem Training nur mäßig oder gar nicht reduzieren können? Ihr Körper reagiert mit verstärktem Hunger. Die beim Sport umgesetzten Kalorien werden dann zusätzlich gegessen, manchmal sogar darüber hinaus.

Wie beim Essen auch sollten wir uns daran gewöhnen, dass wir uns von Person zu Person, von Stoffwechsel zu Stoffwechsel, sehr stark unterscheiden können. Je mehr die biochemischen Abläufe im menschlichen Organismus verstanden werden, umso klarer wird diese Erkenntnis. Noch wissen wir beim Thema Abnehmen nicht genau, wer auf welche Art von Sport warum und wie reagiert. Bis diese Details besser verstanden werden, rate ich Ihnen, auszuprobieren, welches Training in welcher Intensität das Richtige für Sie ist. Dabei hilft Ihnen wieder Ihr „Was-tut-mir-gut-Büchlein". Schreiben Sie auf, wie Sie sich nach einer bestimmten Art von Training fühlen und ob sich Ihr Hungergefühl verändert.

Ich empfehle Ihnen unbedingt, regelmäßig sportlich aktiv zu werden! Und zwar so sehr, dass ich diesem Thema ein ganzes Kapitel widme. Wie das? Wo ich doch gerade erklärt habe, dass Training zum Abnehmen durchaus nicht für alle funktioniert. Übrigens schon allein deshalb nicht, weil der Kalorienverbrauch durch Sport meist weit überschätzt wird. Durch eine halbe Stunde Brustschwimmen verbraucht eine 50-jährige Frau mit 75 kg Körpergewicht rund 300 Kilokalorien. Ein Stück Obstkuchen genügt, um das aufzufüllen. Wer wie viel bei welchem Sport verbraucht, ist von Mensch zu Mensch sehr verschieden. Grobe Anhaltspunkte finden Sie im Internet. Halten Sie sich an die Rechner, die Geschlecht, Alter und Gewicht miteinbeziehen. Sie sind etwas genauer.

Nein, nicht in erster Linie zum Abnehmen, sondern wenn es darum geht, Ihr Gewicht zu halten, ist gezielte Bewegung besonders sinnvoll. Mit gut dosiertem Krafttraining verändern Sie Ihre Körperzusammensetzung, Sie erhöhen den Muskelanteil. Und Muskulatur hat 24 Stunden täglich einen höheren Energieverbrauch als Fettgewebe. Einfach so, in Ruhe, nur zum Überleben. Dieser höhere Grundumsatz hilft Ihnen jeden Tag dabei, entspannter mit Ihrem Gewicht zurechtzukommen.

Zusätzlich bringt Bewegung immense gesundheitliche Vorteile: Der Insulinstoffwechsel verbessert sich, die Lebenserwartung steigt, die Lebensfreude nimmt zu, um nur einige zu nennen. Und die Gesundheit profitiert davon eben auch ohne Abnehmen. Selbst wenn das Gewicht nur um weniger als 1 kg reduziert wurde, konnten die positiven Wirkungen von regelmäßigem Training nachgewiesen werden. Der Blutdruck sank, die Leistungsfähigkeit stieg an und der Taillenumfang schrumpfte.

12.2 Was Schlafen mit Ihrem Gewicht zu tun hat

Sehr viel! Übergewichtige, die ausreichend und gut schlafen, nehmen mehr ab. Das ist das Ergebnis einer Studie mit 245 übergewichtigen und adipösen Frauen. Mit einem sechsmonatigen Programm zur Gewichtsreduktion verloren die Teilnehmerinnen im Durchschnitt 7,8 kg. Wohlgemerkt durchschnittlich, denn auch hier gab es wieder große Unterschiede beim Abnehmerfolg. Etwa die Hälfte der Probandinnen reduzierte ihr Gewicht um mehr als 10 %. Die Frauen, die weniger als sieben Stunden pro Nacht schliefen, erreichten dieses Ziel wesentlich seltener. Dasselbe gilt für jene, deren Schlaf sich durch mindere Qualität auszeichnete. Obwohl zu wenig und schlechter Schlaf oft gemeinsam vorkommt, deuten die Ergebnisse stark darauf hin, dass beide Faktoren unabhängig voneinander das Abnehmen behindern.

Viele weitere Studien bestätigen den Zusammenhang zwischen Schlaf und Körpergewicht, auch wenn die Mechanismen, die dahinterstecken, noch nicht vollständig geklärt sind. Und nicht nur der Abnehmerfolg insgesamt ist größer, es scheint auch mehr vom Richtigen zu verschwinden. Wissenschaftler fanden heraus, dass diejenigen, die 8,5 Stunden pro Nacht schliefen, messbar mehr Fettgewebe und weniger Muskulatur abbauten als jene mit nur 5,5 Stunden Schlaf.

Wie häufig das Schlafen vernachlässigt wird, zeigt auch die repräsentative Umfrage einer großen Krankenkasse. Lediglich 61 % der erwerbstätigen kinderlosen Frauen gaben an, auf genügend erholsamen Schlaf zu achten. Bei den berufstätigen Müttern tut das gar nur knapp die Hälfte.

Schlaf hat unzählige Wirkungen. Er beeinflusst, wie ausgeruht Sie sich fühlen, wie leistungsfähig Sie sind und natürlich auch Ihr Aussehen. Und Ihren Appetit. Und Ihren Hunger. Schlafen Sie zu wenig, verändern Sie dadurch Ihren Hormonhaushalt. Mehr appetitanregende und weniger „Sattmacherhormone" werden produziert. Auf den gesteigerten Hunger reagieren die meisten Menschen, indem sie am nächsten Tag mehr essen. Auch der Appetit wächst, also die Lust auf Essen, unabhängig davon, ob Sie hungrig sind. Zusätzlich fördert Schlafmangel auch noch Heißhungerattacken. Und zwar besonders auf Süßes und auf salzige Knabbereien, die relativ viele Kalorien liefern, aber nur kurz sättigen. Um dann sehr bald noch mehr Hunger auszulösen.

Außerdem führt chronischer Schlafmangel nicht gerade dazu, dass Sie Bäume ausreißen wollen. Er macht müde und schlapp, Anstrengungen fallen schwer und werden dann gerne gemieden. Und je weniger Sie sich im Alltag bewegen, umso mehr senken Sie Ihren wertvollen Kalorienverbrauch.

Mal weniger zu schlafen oder die eine oder andere schlechte Nacht, das ist hier nicht gemeint. Der Organismus kann sehr gut kompensieren. Doch wenn er häufiger oder gar ständig zu wenig Zeit zum Regenerieren bekommt, wird es richtig problematisch. Chronischer Schlafmangel macht nicht nur dick, er macht auch krank. Der Stoffwechsel reagiert: Die Zellen sprechen wesentlich schlechter auf Insulin an. Was es mit dieser Insulinresistenz genau auf sich hat, lesen Sie in Kap. 7.

Es passiert viel im Schlaf. Auch das Stresshormon Cortisol wird abgebaut, bei Schlafmangel wesentlich langsamer. Mehr Cortisol im Blut fördert wiederum, dass mehr ungesundes Fett im Bauchraum aufgebaut wird. Ein weiteres Beispiel dafür, wie sehr beim komplexen Zusammenspiel unseres Körpers eins das andere beeinflusst.

Aber was bedeutet „ausreichend schlafen"? Nach heutigem Stand werden Erwachsenen etwa 7-8 Stunden empfohlen. Das ist ein Mittelwert, Menschen sind verschieden, auch was den Schlafbedarf betrifft. Manchen genügt weniger als dem Durchschnitt, um sich zu erholen und zu regenerieren. Andere brauchen dazu 9-10 Stunden. Finden Sie heraus, mit wie viel Schlaf Sie sich erholt und frisch fühlen. Häufig fällt es schwer, gerade bei Zeitdruck und mit vollgestopftem Terminkalender, so etwas „Nebensächlichem" wie dem Schlafen mehr Zeit zu opfern. Ich empfehle Ihnen, diese Zeit nicht als vergeudet, sondern als sehr gut investiert zu betrachten. Wachen Sie regelmäßig mitten in der Nacht „verknittert" und völlig erledigt vor dem Fernseher auf? Damit schaffen Sie schlechte Bedingungen für einen erholsamen Schlaf. Gerade bei der Schlafdauer haben Sie viel selbst in der Hand. Damit, wann Sie den Fernseher ausschalten, entscheiden Sie auch, was Ihnen wichtiger ist. Sie profitieren davon, den ganzen Tag über.

Bei Schlafstörungen, besonders bei gravierenden, kann es sehr schwierig sein, sie zu beheben. Zunächst können Sie selbst auf Ursachensuche gehen. Haben Sie Rituale zum Herunterkommen vor dem Einschlafen? Wie gut können Sie mit Stress umgehen? Bewegen Sie sich während des Tages ausreichend? Sorgen Sie für ein angenehmes Raumklima und frische Luft im Schlafzimmer. Mit solchen Verbesserungen können Sie viel bewirken. Lassen sich Ihre Schlafprobleme so nicht lösen, empfehle ich Ihnen sehr, sich bei einem Schlafexperten professionelle Hilfe zu suchen.

Übergewicht wird von sehr vielen unterschiedlichen Faktoren beeinflusst. Schlaf gehört zu diesen Faktoren. Mit Schlafmangel steigt Ihre Chance auf Übergewicht um 50 %. Nehmen Sie Ihren Schlaf wichtig – Sie machen sich damit das Leben leichter. Bei Weitem nicht nur, was das Gewicht anbelangt.

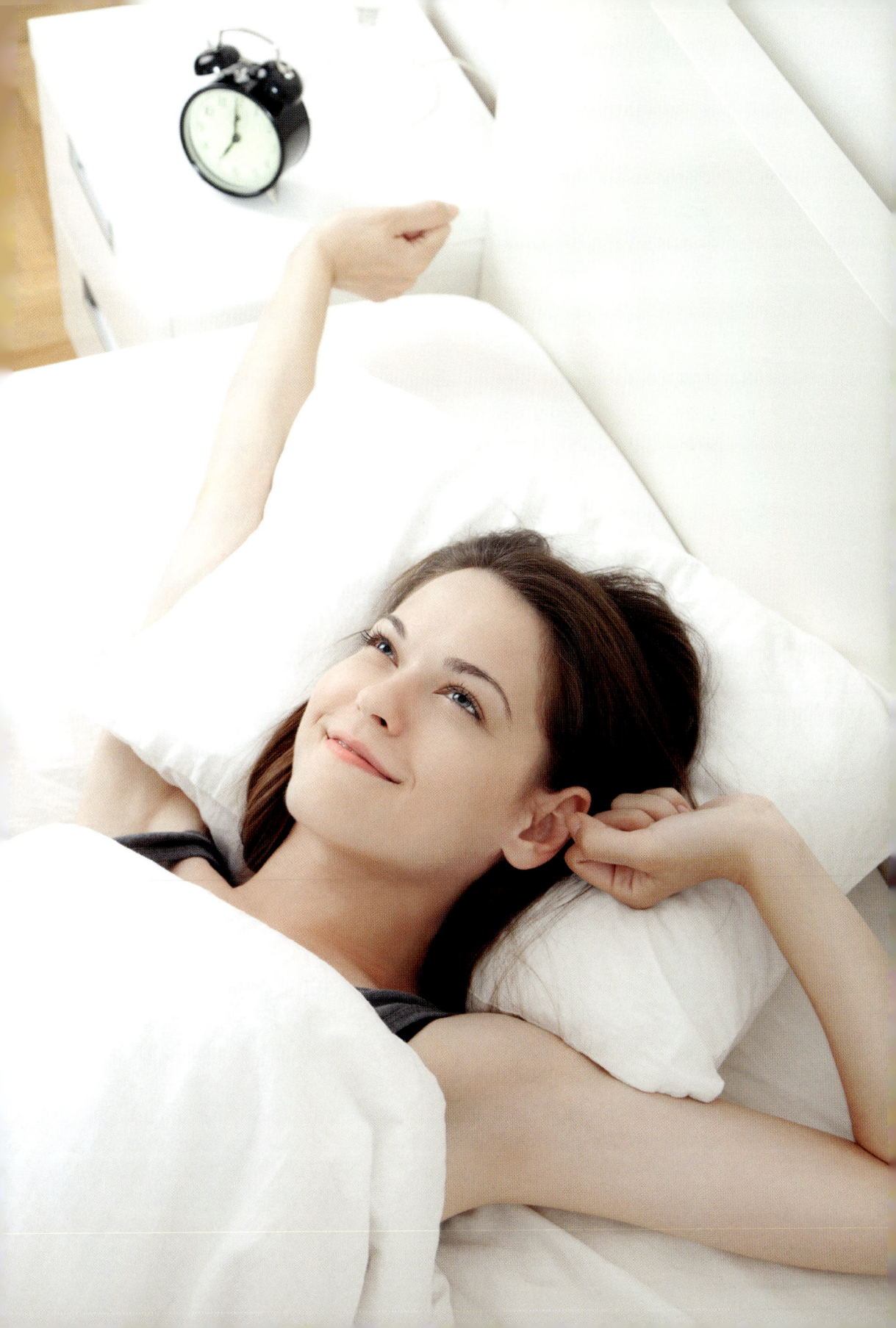

13

SO BRINGEN SIE BEWEGUNG IN IHR LEBEN

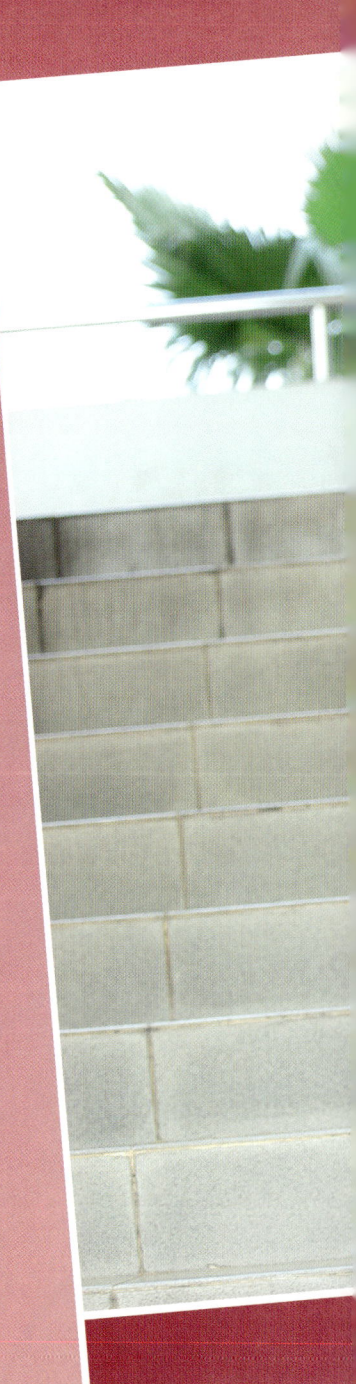

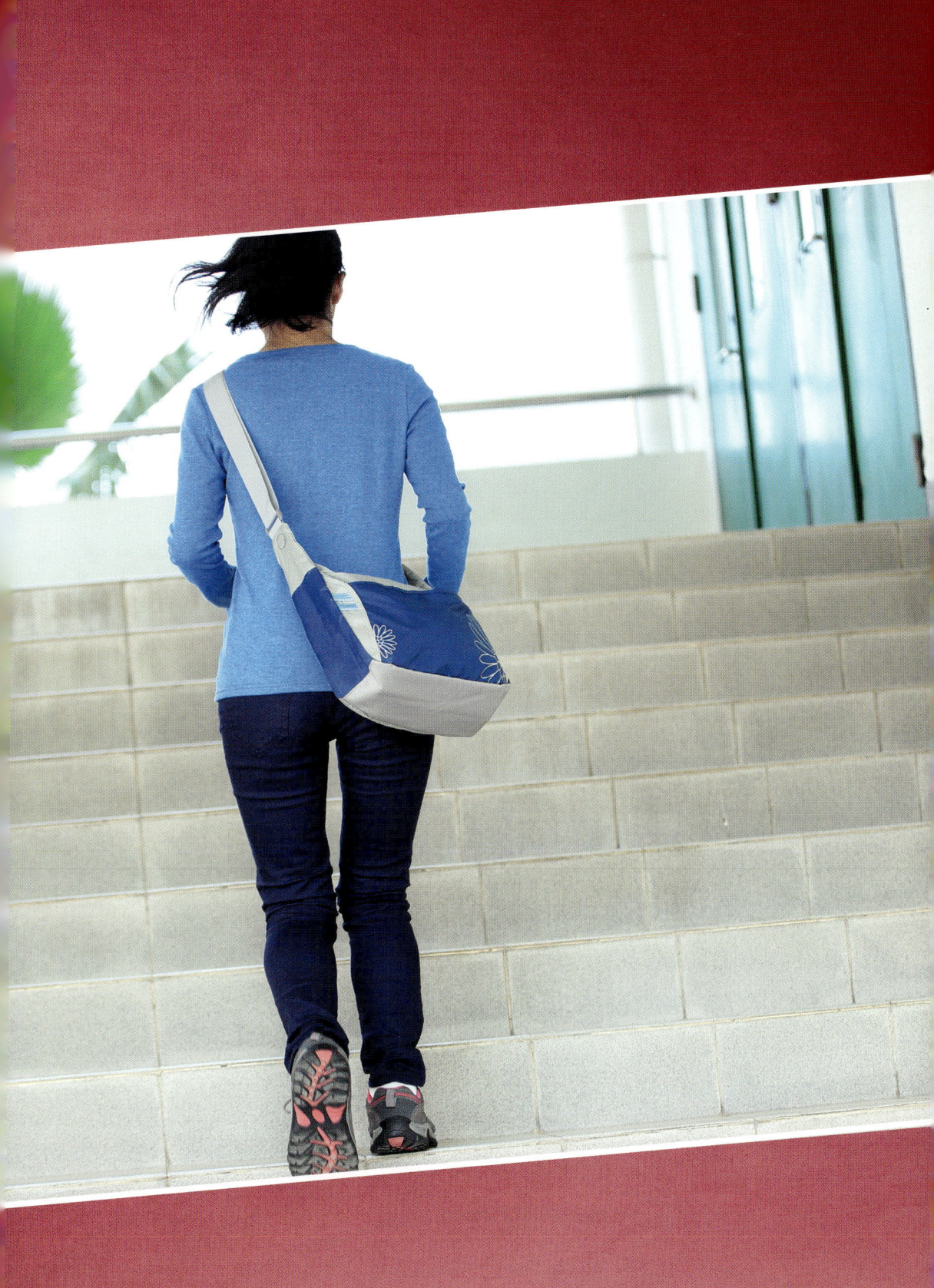

13 SO BRINGEN SIE BEWEGUNG IN IHR LEBEN

Erfrischt, gleichzeitig warm und angenehm entspannt – kurzum: Sie fühlen sich wohl in Ihrer Haut. So direkt nach gut gewählter Bewegung, frisch geduscht, sitzt es sich einfach ganz anders auf der Couch.

Da müsste doch jede Frau sofort sagen: „Ja, her damit. Von diesem Gefühl will ich mehr." Und trotzdem fällt es vielen von uns so schwer, genügend Bewegung in unser Leben einzubauen.

Dafür gibt es viele Gründe. Ein ganz entscheidender liegt in unseren Genen: In Urzeiten stand dem Menschen Nahrung nur sehr unregelmäßig zur Verfügung. Und sie musste erjagt, erkämpft und erlaufen werden. Das eigene Überleben zu sichern, hieß auch, wann immer möglich, keine unnötigen Kalorien zu verbrauchen. Bewegen nur um der Bewegung willen ist, genetisch betrachtet, gefährliche Verschwendung. Damals war es sehr sinnvoll, mit körperlicher Aktivität und Energie so sparsam wie möglich umzugehen. Heute macht uns diese genetische Neigung zur Trägheit, kombiniert mit unserer bequemen Lebensweise, große Schwierigkeiten. Ja, Gewohnheiten zu verändern, ist erst einmal anstrengend.

Gerade jetzt, in einer Phase, in der Sie Ihr Gewicht anpacken wollen, brauchen Sie starke Verbündete. Denn Ihr Körper wehrt sich! Er gibt Substanz, die er einmal hat, nur sehr ungern wieder her. Sobald Sie zum Abnehmen weniger essen, als Sie brauchen, schaltet der Organismus um auf Sparprogramm.

Bewegung und Sport sind da wertvolle Freunde auf Ihrem Weg. Gönnen Sie sich das oben beschriebene Gefühl regelmäßig. Und dann kommt er, der Tag, an dem Ihnen etwas fehlt, wenn es mal ausnahmsweise nicht geklappt hat, zum Beispiel mit Ihrer Walking-Runde.

Wohlfühlen macht Sie widerstandsfähig und das ist besonders wichtig, wenn alte Essgewohnheiten lauern. Denn wer kennt es nicht: Schokolade, weil Sie traurig sind, Chips aus Langeweile oder ein paar Gläser Wein, weil Sie sich einsam fühlen. Nein, Sport kann nicht alle Schwierigkeiten in Ihrem Leben lösen. Aber viele. Denn er macht Sie stärker. Und das erhöht auch die Chance, dass Sie die Dinge, mit denen Sie in Ihrem Leben schlecht zurechtkommen, erfolgreich anpacken.

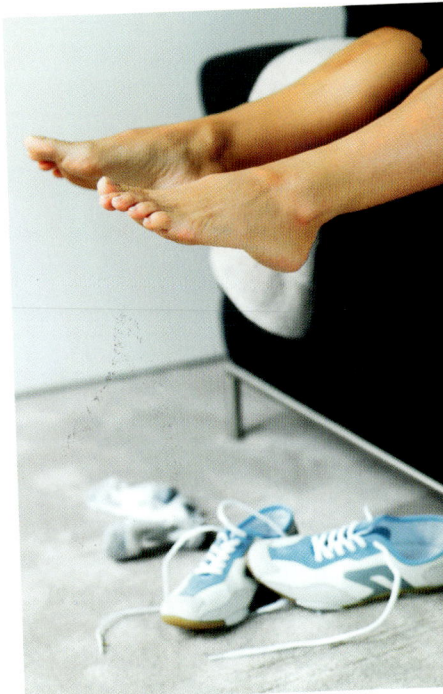

Dass körperliche Aktivität eigentlich gesund ist, wissen die meisten. Doch wie sehr sie damit beeinflussen, wie gut es ihnen insgesamt geht, übersehen viele. Bewegung wirkt positiv auf Körper und Psyche und das auf unglaublich vielfältige Weise.

Eigentlich ist auch das keine Überraschung, denn wir sind dafür gemacht. Fehlt Aktivität, werden wir krank. Nicht sofort. Nein, unser Organismus ist extrem anpassungsfähig, er kann sehr vieles sehr lange kompensieren. Und natürlich sind Menschen verschieden. Ob und wann jemand zur Diabetikerin wird oder an Osteoporose erkrankt, hängt auch von der Veranlagung ab. Die Betonung liegt bei diesem Satz auf dem „auch". Denn der Lebensstil, für den Sie sich entscheiden, hat sehr viel damit zu tun, wie es Ihnen geht.

Unser Körper ist also für Bewegung ausgelegt. Was wir nicht nutzen, verlieren wir. Ein paar Beispiele: Wer seine Muskeln nicht trainiert, wird schlaff und kraftlos. Wer seine Knochen nicht angemessen belastet, verringert ihre Dichte – die Gefahr einer Osteoporose steigt. Wer sein Herz und seine Lungen nicht fordert, wird immer träger und kommt bei jeder Kleinigkeit aus der Puste.

Keine Angst, Sie sollen keine Leistungssportlerin werden! Nicht jede Frau ist vom Typ her ein geborener Sportfan. So eine Neigung erleichtert die Sache zwar, doch es geht auch ohne. Gerade für Sportmuffel gilt: Finden Sie die Art von Bewegung und die Dosierung heraus, die zu Ihnen passt. Und die Ihnen guttut. Sie profitieren enorm!

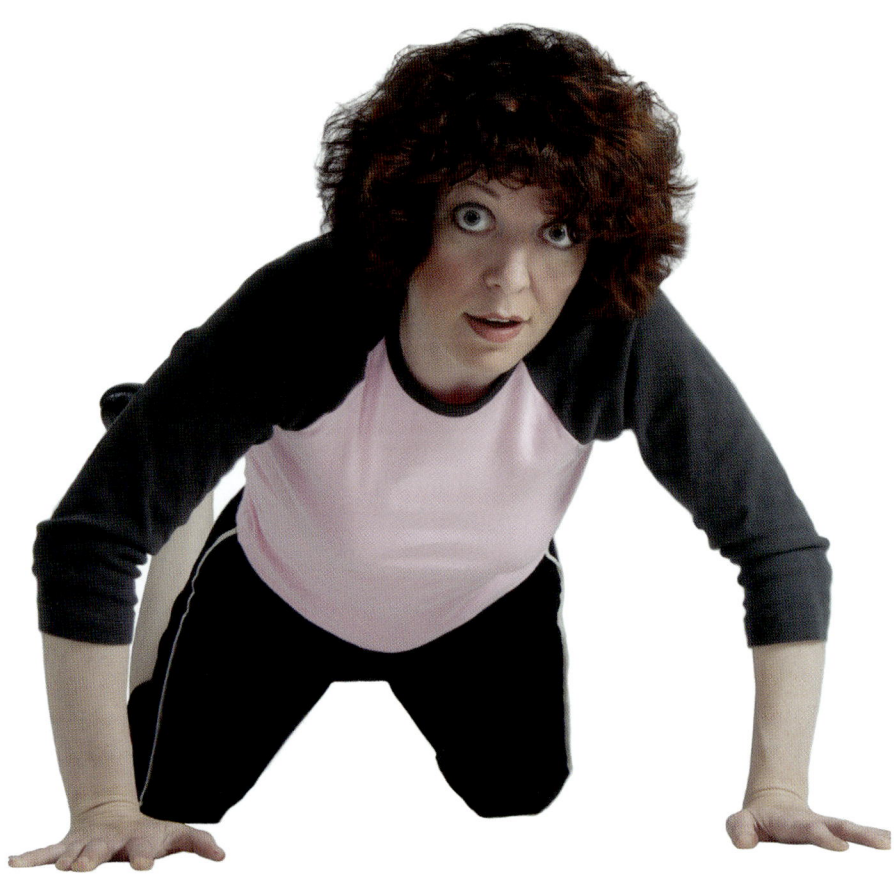

13.1 Wie Sie von Sport und Bewegung profitieren

- Die körperliche und mentale Fitness steigt.
- Sie erhöhen Ihre Leistungsfähigkeit: Das gibt mehr Energie für den ganzen Tag. Der Alltag geht viel leichter von der Hand.
- Sie fördern die Durchblutung, die Versorgung mit Sauerstoff und damit den gesamten Stoffwechsel.
- Sie senken Ihr Risiko für eine Vielzahl von Erkrankungen, wie Diabetes, Herzinfarkt und Osteoporose.
- Sie werden gesünder, dadurch können häufig Medikamente abgesetzt werden, zum Beispiel bei Bluthochdruck oder beginnendem Diabetes.
- Sie stärken Ihr Immunsystem und werden weniger anfällig für Infekte.
- Sie stabilisieren Ihre Gelenke. Das kommt ganz besonders Ihrem Rücken und Ihrer Haltung zugute.
- Sie steigern Ihre Belastbarkeit insgesamt. Stresshormone, die zum Beispiel das ungesunde Bauchfett fördern, werden abgebaut.
- Sie verbessern Ihre Stimmung. Nicht umsonst gehört Bewegung zur Therapie etwa bei Depressionen.
- Sie sehen attraktiver aus. Die bessere Durchblutung der Haut, die gestrafften Muskeln und die gehobene Stimmungslage verändern Ihr Erscheinungsbild.
- Sportliche Menschen sind seltener übergewichtig. Und Übergewichtige, die regelmäßig sporteln, sind gesünder.
- Sie fördern Ihr Körpergefühl. Das führt dazu, dass Sie mehr auf sich achten, auch beim Essverhalten.

Was für eine beeindruckende Liste. Dabei zeigt sie nur die wichtigsten Wirkungen, sie ist bei Weitem nicht vollständig.

Einer dieser positiven Effekte erscheint mir ganz besonders wichtig: Mit gut dosierter Aktivität verbessern Sie Ihr Körpergefühl. Das bedeutet, dass Sie sensibler werden für Ihre Bedürfnisse. Sie merken schneller, ob Ihr Nacken verspannt ist oder dass Sie seit drei Stunden nichts getrunken haben. Und natürlich auch, ob Sie wirklich Hunger haben oder einfach nur gestresst sind. Dann brauchen Sie in so einer Situation nicht mehr in die Süßigkeitenschublade zu greifen. Stattdessen stehen Sie vielleicht von Ihrem Schreibtisch auf, strecken sich ein wenig und atmen ein paarmal tief durch, auf dem Weg zur Toilette. Oder Sie gehen in der Mittagspause für 10 min draußen spazieren. Wenn Sie realisieren, was dahintersteckt, können Sie das tun, was Ihnen wirklich hilft, zum Beispiel Stresshormone durch Bewegung abbauen und die angespannten Muskeln etwas lockern und durchbluten. Zudem werden viele Frauen, die mit regelmäßiger Bewegung anfangen, dadurch auch beim Essen wählerischer.

Sie möchten attraktiv aussehen? Dann kümmern Sie sich wahrscheinlich um Ihren Körper. Um Ihre Haut, Ihre Haare, Ihre Nägel. Ziehen Sie sich gerne gut an? All das ist Pflege von außen. Und von innen? Da pflegen Sie sich durch das, was Sie essen. Und durch Bewegung. Die tägliche Dusche ist für die meisten selbstverständlich. Wie sieht es mit der täglichen Aktivität aus, die Sie und Ihr Körper brauchen?

Möchten Sie wegen Ihres Aussehens und Ihrer Gesundheit abnehmen? Bewegen Sie sich – es wirkt auf beides. Das kann man sehen

Packen Sie es an! Nutzen Sie alle Tricks und Kniffe, die Sie unterstützen, denn die Trägheit lauert. Genau wie beim Essen geht es auch beim aktiven Lebensstil um neue Gewohnheiten. Und die wollen erst einmal verinnerlicht werden, bevor sie (fast) wie von alleine laufen.

Erst mal zum Arzt

In den beiden folgenden Kapiteln finden Sie Vorschläge für den bewegten Alltag und für ein gezieltes Training. Natürlich erreichen Sie am meisten, wenn Sie beides anpacken. Womit und in welcher Intensität Sie einsteigen, hängt von

Ihnen ab. Zum Beispiel davon, wie hoch Ihr Übergewicht ist und in welchem Maße Sie bisher sportlich aktiv waren. Dazu kommt Ihr Alter und Ihr Gesundheitszustand.

Mit Ihrem aktiven Alltag können Sie sofort loslegen. Bevor Sie mit Sport beginnen, empfehle ich Ihnen, sich ärztlich untersuchen zu lassen. Ihr Training soll Ihnen guttun. Es soll Sie stärken und in einem Maße fordern, dass Sie sichtbare Fortschritte machen. Sich zu überfordern, gehört nicht zu den Trainingszielen. Im Gegenteil, Sie erhöhen damit die Wahrscheinlichkeit, frustriert aufzugeben oder sich gar zu schaden.

Schleppen Sie sehr viel überschüssiges Gewicht mit sich herum? Stellen Sie sich das als Rucksack, zum Beispiel mit 25 kg, vor. Leider einer, den Sie nicht so einfach ablegen können. Damit muss Ihr Organismus etwa beim Nordic Walking viel mehr leisten als der einer Frau, die lediglich ein paar Extrapfunde mitträgt. Stellen Sie sich einen Menschen mit 120 kg Körpergewicht vor, der mit einer Geschwindigkeit von 3 km/h geht. Er leistet damit genau so viel, wie eine 70 kg schwere Person, die mit 5 km/h unterwegs ist.

Beim ärztlichen Check erfahren Sie, wie viel Anreiz, wie viel Belastung Ihr Herz und Ihre Gelenke brauchen und vertragen. Und welche Sportarten für Sie geeignet sind, welche nicht. Zum Beispiel, ob Sie persönlich beim gelenkschonenderen Walken oder beim Joggen besser aufgehoben sind.

So fangen Sie an

Auch beim Sport reicht es nicht, wenn Sie sich einfach sagen: „Ich möchte mich mehr bewegen." Werden Sie konkret! Machen Sie es wie mit den neuen Essgewohnheiten: Zuerst klären Sie, was genau Sie mit Bewegung erreichen wollen. Dann legen Sie fest, was Sie dafür tun werden.

Zwei Schritte in Ihr bewegtes Leben

Schritt 1:   Klären Sie zuerst Ihre persönliche Motivation

Wenn Sie genau wissen, was Sie davon haben, erhöht das die Chance, dass Sie auch in schwierigen Phasen weitermachen. Sehen Sie sich dazu noch einmal Kap. 7.1 an. Beantworten Sie die drei Fragen von S. 96, jetzt zum Thema Bewegung und Sport:

1 Kommt der Wunsch, körperlich aktiv zu werden, von mir? Will ich das wirklich?

2 Was verändert sich dadurch in meinem Leben? Wie profitiere ich ganz konkret davon?

3 Was muss ich dafür tun? Bin ich bereit, die dafür nötigen Anstrengungen auf mich zu nehmen?

Haben Sie entschieden, dass Sie aktiver leben wollen?

Auf den folgenden Seiten finden Sie praktische Anregungen für Ihr bewegtes Leben. Wählen Sie dort aus, welche Aktivität in Ihren Alltag und welcher Sport zu Ihnen passt.

Schritt 2:   Planen Sie jetzt ganz konkret, was Sie tun werden

Hier hilft ein Blick auf S. 113 „So verwandeln Sie Ihre Ziele in Taten". Mit diesen vier Fragen wird auch beim Thema Bewegung aus einem vagen Wunsch Ihr Plan.

1 Was – ganz detailliert – werde ich tun?

2 Wann genau beginne ich damit und wie lange mache ich das?

3 Was brauche ich dafür?

4 Wie behalte ich im Auge, ob es funktioniert? Wie messe ich meine Erfolge?

Ein Beispiel – so könnten Ihre Antworten aussehen:

1 An drei festgelegten Abenden pro Woche gehe ich eine halbe Stunde an die frische Luft. Was ich vorhabe, bespreche ich mit meiner Familie. Ich entscheide konkret, wo ich walke und zu welcher Uhrzeit. Diese Zeiten reserviere ich in meinem Terminplaner. Ich erkläre sie zur Toppriorität und das bei jedem Wetter. Das Tempo beim Walken wähle ich so, dass sich meine Atmung beschleunigt – ich aber trotzdem noch in der Lage wäre, mich zu unterhalten. Wieder zu Hause genieße ich das schöne Gefühl, etwas getan zu haben.

2 Ich beginne am kommenden Mittwoch für vier Wochen.

3 Habe ich geeignete Walking-Schuhe und passende Kleidung? Sind Regenjacke und -hose gut in Schuss? Nutze ich meinen übersichtlichen Terminplaner oder ein Wohlfühltagebuch?

4 Dort halte ich diesen konkreten Plan fest. In meine Wochenübersicht trage ich mit einem Symbol ein, ob ich aktiv war oder nicht. Jeweils nach einer Woche schaue ich mir an, wie es gelaufen ist. An welchen Abenden ist es mir gut gelungen, welche waren schwierig? Wann hat es nicht geklappt? Was kann ich daraus für die kommende Woche lernen? Gleichzeitig nehme ich wahr, wie mir die ungewohnte Aktivität immer leichter fällt. Meine Erfolge halte ich zum Beispiel mit solchen Sätzen fest: „Fünf von sechs Einheiten habe ich erfolgreich umgesetzt." Oder: „Ich schlafe jetzt besser."

Hört sich kompliziert an? Nur beim ersten Lesen. Sie beantworten sich damit schlicht und ergreifend, was Sie genau tun werden. Und das sollten Sie wissen, bevor Sie loslegen. Regelmäßiges Aufschreiben und Nachlesen unterstützt Sie beim Umsetzen. Sie führen sich damit Ihre Entscheidungen immer wieder vor Augen. Deshalb notieren Sie bitte die Bewegungs- und/oder Sportaktivitäten, die Sie ausgewählt haben, unbedingt in Ihrem Timer. Und nehmen Sie diese kleinen oder größeren Aktivitäten mindestens so wichtig wie Ihren Friseurtermin. Sie wissen ja: Sie gönnen sich Pflege von innen.

Mit Ihrer Wochenübersicht behalten Sie den Überblick und nehmen Ihre Erfolge wahr. Eine Rubrik ist dabei ganz besonders wichtig: Nennen wir sie die „Was könnte dazwischenkommen?-Spalte". Was passiert mit Ihrer Walking-Einheit, wenn Sie mal länger arbeiten müssen? Was, wenn Ihre Freundin, mit der Sie zum Bauch-Beine-Po-Kurs verabredet waren, kurzfristig absagt?

Diese Spalte dient dazu, dass Sie sich schon vorher auf mögliche Hindernisse einstellen und entscheiden, wie Sie damit umgehen werden.

Gleichzeitig tragen Sie hier ein, woran es lag, wenn es mal nicht geklappt hat. Ja, das kommt vor und gehört dazu. Doch manche Fallen können Sie sich so einfach beim nächsten Mal ersparen.

Besonders am Anfang profitieren Sie ungemein vom Aufschreiben. Tun Sie es! Es hilft Ihnen, dranzubleiben, auch noch nach der ersten Euphorie. Denn die alten Gewohnheiten warten noch für eine Weile im Hintergrund auf ihre Chance. Später – so etwa nach zwei Monaten – genügen kleine Häkchen in Ihrem Terminplaner, über die sich einfach nur freuen. Weil Sie inzwischen regelmäßig körperlich aktiv sind.

Die Sache mit der Zeit

Vielleicht sagen Sie sich jetzt: „Würde ich ja sehr gerne tun, aber mir fehlt leider die Zeit." Ihre Tage sind vollgestopft mit Beruf, Einkauf, Wäsche, Kindern und Kochen. Und Ihre Freunde wollen Sie ja auch noch treffen.

Damit stehen Sie ganz und gar nicht allein da. Diese Mehrfachbelastung trifft sehr viele Frauen. Was also tun?

Es ist nicht einfach, aber es geht. Zunächst hat es natürlich mit Prioritäten zu tun. Für das, was uns wirklich wichtig ist, findet sich meist ein Weg. So wie bei der Klientin, die beruflich extrem viel reist. Regelmäßigen Sport hielt sie deshalb lange für nicht organisierbar. Inzwischen übernachtet sie nur noch in Hotels mit Fitnessbereich und startet ihren Tag mit 30 min auf dem Fahrrad.

Ja, Sie brauchen etwas Fantasie, um Ihre Bewegung auch mit wenig Zeit zu realisieren. Holen Sie unbedingt Ihre Familie mit ins Boot. Partner und Kinder können Sie sehr dabei unterstützen, sich Ihre aktiven Auszeiten auch wirklich zu nehmen. Und natürlich sollten Sie es Ihren Lieben ankündigen, wenn Sie vorhaben, die Bügelwäsche zugunsten Ihres Wohlbefindens auch mal liegen zu lassen. Möglichkeiten gibt es viele, wählen Sie aus, was am besten in Ihr Leben passt. Zum Beispiel können Sie, statt mit Freunden etwas zu trinken, zusammen Fahrradfahren oder spazieren gehen.

Noch ein ganz wichtiger Gedanke zu diesem Thema: Wie viel Zeit verbringen Sie vor dem Fernseher? Geht es Ihnen gut damit? Oder – Hand aufs Herz – würden Sie sich entspannter und wohler fühlen, wenn Sie die tägliche TV-Berieselung etwas reduzierten? Zugunsten einer „bewegten" halben Stunde an der Luft?

13.2 Aktiv im Alltag – weil jeder Schritt zählt

Hier finden Sie jede Menge Anregungen, um an all den ganz normalen Tagen körperlich aktiver zu werden. Der Zeitaufwand ist sehr überschaubar und doch summieren sich die vielen Kleinigkeiten. Sicher fallen Ihnen noch viel mehr Bewegungsmöglichkeiten ein, die zu Ihnen und in Ihren Alltag passen. Wählen Sie aus und schreiben Sie auf, welche Sie zu Ihren neuen steten Begleitern machen werden. Schließen Sie einen Vertrag mit sich und für sich. Ungefähr zwei Monate sollten Sie sich Zeit geben, bis Sie nicht mehr darüber nachdenken müssen. Dann ist sie da, die neue Gewohnheit: Sie stellen Ihren Wagen automatisch ganz nach hinten auf den Supermarktparkplatz. Und freuen sich, dass Sie damit Ihrem Körper wieder ein kleines Stückchen mehr Bewegung an der Luft gönnen. Sie steigen wie immer eine Station früher aus dem Bus und kommen wesentlich entspannter zu Hause an.

Weil jeder Schritt zählt.

So bringen Sie Bewegung in Ihren Alltag

(modifiziert nach Lemberger, 2013)

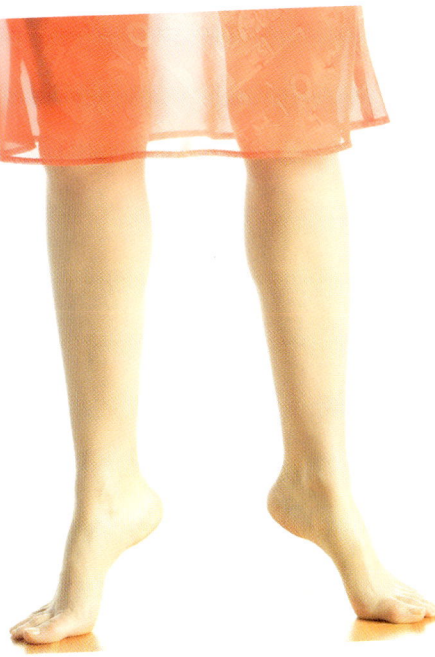

- Beginnen Sie Ihren Tag mit Bewegung. Wie wäre es mit Kräftigungsübungen beim Zähneputzen? Spannen Sie Ihre Gesäß- und Oberschenkelmuskeln im Wechsel für 10 s an und lassen wieder locker. Oder stellen Sie sich mit leicht gebeugten Knien auf die Zehenspitzen und bewegen die Fersen auf und ab. Geht natürlich auch abends. Mundpflege immer zusammen mit Muskelpflege – ein tolles Ritual.

- Wenn möglich, nutzen Sie das Fahrrad für Ihren Arbeitsweg. Falls der ganze Weg zu lang ist, legen Sie sich ein klappbares Fahrrad zu, das Sie in der Bahn mitnehmen dürfen. So können Sie Ihre Radstrecke dosieren. Und was für ein gutes Gefühl, wenn Sie nach Hause kommen und Ihr tägliches Herz-Kreislauf-Training ganz automatisch schon gemacht haben.

- Steigen Sie eine Bus- oder Bahnstation früher aus, damit Sie ein Stück gehen können. Luft und Bewegung lassen Sie wacher und entspannter ankommen.

- Im Job, im Kaufhaus oder wo auch immer, nehmen Sie die Treppen anstelle des Fahrstuhls oder gehen Sie auf der Rolltreppe. Sind Sie stark übergewichtig beziehungsweise sehr untrainiert und müssen in den vierten Stock? Gehen Sie das erste Stockwerk zu Fuß und steigen erst dann in den Aufzug. Bewegen Sie sich regelmäßig, dann werden Sie merken, dass Ihnen das Treppensteigen mit der Zeit immer leichter fällt. Dann nehmen Sie das nächste Stockwerk dazu.

- Arbeiten Sie im Büro? Unterbrechen Sie das Sitzen so oft wie möglich. Sie werden sich insgesamt besser fühlen. Rücken und Kreislaufsystem danken es Ihnen ganz besonders.

- Telefonieren Sie im Gehen oder Stehen.
- Stellen Sie den Papierkorb möglichst weit weg.
- Nutzen Sie den Kopierer in einem anderen Stockwerk.
- Anstatt Ihren Kollegen eine E-Mail zu schreiben, gehen Sie persönlich hin.
- Längere Besprechungen können Sie auch draußen im Gehen abhalten. Ermuntern Sie Ihre Gesprächspartner dazu. Womöglich werden die Zusammenkünfte sogar produktiver, denn moderate Bewegung fördert die Gehirndurchblutung.
- Verändern Sie Ihre Blickrichtung im Büro nach draußen. Das motiviert, auch tatsächlich mal rauszugehen.
- Verbringen Sie Ihre Mittagspause, oder einen Teil davon, an der frischen Luft und spazieren Sie ein wenig umher.
- Immer mehr Arbeitgeber organisieren Bewegungsangebote für ihre Mitarbeiter, vom Rückentraining bis zum Entspannungskurs. Großer Vorteil: Wenn Sie direkt nach der Arbeit loslegen, müssen Sie nicht an der verlockenden Couch vorbei.

- Gewöhnen Sie sich an, weiter weg zu parken: zum Beispiel beim Einkaufen. Das ist Kopfsache: „Prima, endlich kann ich mal ein paar Schritte laufen." Oder: „Mist, jetzt muss ich auch noch zu Fuß gehen." Ihre Einstellung macht den Unterschied.
- Kleinere Einkäufe erledigen Sie besser ohne Wagen. Dies und das fast unbemerkt dazuzulegen, fällt dann weg. Sie kaufen bewusster ein und Tragen ist Training.
- Saubermachen ist für viele eher ein notwendiges Übel. Betrachten Sie es als Bewegungstherapie für Ihren Körper, womöglich fällt es Ihnen dann leichter, das Bad zu putzen oder den Boden zu wischen.
- Legen Sie zu Hause das Telefon weiter weg, sodass Sie aufstehen müssen, wenn es klingelt. Während Sie plaudern, gehen Sie in der Wohnung spazieren – besonders empfehlenswert bei längeren Gesprächen.
- Und noch ein schönes Ritual, am besten immer zur gleichen Zeit: Wie wäre es mit 10 min Kräftigungs- oder Lockerungsübungen, zum Beispiel während der „Tagesschau"?

Ein ganz spezieller Freund – Ihr Schrittzähler

Gehen ist – oder vielleicht eher „war" – unsere natürliche Art der Fortbewegung. Heute legen Menschen, die im Sitzen arbeiten, pro Tag nur noch ungefähr 1-1,5 km zu Fuß zurück. Das sind etwa 1.500 Schritte. Rund sieben Stunden täglich sind es, die eine Frau durchschnittlich sitzend verbringt. Derart bewegungsarm zu leben, schraubt den Energieverbrauch gewaltig nach unten. Umso leichter passiert es, dass Sie beim Essen Ihren Kalorienbedarf überschreiten und zunehmen.

Entscheiden Sie sich für viel körperliche Aktivität im Alltag! Damit können Sie pro Woche nebenbei leicht 1.500 Kilokalorien oder mehr zusätzlich verbrauchen. Wie viele genau, ist sehr individuell und hängt zum Beispiel von Ihrem Gewicht ab. Als zweite Säule, die noch nicht einmal etwas kostet, empfehle ich Ihnen das Gehen. Fast überall möglich, für nahezu alle geeignet, lässt es sich sehr einfach in Ihr Leben einbauen, ob als Spaziergang, bei Besorgungen oder als intensivere Variante beim Walking. Gehen Sie! Figur und Gesundheit werden es Ihnen danken.

Es macht Spaß, Erfolge zu sehen. Dafür brauchen Sie ein Pedometer (Schrittzähler). Es ist als App zu haben, die gleichzeitig auch Ihre verbrauchten Kalorien ermittelt. Ansonsten können Sie sich dieses kleine Gerät auch im Sportgeschäft oder über das Internet besorgen. So ein Schrittzähler sagt Ihnen zunächst, wie intensiv Sie Ihre Füße zurzeit einsetzen. Und dann zeigt er Ihnen Ihre Fortschritte. Gehören Sie zu den „Vielsitzerinnen", die mit weniger als 1.000 täglichen Schritten kaum zu Fuß gehen? Wenn Sie nur eine Station früher aus der U-Bahn steigen, haben Sie Ihr Pensum in aller Regel bereits verdoppelt. So ein Pedometer ist ein toller Motivator, weil es Ihre Erfolge sichtbar macht. Es zeigt Ihnen, dass es sich lohnt, beim Telefonieren zu gehen oder beim Einkaufen weiter weg zu parken.

Auch hier hilft Ihnen ein klares Ziel. Ihr Alter sollten Sie dabei berücksichtigen, ebenso wie Ihren Gesundheitszustand und Ihr Gewicht. Wenn Sie etwa sehr untrainiert sind oder stark adipös, kann Ihnen der Arzt einen Bereich für Ihren Herzschlag nennen. Wie Sie Ihren persönlichen Trainingspuls berechnen, erfah-

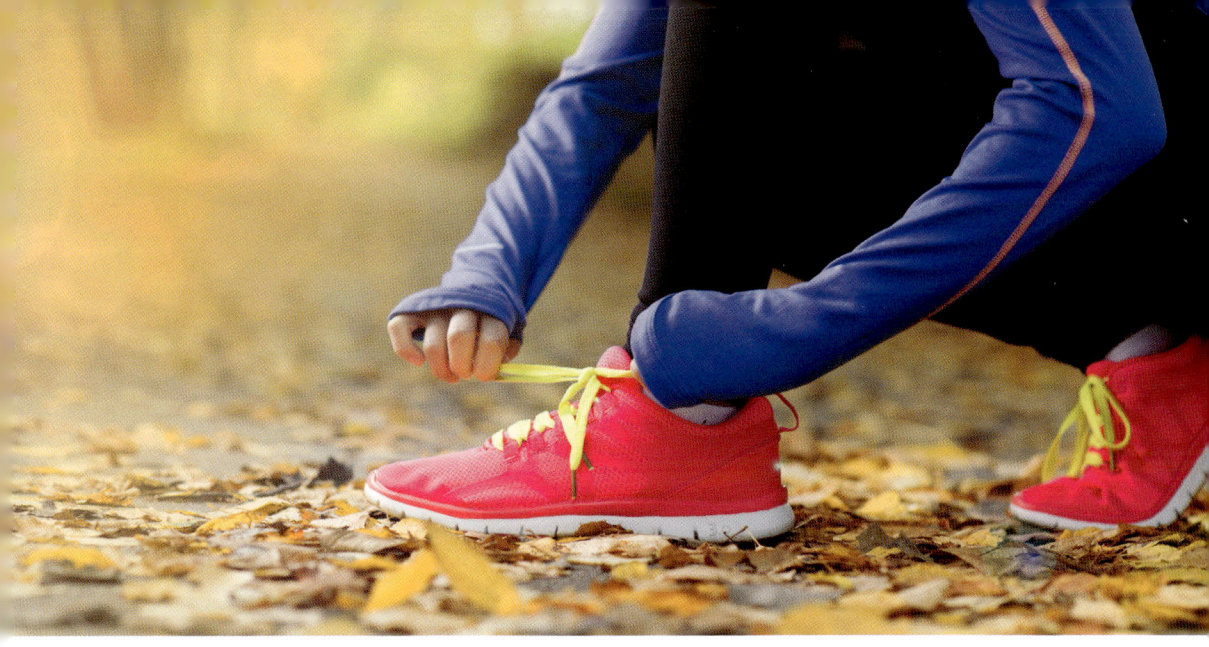

ren Sie in Kap. 13.3.1. Gehen Sie innerhalb dieser Pulsgrenzen, verbessern Sie Ihre Leistungsfähigkeit, ohne sich zu überfordern oder gar zu gefährden. Und natürlich ist Ihr Ziel auch abhängig davon, bei welcher Schrittzahl Sie jetzt liegen. Machen Sie beispielsweise 2.000 oder 3.000 Schritte zu Ihrem Tagesziel. Feiern Sie Ihre Erfolge! Und dann geht es weiter. Etwa 6.000 tägliche Schritte sollten Sie anpeilen, wenn es Ihnen ganz allgemein um mehr gesunde Bewegung geht. Wollen Sie Ihr Gewicht erfolgreich anpacken, brauchen Sie mehr. Bis Sie dann zu den Menschen gehören, die 10.000 Schritte am Tag machen. Das Einzige, was Sie davon merken, ist, dass es Ihnen guttut. Und dass Sie wesentlich besser mit Ihrem Gewicht zurechtkommen.

13.3 Sport – Pflege von innen

Die Bewegung im Alltag macht Sie gesünder, ausgeglichener und hilft Ihnen dabei, Ihr Gewicht zu halten. Dieses Gefühl „sich insgesamt wohler zu fühlen", ist übrigens ein ganz entscheidender Faktor für Ihre Kilos. Gehören Sie auch zu den vielen Frauen, die öfter „mal eben" etwas in den Mund stecken, weil sie gestresst, müde oder unzufrieden sind? Um anschließend noch frustrierter damit zu hadern, dass Sie ja eigentlich nicht mehr so viel naschen wollten? Pflegen Sie Ihren Körper durch Bewegung, wirkt das auch auf Ihre Psyche. Ihr Stresslevel sinkt. Sie können lernen, immer mehr darauf zu achten, was Sie in der jeweiligen Situation wirklich brauchen. Einmal kurz die Augen schließen und am offenen Fenster durchstrecken? Oder Gummibärchen?

Allein durch einen aktiven Alltag abzunehmen, funktioniert leider nicht. Dazu brauchen Sie mehr. Verändern Sie Ihre Ernährung, erreichen Sie damit am meisten. Und noch effektiver schwindet das Fettgewebe, wenn Sie gleichzeitig gezielt trainieren.

Mit gut gewähltem Sport erhöhen Sie Ihren Verbrauch – und zwar noch wesentlich mehr als durch die Bewegung im Alltag. Doch Vorsicht: Wie viele Frauen gönnen sich nach einer halben Stunde auf dem Fahrrad erst einmal einen Schokoriegel! Oder trinken Saftschorle dazu. Das ist zwar auf jeden Fall besser als gar kein Sport, aber wie schade! Einerseits füllen Sie so die verbrauchten Kalorien sofort nach, manchmal sogar darüber hinaus. Und andererseits nehmen Sie Ihrem Körper die Chance, sich die nötige Energie aus den körpereigenen Reserven zu holen. Trinken Sie Wasser beim Sport. Mit kalorienhaltigen Getränken locken Sie Insulin und Ihr Stoffwechsel schaltet um, auf „Versorgung von außen".

Auch nach dem Sporteln noch eine Weile nichts zu essen und kalorienfrei zu trinken, ist sinnvoll. Ihr Stoffwechsel ist jetzt aktiviert, Sie nutzen den erhöhten Energieumsatz der „Nachbrennphase".

Bitte nicht falsch verstehen, es geht nicht darum, mit knurrendem Magen möglichst viel Zeit herumzubringen. Im Gegenteil: Essen Sie, wenn Sie Hunger haben. Das ist eine der Kernbotschaften dieses Buches. Ob Sie dann, z. B. eine Stunde nach der Aktivität, etwas brauchen, hängt natürlich auch davon ab, wie lange Ihre letzte Mahlzeit zurückliegt.

„Ich mache ja Sport, dann kann ich ja mehr essen." Mit diesem Gedanken gefährden Sie Ihre Ziele – streichen Sie ihn! Denn in der Abnehmphase brauchen Sie jedes bisschen Energiedefizit, das Sie bekommen können.

Später helfen Ihnen Ihre neuen Bewegungsgewohnheiten sehr, Ihr Gewicht zu halten. Dann können Sie damit so manche Leckerei ausgleichen, ohne zuzunehmen. Doch das will aufgebaut werden. Dies gilt besonders dann, wenn Sie über einen längeren Zeitraum intensiver Sport treiben können, weil Sie jetzt trainiert sind. Und wenn durch regelmäßige Kräftigung Ihr Muskelanteil und Ihr Grundumsatz gestiegen sind.

Übrigens ist der Anteil der sportlich Aktiven während der letzten gut 10 Jahre merklich gestiegen. Die vielen Vorteile scheinen sich langsam herumzusprechen. Gehören Sie dazu? Wunderbar! Falls nicht, steigen Sie ein – jetzt.

10 Tipps für Ihren guten Start in den Sport

1 Suchen Sie Sportarten aus, die Sie ansprechen. Sport wirkt, wenn Sie dabeibleiben. Da hilft es ungemein, wenn Sie etwas gerne tun.

2 Bei Sportvereinen und Krankenkassen finden Sie eine Vielzahl von Angeboten: vom Nordic Walking für Einsteiger bis zum Pilates-Kurs. Sie fühlen sich im Wasser wohl? Hallenbäder bieten häufig Kurse wie Aquajogging oder Bauch-Beine-Po an.

3 Allerdings finden viele dieser Kurse nur 1 x pro Woche statt, das ist zu wenig. Ihre Ausdauer sollten Sie 2-3 x pro Woche trainieren. Dazu 2 x Kräftigung. Wie Sie das zusammenbauen, ist Geschmackssache. Sie können an fünf Tagen kürzer trainieren und täglich abwechseln. Oder Kraft und Ausdauer an drei Tagen pro Woche kombinieren, mit mindestens einem Tag Pause dazwischen.

4 Besonders am Anfang sollten Sie sich gute Betreuung suchen. Dabei lernen Sie die richtige Technik, zum Beispiel an den Kräftigungsgeräten, und wie Sie die Belastung effektiv dosieren.

5 Gesundheitsorientierte Fitnessstudios mit gut ausgebildeten Trainern gibt es inzwischen viele. Dort lässt sich ganz unabhängig von Wetter und Dunkelheit, zu fast jeder Zeit, Sport treiben. Bei den Kräftigungs- und Ausdauergeräten können Sie loslegen, wann immer Sie sich dafür eine Dreiviertelstunde Zeit nehmen wollen. Dazu gibt es häufig ein großes Programm mit vielen Kursen. Suchen Sie sich ein Studio, in dem Sie sich wohlfühlen.

6 Gruppe oder einzeln? Das ist Typsache. Viele Frauen motiviert es, mit anderen gemeinsam zu schwitzen. Und dass in der Trainingsstunde jemand vorne steht, der immer wieder anfeuert. Andere laufen im Sommer lieber draußen,

allein, mit einer Freundin oder in der Gruppe. Dazu 2 x wöchentlich gezielte Kräftigung an den Geräten. Bei schlechtem Wetter oder im Winter gehen sie dann auf die Ausdauergeräte oder vermehrt in die Kurse.

7 Feste Termine helfen Ihnen – planen Sie Ihre Woche! Ganz besonders am Anfang. Betrachten Sie diese Bewegungseinheiten als Auszeiten für sich. Was immer Sie wählen, tragen Sie es in Ihren Terminplaner ein – gleichgültig, ob Rückenkurs, Gerätetraining oder Walking mit der Freundin. Sie haben es dann vor Augen. Die Chance, dass Sie sich in dieser Zeit etwas anderes vornehmen, sinkt. Sich zum Sport zu verabreden, kann Sie unterstützen, Ihren neuen Bewegungsrhythmus zu finden.

8 Langsam aufbauen – es gibt keinen Grund, sich zu überfordern. Sie sind völlig untrainiert, aber voll der besten Vorsätze? Also ab in den Park, um eine halbe Stunde zu joggen? Sie werden nach ein paar hundert Metern völlig aus der Puste aufgeben. Und das Ganze unter „grauenhaft – nie wieder" abspeichern. Das wäre sehr schade. Wenn Sie hingegen dosiert beginnen, werden Sie mit Erfolgserlebnissen und Wohlbefinden belohnt.

9 Kurze Wege sind wichtig. Sie wollen regelmäßig dabeibleiben, da sollte sich der Aufwand, zum Sport hinzukommen, in Grenzen halten. Suchen Sie sich Aktivitäten, die Sie gut erreichen können, etwa ein Fitnessstudio, das auf Ihrem Arbeitsweg liegt.

10 Noch etwas, das jede Sporttreibende kennt: Manchmal fällt das Aufraffen einfach schwer. Denken Sie an das gute Gefühl nach Ihrer Bewegung! Sobald Sie losgelegt haben, ist der Unmut vergessen und Sie können stolz auf sich sein.

13.3.1 Herz-Kreislauf-Training

Walking, Nordic Walking, Laufen, Radfahren, Schwimmen, Rudern und das Training auf dem Ellipsentrainer (Crosstrainer) sind Beispiele für effektive Trainingsvarianten.

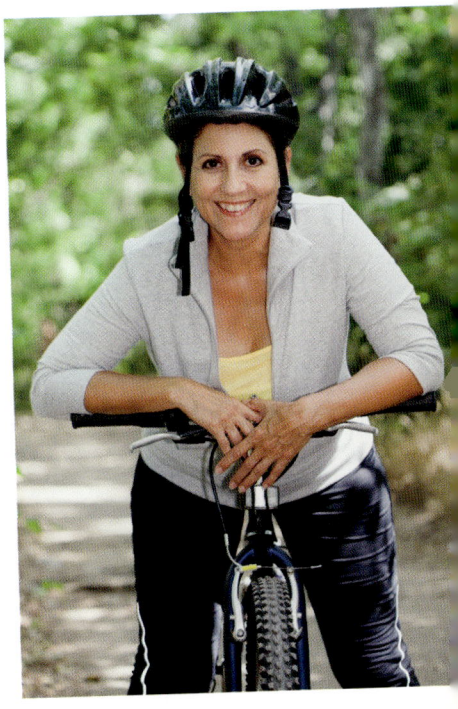

Auch als „Cardiotraining" bekannt, führt es etwa dazu, dass Sie nach dem zweiten Stockwerk immer noch locker weiter steigen können, ohne Schweißausbruch, Hecheln und Herzrasen. Sie pflegen damit Herz, Lunge und Blutgefäße. Eine äußerst sinnvolle Sache, denn Herz-Kreislauf-Erkrankungen sind mit großem Abstand die häufigste Todesursache in Deutschland. Laut WHO (2006) senken Sie mit zweieinhalb Stunden moderater körperlicher Aktivität pro Woche Ihr Risiko für Diabetes um 27 und das für einen Herzinfarkt gar um 30 %.

Damit beeinflussen Sie nicht nur, wie alt Sie werden, sondern auch, wie Sie alt werden. Wie gut es Ihnen geht und wie fit Sie sich fühlen, lässt sich mit gut gewähltem Ausdauertraining hervorragend beeinflussen. Apropos alt werden: Sie können in jedem Alter beginnen, ein „zu alt" gibt es nicht. Wichtig ist lediglich die richtige Dosierung, dann werden Sie profitieren.

Cardiotraining bewirkt, dass Sie mehr Sauerstoff aufnehmen können. Damit der Körper überhaupt Fett verbrennen kann, braucht er Sauerstoff. Trainierte sind da klar im Vorteil. Sie decken ihren Energiebedarf zu einem größeren Teil aus der Fettverbrennung – im Training ebenso wie in Ruhe. Das kann auch Ihr Stoffwechsel lernen.

Sie brauchen Anstrengung, um etwas zu erreichen. Nur dann passt sich der Körper an, mit einem stärkeren Herzmuskel, mit besserer Durchblutung und mit einem optimierten Stoffwechsel. Ob Sie sich im richtigen Maße fordern, lässt

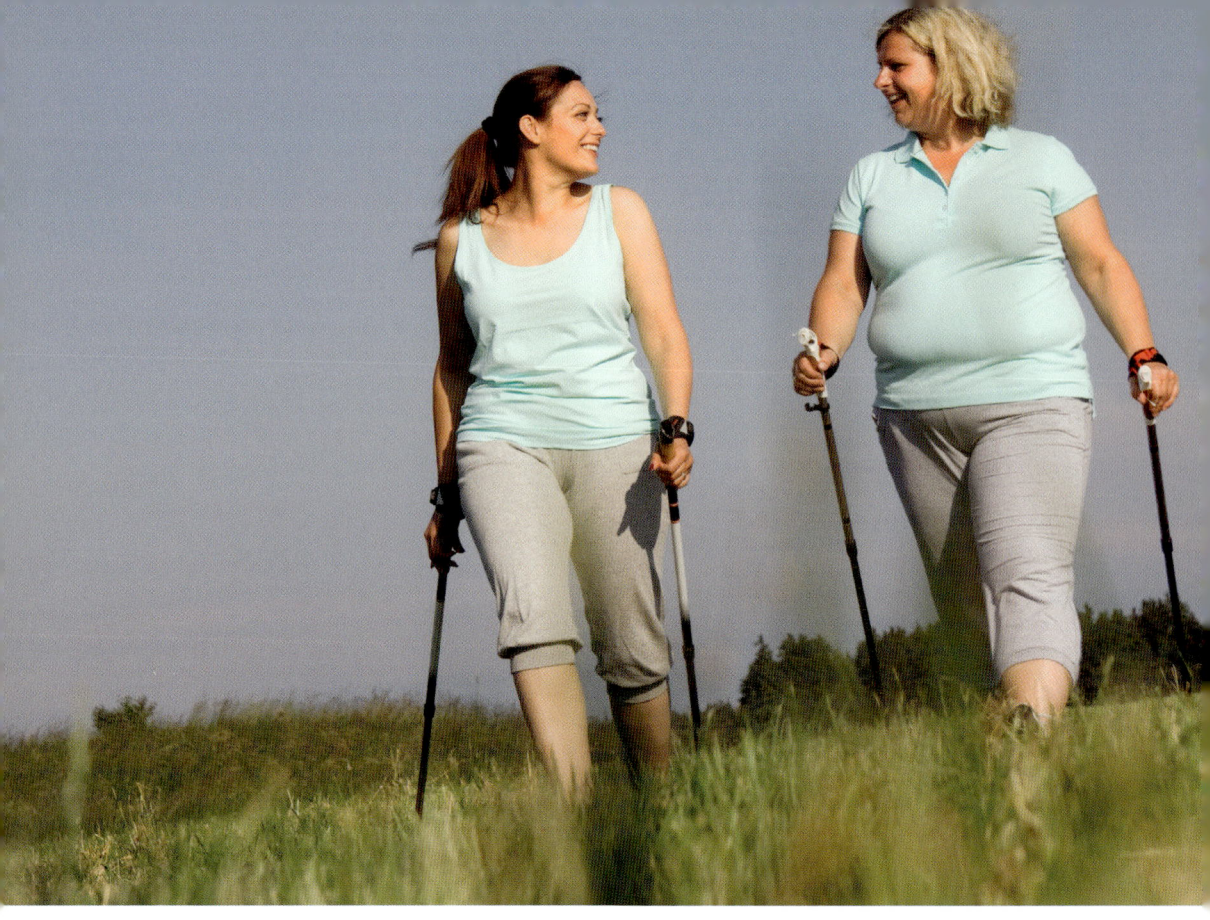

sich gut anhand Ihrer Herzfrequenz messen. Dazu gibt es preisgünstige Geräte mit einem Brustgurt und einer Uhr, auf der Sie Ihre Pulszahl ablesen können. Natürlich können Sie Ihren Herzschlag auch selbst messen. Es braucht ein bisschen Übung, denn Sie müssen schnell sein. Meist muss die Bewegung unterbrochen werden und dann sinkt der Puls zügig ab. Deshalb messen Sie am besten nur 10 s lang und multiplizieren dann mit 6, um den Wert für 1 min zu erhalten.

Trotz aller Pulsmessung geht es auch darum, ein gutes Körpergefühl zu entwickeln. Mit der Zeit sollten Sie immer besser lernen, die Belastung selbst einzuschätzen. Achten Sie zum Beispiel darauf: Was macht Ihre Atmung, könnten Sie sich noch unterhalten? Wie anstrengend fühlt es sich an? Geht es Ihnen gut?

Um Ihren persönlichen Trainingspuls herauszufinden, gibt es einige gute Formeln. Die hier beschriebene, nach Lagerstrøm, bezieht auch Ruhepuls und Trainingszustand mit ein. Das macht sie wesentlich aussagekräftiger.

Der Trainingspuls dient als gute Orientierungshilfe. Dennoch sollten Sie sich immer darüber im Klaren sein, dass es Menschen gibt, für die diese Formeln nicht zutreffen. Wirklich sichere Aussagen über Ihre optimale Pulsfrequenz gibt Ihnen die Untersuchung beim Sportmediziner.

So ermitteln Sie den richtigen Puls für Ihr Training

Zuerst brauchen Sie Ihren Ruhepuls. Dazu legen Sie sich eine Uhr mit Sekundenzeiger, Zettel und Stift neben das Bett. Der Ruhepuls muss vor dem Aufstehen gemessen werden. Fühlen Sie Ihren Herzschlag und zählen ihn 1 min lang. Am besten tun Sie das an drei verschiedenen Tagen, denn der Wert kann schwanken. Errechnen Sie den Mittelwert, dann kennen Sie Ihren persönlichen Ruhepuls. Der übrigens mit dem regelmäßigen Ausdauertraining sinken wird – Ihr Herz freut sich jetzt schon auf weniger Arbeit.

Dann wählen Sie bitte aus der Tabelle den Fitnessfaktor, der auf Sie zutrifft.

Zu welcher Fitnesskategorie gehören Sie?

Kategorie	Wie oft trainieren Sie Ihre Ausdauer?	Ihr Fitnessfaktor
1	Noch nie oder seit Jahren gar nicht	0,5
2	Unregelmäßig, früher etwas mehr	0,55
3	Mindestens 2 x wöchentlich	0,6
4	Mindestens 4 x wöchentlich	0,7

So rechnen Sie Ihren Trainingspuls je nach Sportart aus

Für Radfahren oder Rudern gilt:

Ruhepuls + [(220 - Lebensalter) - Ruhepuls] x Fitnessfaktor

Möchten Sie schwimmen, ziehen Sie 5 % von diesem Ergebnis ab.

Für Laufen oder Nordic Walking gilt:

Ruhepuls + [(220 - 3/4 Lebensalter) - Ruhepuls] x Fitnessfaktor

Das Ergebnis ist jeweils die Zahl Ihrer Herzschläge/min. Etwa mit diesem Puls sollten Sie Ihre Ausdauer trainieren, fünf Schläge darunter oder darüber spielen keine Rolle.

Ein Beispiel: Eine 40-jährige Frau, die ab und zu mal joggt, möchte jetzt regelmäßig mit Fahrradfahren beginnen. Ihr Ruhepuls liegt bei 70 Schlägen/min. Sie ordnet sich in Kategorie 2 ein.

So berechnet sie ihren Trainingspuls:

70 + [(220 - 40) - 70] x 0,55

Das Ergebnis lautet 130,5 Schläge/min. Sie sollte also mit einem Puls von etwa 130 Schlägen/min Fahrradfahren.

Jetzt kennen Sie Ihren Trainingspuls. Wie und mit welchem Ausdauersport Sie einsteigen – da gibt es viele Möglichkeiten. Damit er Ihnen guttut, muss die Sportart zu Ihnen passen. Zu Ihrem Alter, Ihrem Gewicht und natürlich zu Ihrem Gesundheitszustand. Falls Sie unsicher sind, suchen Sie sich bitte professionelle Hilfe, zum Beispiel bei einem gut ausgebildeten Trainer oder bei Ihrem Arzt.

So könnte Ihr Einstieg aussehen

Innerhalb von acht Wochen verbessern Sie mit diesem Plan Ihre Fitness so sehr, dass Sie eine halbe Stunde walken oder laufen können. Und das ganz ohne frustrierende Überforderung. Im Gegenteil, Sie werden merken, wie Sie immer leistungsfähiger werden! Und dass Sie sich ausgeglichener fühlen und besser schlafen. Zusätzlich zu Ihren neuen Essgewohnheiten unterstützen Sie damit Ihre Erfolge auf der Waage. Gleichzeitig gewöhnen Sie sich während dieser Zeit auch daran, dass 2-3 x wöchentliches Ausdauertraining jetzt zu Ihrem Leben gehört. Und haben allen Grund, sehr stolz darauf zu sein!

Acht-Wochen-Programm für Walk- und Laufeinsteiger

Woche	Walk- oder Laufzeit in min
1 18 Lauf- oder Gehminuten	
2 21 Lauf- oder Gehminuten	
3 23 Lauf- oder Gehminuten	
4 24 Lauf- oder Gehminuten	
5 28 Lauf- oder Gehminuten	
6 30 Lauf- oder Gehminuten	
7 30 Lauf- oder Gehminuten	
8 30 Lauf- oder Gehminuten	

(modifiziert nach Lemberger, 2013)

Nach dem Gehen oder Laufen: Lockern und Dehnen

1 min Gehen oder Laufen

1 min steh end lockern und atmen (für Walkerinnen)
oder Gehpause (für Läuferinnen)

13.3.2 Kräftigung: Form und Funktion für Ihre Muskeln

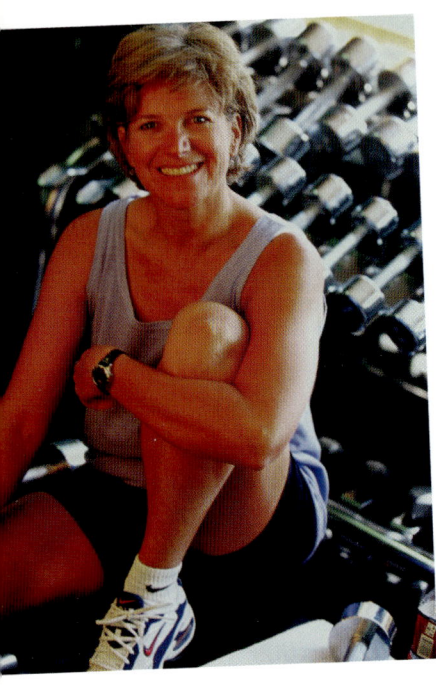

Möchten Sie abnehmen, um besser auszusehen? Wie sehr Sie dabei von gut trainierten Muskeln profitieren, lesen Sie unter „Keine Angst vor Muskeln" in Kap. 9.3. Sie straffen Ihre Figur und formen Ihre Taille. Obendrein erleichtern Ihnen diese kleinen „Energieöfen" das Gewichthalten ungemein. Denn sie steigern Ihren Kalorienverbrauch, auch in Ruhephasen, 24 Stunden lang, jeden Tag.

Und das ist „nur" das Aussehen, Krafttraining kann noch viel mehr: Sie beugen Rückenbeschwerden vor, verbessern Ihre Haltung und stabilisieren die Gelenke. Auch Ihre Knochen lieben es, durch gut dosiertes Training gefordert zu werden. Sie reagieren mit einer höheren Knochendichte. Das ist gerade für Frauen besonders wichtig, denn so senken Sie Ihr Risiko für Osteoporose. Muskeltraining lässt Ihre Zellen sensibler auf Insulin reagieren. Die Kohlenhydrate können besser verarbeitet werden, das entlastet Ihren Zuckerstoffwechsel. Und obendrein gibt es noch mehr Kraft und Beweglichkeit, was Ihnen den Alltag erleichtert. Kurzum: Muskeln wollen benutzt werden, dann helfen sie Ihnen sehr, beim guten Aussehen ebenso wie beim Gesundbleiben.

Denken Sie jetzt: „Dazu bin ich doch längst zu alt?" Dann schauen Sie doch einmal an einem Vormittag in einem gesundheitsorientierten Fitnessstudio vorbei. Sie werden erstaunt sein, wie hoch der Anteil der 70- und 80-Jährigen ist, die dort ihre Muskeln fordern. Und wahrscheinlich wird es Sie auch überraschen, wie fit diese Menschen sind. Mit einem guten Trainingsprogramm beeinflussen Sie Ihre Lebensqualität ungemein – ob jung oder alt.

Längst ist nachgewiesen, dass sich die Kraft bis ins hohe Alter trainieren lässt. Langsam aufbauen, richtig dosieren und dazwischen ausreichende Erholungsphasen – das sind die wichtigsten Voraussetzungen für ein gesundes und effektives Kräftigungsprogramm. Je früher Sie beginnen, umso mehr profitieren Sie davon. Denn die Muskulatur baut sich natürlicherweise ab. Wie stark, das liegt in Ihrer Hand. Denn nicht regelmäßig eingesetzte Muskeln reagieren. Ihre Durchblutung sinkt, die Fasern werden dünner und dazwischen lagern sie immer mehr Fett ein. Benutzen Sie sie nicht, passiert das wesentlich schneller. Pflegen Sie Ihre Muskeln hingegen regelmäßig mit gezieltem Training, können Sie als 60-Jährige dieselbe Muskelmasse haben wie eine untrainierte Frau mit 30.

Gezieltes Krafttraining ist sehr effektiv und braucht wenig Zeit. Mit zum Beispiel 4 x wöchentlich 15 min zu Hause erreichen Sie als Einsteigerin sehr viel. Oder mit 2 x pro Woche 30 min an den Geräten im Fitnessstudio. Überlegen Sie, was Ihnen vom Typ her mehr entspricht. Zu Hause zu trainieren braucht viel Disziplin, weil jede Menge Ablenkungen lauern. Dafür sparen Sie sich den Weg. Das Fitnessstudio hat den Vorteil, dass Sie Abstand zu all den Dingen, die Sie noch erledigen wollten, bekommen. Eine kleine Auszeit nur für sich. Und gerade mit wenig Bewegungserfahrung sollten Sie sich zum Einstieg eine gute Anleitung gönnen. Die wird in vielen Studios angeboten. Für zu Hause gibt es unzählige Trainingsbücher oder DVDs.

Oder Sie machen einfach die Übungen auf S. 202 / 203 zu Ihrem Trainingsritual. Ja, es braucht ein bisschen, bis sich Ihr Körper anpasst. Bleiben Sie dran, es lohnt sich! Die einzelnen Muskeln reagieren zuerst mit einem besseren Zusammenspiel und dann mit festeren Fasern. Durch Ihre neuen Essgewohnheiten verlieren Sie Gewicht. Mit regelmäßigem Kräftigungstraining sorgen Sie dafür, dass Sie in erster Linie Fettgewebe abbauen und nicht die wertvollen Muskeln. Sie sehen es daran, dass Sie schlanker werden und gleichzeitig Ihre Figur formen.

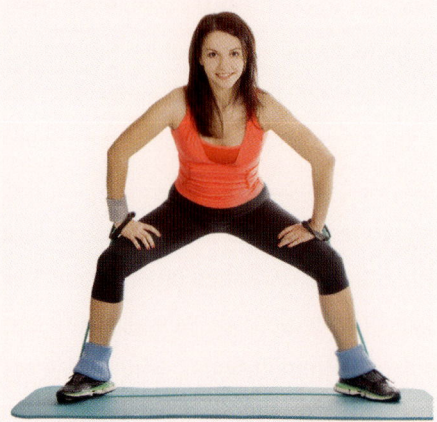

Übung 1: Stellen Sie sich in den breiten Grätsch-stand. Die Zehen zeigen leicht nach außen. Beugen Sie die Beine, bis das Gesäß etwa auf Höhe der Knie ist. Die Unterschenkel bleiben dabei senkrecht. 2-3 x 15-20 Wiederholungen.

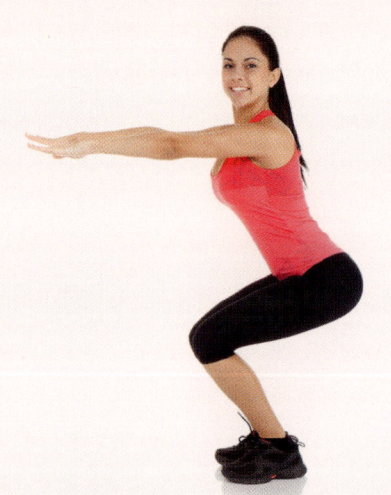

Übung 2: Stellen Sie sich hüftbreit hin. Die Arme nach vorne ausstrecken und langsam so weit in die Knie gehen bis die Oberschenkel etwa waagerecht sind. 2-3 x 15-20 Wiederholungen.

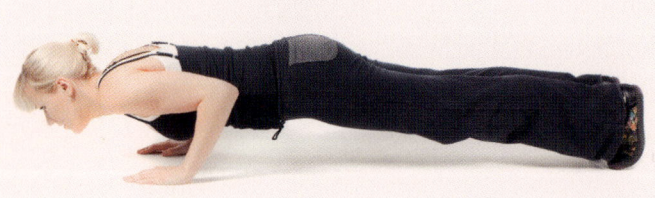

Übung 3: Kommen Sie auf die Knie auf die Knie und setzen die Hände weit vorne auf. Fortgeschrittene gehen wie auf dem Bild gezeigt mit gestreckten Beinen auf die Fußspitzen, sodass der Körper eine Linie bildet. Nun beugen Sie langsam die Arme und kommen so tief, dass Sie mit der Nasenspitze fast den Boden berühren. Die Stirn zeigt dabei zum Boden. 2-3 x 5-15 Wiederholungen

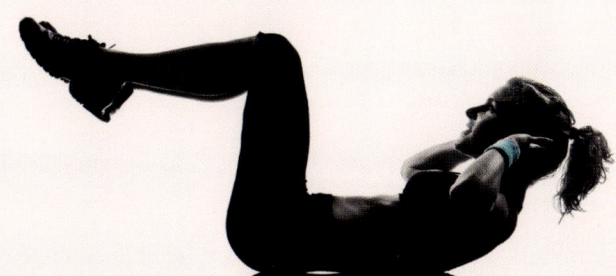

Übung 4: Legen Sie sich auf den Rücken. Heben Sie die Beine im 90°-Winkel an. Nehmen Sie die Hände an den Kopf und heben Sie langsam den Oberkörper bis die Schulterblätter abgehoben sind. Beim Tiefgehen bitte nicht ablegen. 2-3 x 15-20 Wiederholungen.

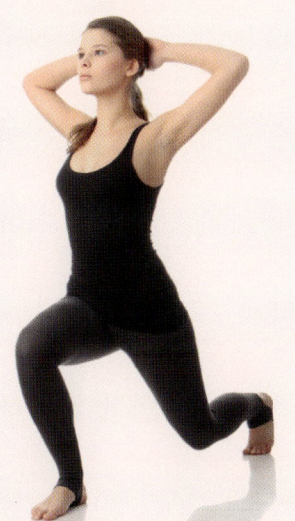

Übung 5: Stellen Sie sich in den hüftbreiten Stand. Setzen Sie ein Bein in einem großen Ausfallschritt nach vorne. Nun senken Sie langsam und kontrolliert das hintere Knie in Richtung Boden. Der vordere Unterschenkel bleibt dabei senkrecht stehen. 2-3 x 15-20 Wiederholungen pro Seite.

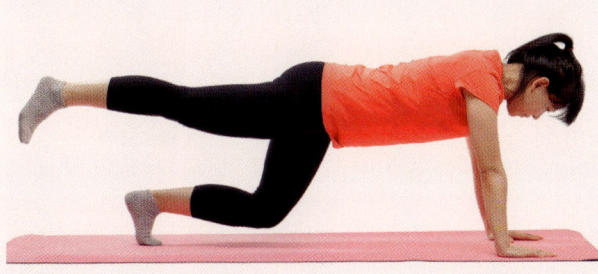

Übung 6: Gehen Sie in den Vierfüßlerstand. Die Hände sind genau unter den Schultern, die Knie genau unter den Hüften platziert. Strecken Sie ein Bein gerade nach hinten aus und heben Sie es langsam so weit an, bis es ungefähr eine Linie mit Ihrem Körper bildet. Achten Sie darauf, dass der untere Rücken stabil bleibt und sich nicht mitbewegt. Die Stirn zeigt zum Boden, die Ellbogen sind ganz leicht gebeugt. Fortgeschrittene können wie auf dem Bild das untere Knie anheben. 2-3 x 15-20 Wiederholungen pro Seite.

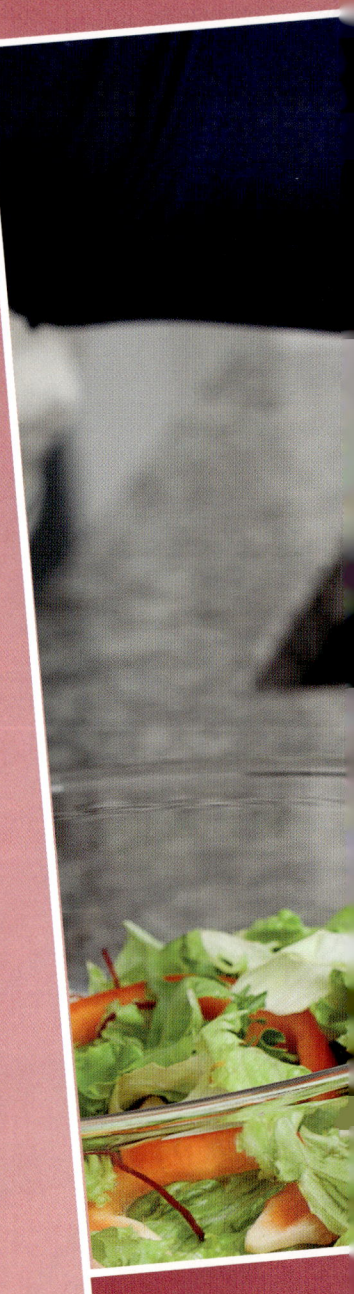

14

SECHS STARKE VERBÜNDETE FÜR JEDEN TAG

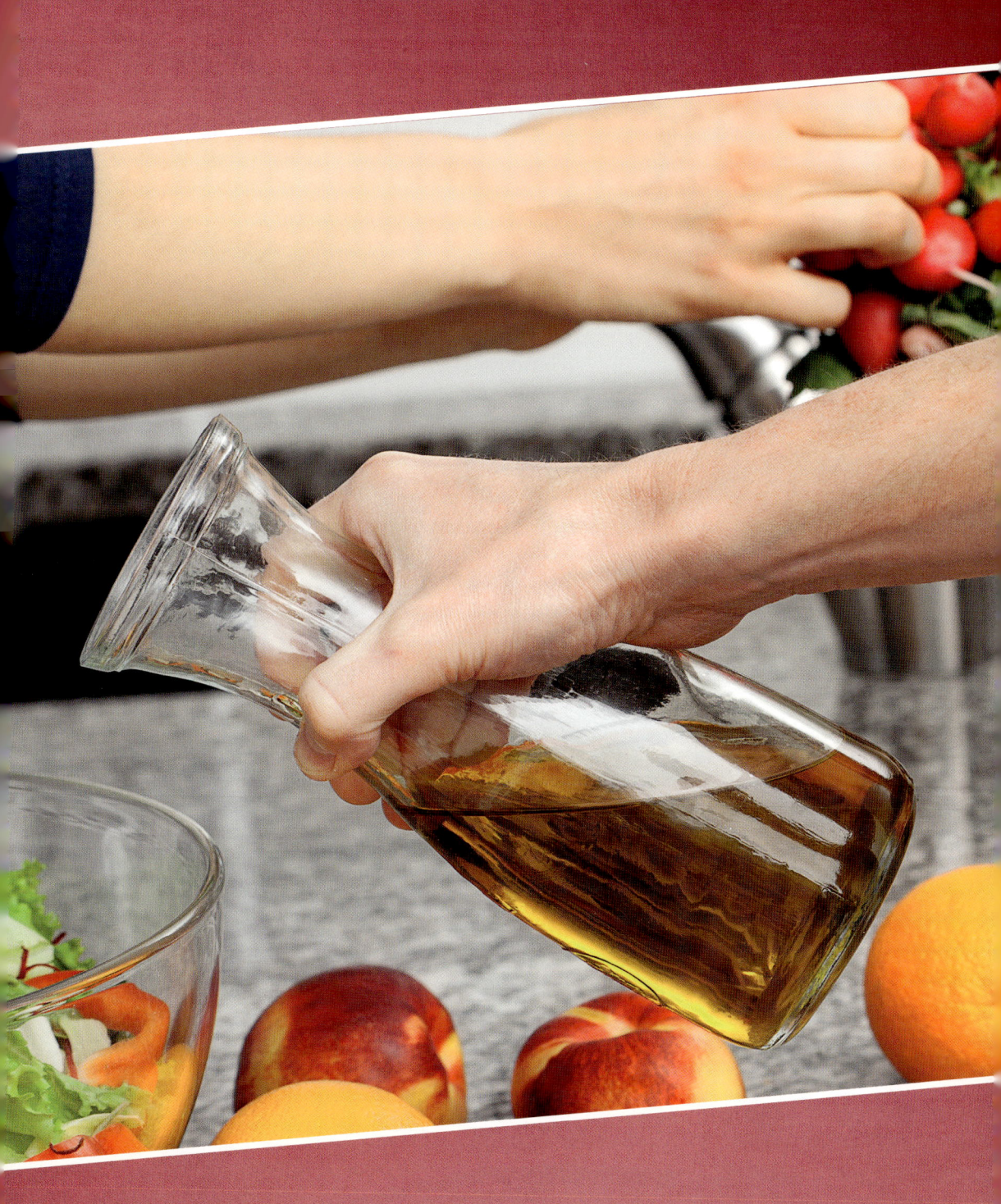

14

SECHS STARKE VERBÜNDETE FÜR JEDEN TAG

WAS IHNEN BEIM ESSEN DAS LEBEN LEICHTER MACHT

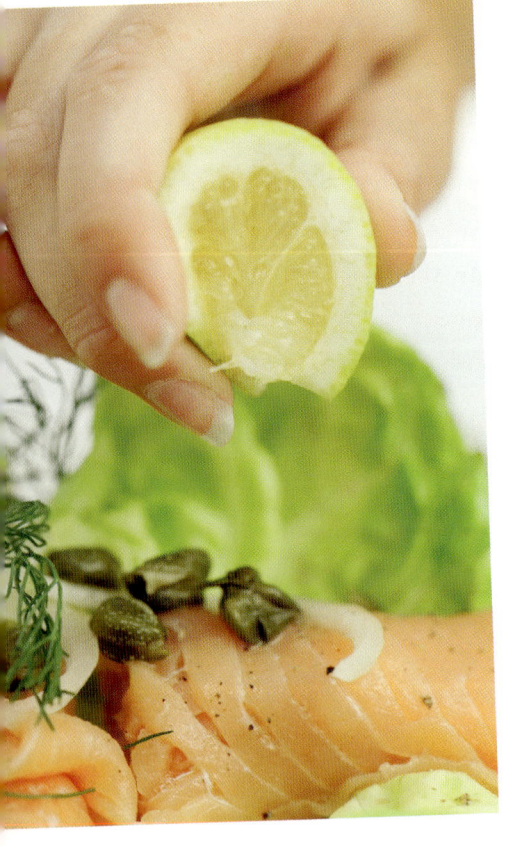

Sie möchten entspannt mit Ihrem Essen umgehen und trotzdem gut mit Ihrem Gewicht zurechtkommen? Um das zu erreichen, brauchen Sie ein paar wirksame neue Gewohnheiten, die Ihnen aber keinesfalls den Spaß am Essen verderben. Im Gegenteil, bewusster wahrzunehmen, was Sie verspeisen, bedeutet auch, wählerischer zu werden. Es ist dann nicht mehr gleichgültig, was Sie da auf die Schnelle wegfuttern, der Genussfaktor steigt.

Wenn Sie sich zwingen, etwas radikal einzuschränken, entstehen in Ihrem Kopf Gedanken wie: „Ich darf nicht ..." oder: „Ich muss durchhalten ...". Sie setzen sich durch strikte Verbote mehr oder weniger stark unter Druck. Diesem Druck standzuhalten, schaffen die einen länger, die anderen nur kurz. Eine Dauerlösung, die Spaß macht, ist es auf keinen Fall.

Deshalb brauchen Sie Ihre persönliche „Genussabteilung". Gemeint sind damit all die Leckereien, von denen Sie eigentlich wissen, dass sie zum täglichen gesunden Sattessen ungeeignet sind: der Schokomuffin, die Kartoffelchips, das Glas Wein. Die Spitze der Pyramide (am Ende dieses Kapitels) steht für diese Gruppe. Was immer Ihre Lieblinge sind – entscheiden Sie, wie oft und wie viel Sie davon essen oder trinken werden. Und genießen Sie! In der Abnehmphase müssen Sie natürlich stärker reduzieren, um Ihr Ziel zu erreichen. Gleichzeitig lernen Sie, sich das, was da täglich auf Ihren Teller kommt, klug zusammenzustellen. Damit schaffen Sie sich eine solide Basis. Ihr Lieblingskuchen mit seinen geballten Kalorien muss dann nicht zum Problem auf der Waage werden. Denn die Woche hat noch sechs andere Tage. Und mit einem täglichen Grundstock, der gut funktioniert, können Sie die „Genussabteilung" gut ausgleichen. Mit einem Essen, das schmeckt, gut sättigt und einfach umzusetzen ist.

Was Sie jetzt lesen, sind die Kernpunkte Ihrer neuen Essweise.

14.1 Viel auf dem Teller – Volumen macht satt, nicht die Kalorien!

Der Magen hat keinen Kalorienzähler, leider! Dafür aber Rezeptoren in seinen Wänden, die über Nerven und Hormone an das Gehirn melden, wie sehr er durch eine Mahlzeit gedehnt wird. Wann Sie sich satt fühlen, steuert ein komplexes System. Die Magendehnung spielt darin eine Hauptrolle. Es macht deshalb einen großen Unterschied, wie groß die Menge an Essen auf Ihrem Teller ist und wie viele Kalorien diese Portion mitbringt. Ein Beispiel: Sie essen ein Sandwich mit zwei Scheiben Brot, Butter, einer Scheibe Käse, zwei Tomatenscheiben und einem Salatblatt. Das Ganze wiegt 190 g – diese Menge soll Ihre Magenwände dehnen, damit Sie satt werden. Oder Sie essen einen Brokkoli-Blumenkohl-Auflauf, mit Schinken und Käse überbacken – 910 g liegen dann auf Ihrem Teller. Volumen und Gewicht machen satt. Natürlich dehnen 910 g Ihren Magen viel stärker als 190 g – den Auflauf werden Sie nicht schaffen.

Und jetzt kommt es: Beide Mahlzeiten liefern mit je 490 Kilokalorien dieselbe Energiemenge.

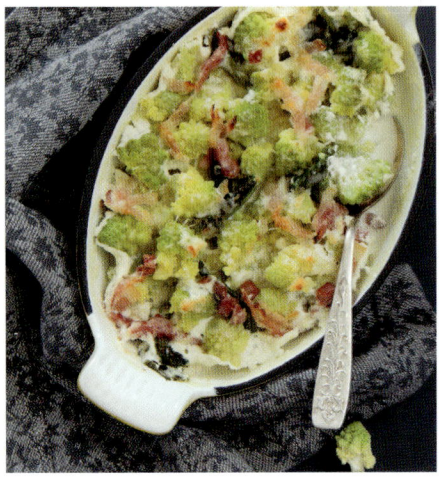

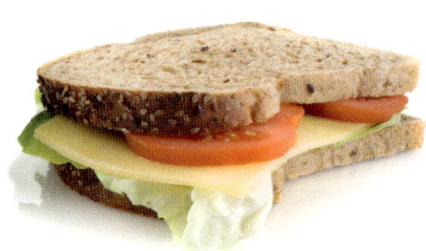

Identische Kalorienzahl – aber ein gewaltiger Unterschied auf dem Teller

Sie brauchen eine niedrige Energiedichte!

Viel Volumen und gleichzeitig relativ wenige Kalorien in einem Gericht – das nennt man eine *geringe Energiedichte*. Ein Wort, das Sie sich merken sollten, denn es ist einer der wichtigsten Schlüssel zum erfolgreichen und nachhaltigen Abnehmen.

Sie erreichen diese niedrige Energiedichte mit den Lebensmitteln aus der untersten Stufe der Pyramide. Bauen Sie in jede Mahlzeit Gemüse, Salat oder Obst ein – ungefähr die Hälfte Ihres Gerichts sollte daraus bestehen. Natürlich lecker zubereitet mit hochwertigen Fetten. Etwa 450-500 g Essen brauchen Sie auf dem Teller, um gut satt zu werden.

Wie Sie diese niedrige Energiedichte, auch ohne extremes Fettsparen, gut realisieren können, lesen Sie in Kap. 16.3. Die Rezepte in diesem Buch (Kap. 4) sind allesamt nach diesem Prinzip zusammengestellt.

14.2 Eiweiß immer dabei – damit Sie lange satt bleiben!

Gemüse, Salate und Obst sind äußerst nützliche Lebensmittel, nicht nur, wenn es um das Abnehmen geht. Sie liefern jede Menge wertvoller Vitamine und sekundärer Pflanzenstoffe, die dafür sorgen, dass der Stoffwechsel gut arbeiten kann und Sie gesund bleiben. Längst sind noch nicht alle positiven Wirkungen dieser winzigen Substanzen erforscht. Nur so viel: Auch die beste Vitaminpille ist nicht in der Lage, das gesamte Spektrum der Inhaltsstoffe etwa eines Apfels zu liefern.

Sie bauen also in jedes Essen großzügig Lebensmittel aus der untersten Ebene der Pyramide ein. Und? Sie werden bald wieder hungrig sein. Die Gemüse- und Obstfraktion alleine reicht nicht aus, um länger satt zu bleiben. Dazu brauchen Sie Eiweißreiches und das in jeder Mahlzeit. Fleisch, Fisch, Käse oder Nüsse sind Vertreter dieser Gruppe, zu finden auf der zweitgrößten Stufe der Pyramide. Kombinieren Sie die Lebensmittel der beiden unteren Stufen und Sie haben alles richtig gemacht. Gemüsepfanne in Olivenöl mit Scampi? Chicorée in Käse-Sahne-Soße? Mit solchen Gerichten lässt sich abnehmen? Ja, sehr gut sogar! Bedingung ist, dass Sie gleichzeitig die Kohlenhydrate reduzieren. Sie bekommen damit schmackhafte Gerichte, die Sie gut versorgen, mit allem, was Sie brauchen. Gleichzeitig bleiben Sie damit lange satt und das bei relativ wenigen Kalorien auf dem Teller.

Australische Wissenschaftler haben 38 verschiedene Studien ausgewertet und einen spannenden Zusammenhang festgestellt: Wer mehr Eiweiß in seine Mahlzeiten packt, nimmt über den ganzen Tag weniger Kalorien auf.

Aber dieser Nährstoff kann noch mehr. Er sättigt nicht nur lange, er lässt auch Ihren Blutzucker viel weniger ansteigen. Warum der Blutzuckerspiegel so wichtig ist und was er zum Beispiel mit Heißhunger zu tun hat, erfahren Sie in Kap. 15, wenn es um die Kohlenhydrate geht.

14.3 Ballaststoffe – Pflege von innen

Sie stellen Ihre Mahlzeiten mit einem hohen Gemüse- und Salatanteil zusammen? Pilze, Hülsenfrüchte, Obst und Nüsse stehen sehr häufig auf Ihrem Speiseplan? Dann essen Sie ballaststoffreich. Auch Vollkorngetreide liefert reichlich von diesen unverdaulichen Pflanzenfasern. Zum Vergleich: Eine Scheibe Weizen-Vollkornbrot bringt fast 4 x so viel Ballaststoffe mit, wie eine Scheibe Weißbrot. Doch, Vorsicht, gleichzeitig bekommen Sie – etwa mit Vollkornbrot – auch viele Kohlenhydrate auf den Teller. Wie viele davon zu Ihrem Gewichtsziel und Ihrem Lebensstil passen, lesen Sie ebenfalls in Kap. 15.

Ballaststoffe – echte Multitalente

- Sie binden Wasser, das vergrößert das Nahrungsvolumen.
- Volumen und Gewicht dehnen die Magenwände, Sättigungshormone werden freigesetzt. Sie nehmen weniger Kalorien auf und fühlen sich trotzdem schneller satt.
- Eine große europäische Studie belegt große Vorteile für diejenigen Probanden, die täglich 10 g mehr Ballaststoffe aufnahmen. Sie nahmen messbar weniger an Gewicht zu als jene, die faserärmer aßen. 10 g stecken zum Beispiel in dieser Kombination: 100 g Himbeeren, 1 Paprikaschote und 150 g Krautsalat.
- Der Blutzucker steigt langsamer an, weniger vom Hormon Insulin wird ausgeschüttet. Wissenschaftler gehen davon aus, dass dieses Hormon die Fettspeicherung begünstigt.
- Die geringere Insulinausschüttung lässt Ihren Blutzucker nicht so stark sinken. Ein niedriger Zuckerwert löst Hunger oder gar Heißhunger aus.
- Ballaststoffe senken das ungünstige LDL-Cholesterol.
- Sie fördern die Verdauung.

- Sie pflegen Ihre Darmschleimhaut und dienen den gesundheitsfördernden Bakterien Ihrer Mikrobiota (Darmflora) als wertvolle Nahrung.
- Sie senken das Risiko für Erkrankungen wie Bluthochdruck und Darmkrebs.

Also jede Menge gute Gründe, sich verstärkt aus den beiden unteren Ebenen der Pyramide zu bedienen. Und damit die Ballaststoffe ihre positiven Wirkungen auch optimal entfalten können, brauchen Sie genügend Flüssigkeit.

14.4 Trinken Sie sich dick? Oder schlank!

Ein Glas Orangensaft, zwei Tassen Instant-Cappuccino, zwei Gläser Apfelschorle, ein Joghurtdrink, eine Flasche fermentierte Limonade, zwei Gläser Wellnesswasser und ein Glas Rotwein.

Diese Liste stammt aus dem Ernährungsprotokoll einer Klientin. Zugegeben, ein extremes Beispiel, aber durchaus kein Einzelfall. Innerhalb eines Tages nimmt sie mit diesen 2 l Flüssigkeit rund 840 Kilokalorien auf. Nur aus Getränken. Das entspricht fast der Hälfte des täglichen Energiebedarfs einer durchschnittlichen Frau. Und sie steht damit keineswegs alleine da. Ich erlebe häufig, dass ein beträchtlicher Teil der täglichen Kalorien nicht gegessen, sondern getrunken wird.

Mit solchen oder ähnlichen Trinkgewohnheiten abzunehmen, ist sehr schwer, wenn nicht gar unmöglich. Getränke passieren den Magen schnell, deshalb sättigen sie nur kurz. So werden ihre Kalorien in aller Regel zusätzlich aufgenommen. Dass zwischen Übergewicht und gesüßten Durstlöschern ein Zusammenhang besteht, wurde inzwischen durch eine Vielzahl von Studien nachgewiesen.

Wie sieht es mit Ihren Trinkgewohnheiten aus? Zunächst geht es um die Menge. Mindestens genauso wichtig ist jedoch, was Sie als Durstlöscher auswählen.

Wissen Sie, wie viel Sie täglich trinken? Um einen Überblick zu bekommen, schreiben Sie einfach an ein oder zwei durchschnittlichen Tagen auf, was Sie trinken. Erreichen Sie 1,5-2 l kalorienfreie Getränke pro Tag? Dann freuen Sie sich – über eine sehr figurgesunde Gewohnheit.

Der Begriff „kalorienfrei" ist eine wichtige Bedingung. Stillen Sie Ihren Durst mit energiehaltigen Getränken, dann summiert sich das schnell. Durch das Aufschreiben finden Sie heraus, ob Ihre Trinkmenge stimmt. Und es macht Ihnen bewusst, was da möglicherweise an Kalorien zusammenkommt. Entdecken Sie Handlungsbedarf? Dann lesen Sie bitte weiter – wie Sie Ihre Getränke beim Abnehmen zu starken Unterstützern machen können.

Was Sie sich ersparen können, wenn Sie Ihren Durst kalorienfrei löschen

Kalorienhaltige Getränke

- sättigen wesentlich weniger, im Vergleich zur selben Kalorienmenge aus festen Lebensmitteln
- fördern den Appetit
- erhöhen die Gesamtenergieaufnahme über den Tag
- liefern oft „leere" Kalorien – also Energie, aber keine Nährstoffe
- locken Insulin und lösen häufig Heißhunger aus

Letzteres gilt ganz besonders für süße Getränke, wie Limonaden, Säfte oder Saftschorlen, die Sie womöglich über den Tag verteilt trinken. Immer wieder wird dadurch Insulin ausgeschüttet. Und immer wieder blockieren Sie so Ihre Fettverbrennung. Gleichzeitig rauben Sie der ohnehin häufig überforderten Bauchspeicheldrüse jede Chance auf eine längere Pause.

Die gute Wahl – Ihre täglichen kalorienfreien Durstlöscher

- Wasser – Ihr Hauptgetränk:
  mit Ingwer, mit Obststücken oder mit frischer Minze ziehen lassen, schmeckt erfrischend und bringt Abwechslung.

- Kaffee, schwarzer oder grüner Tee – 3-4 Tassen täglich: ohne Zucker kein Problem.
  - Kräuter- und Früchtetees – so viel Sie mögen:
    Es gibt unzählige leckere Sorten, z. B. Zitronenmelisse, Ingwer-Orange mit Vanille oder Zitronengras mit Holunder.

Alle anderen Getränke platzieren Sie bitte gedanklich in Ihrer „Genussabteilung". Sie erinnern sich, dafür steht die Spitze der Pyramide. Sie können sie immer mal wieder genießen – mehr oder weniger, je nach Ihrem Gewichtsziel. Um Ihren täglichen Flüssigkeitsbedarf zu decken, sind sie ungeeignet.

Wie Sie von guten Trinkgewohnheiten profitieren

- Wasser kurbelt den Stoffwechsel an: Etwa 30 Kalorien sind es, die Sie pro 0,5 l, die Sie trinken, zusätzlich verbrennen. Klingt nicht viel, summiert sich aber. Trinken Sie 2 l Wasser täglich, können Sie dadurch etwa 130 Kilokalorien mehr umsetzen.
- Wasser macht schön: Mit genügend Flüssigkeit straffen Sie Ihre Haut – sichtbar. Ob Sie genug trinken, können Sie mit einem einfachen Test herausfinden. Dazu drücken Sie die Haut auf Ihrem Handrücken mit Daumen und Zeigefinger zu einer Falte zusammen. Die Falte sollte sofort nach dem Loslassen wieder verschwinden. Falls nicht, deutet das darauf hin, dass Sie Wasser brauchen.
- Wasser ist der Hauptbestandteil unseres Körpers: Zu 60-70 % bestehen wir daraus. Unzählige Stoffwechselvorgänge laufen nur mit Wasser ab. Es transportiert Nährstoffe zu den Zellen und Stoffwechselendprodukte aus dem Körper. Es fördert die Verdauung. Außerdem verbessert es die Konzentration und hält uns leistungsfähig.

Richtiges Trinken

Trinken Sie kalorienfrei! Und trinken Sie genug!

Verbessern Sie Ihre Trinkgewohnheiten! Sie gehen damit einen sehr effektiven Schritt, der es Ihnen wesentlich erleichtert, mit Ihrem Gewicht glücklich zu werden. Und das jeden Tag.

Richtiges Trinken – so geht's

- Täglich etwa 1,5-2 l kalorienfreie Getränke (mehr, wenn Sie sehr wenig essen, ebenso bei hohen Temperaturen oder sportlicher Betätigung).
- Trinken Sie gut über den Tag verteilt, damit es auch ankommt. Der Körper kann nur eine bestimmte Menge Flüssigkeit pro Zeit aufnehmen. Trinken Sie zum Beispiel 1 l innerhalb einer halben Stunde, wird der Großteil ausgeschieden.
- Beginnen Sie gleich nach dem Aufstehen mit einem Glas Wasser. Es fördert nicht nur Ihre Verdauung. Sie beenden damit auch die Nacht, in der Ihre Flüssigkeitsspeicher ohne Nachschub auskommen müssen.
- Trinken Sie vor dem Essen 1-2 Gläser Wasser. Sie bewirken damit eine kurze Sättigung und können Ihre Mahlzeit mit weniger Heißhunger angehen.
- Wenn Sie doch mal etwas Kalorienhaltiges trinken möchten, etwa eine Saftschorle, dann am besten gleich nach der Mahlzeit. So provozieren Sie damit keinen zusätzlichen Insulinausstoß. Insulin würde die Fettverbrennung in einer essensfreien Phase hemmen.
- Gewohnheiten entstehen durch Wiederholung: Stellen Sie sich Ihr Wasser vor die Nase. Morgens die Wasserflaschen schon bereitzustellen, hilft, daran zu denken und die Trinkmenge im Auge zu behalten. Entwickeln Sie Rituale. Bis der Tag kommt, an dem Ihnen etwas fehlt, wenn die Teekanne mal nicht vor Ihnen auf dem Schreibtisch steht.
- Besonders, wenn Sie bisher sehr wenig beziehungsweise kalorienreich getrunken haben: Nehmen Sie den Unterschied wahr! Genießen Sie mehr Energie, eine bessere Konzentrationsfähigkeit, die elastischere Haut, weniger Heißhunger. Und all die Kalorien, die Sie jetzt mit so geringem Aufwand einsparen.

Was in Getränken so drinsteckt

Getränk	Menge in Litern	Energie in Kilo-kalorien	Kohlenhydrate in Gramm	Entspricht Würfelzucker in Stück
Apfelschorle (1:1)	0,3	74	16	5
Cappuccino Fertiggetränk Kühltheke	0,23	136	24	8
Cola	0,3	182	33	11
Orangensaft	0,3	120	25	8
Wellnesswasser	0,3	66	16	5
Aperol Spritz	0,2	325	48	16
Rotwein schwer	0,2	156	5	2
Sekt	0,2	158	7	2
Weißwein trocken	0,2	144	0,2	0

Beispiele – die Werte sind gerundet und können je nach Produkt variieren.

Ein Stück Würfelzucker (3 g) enthält 3 g Kohlenhydrate.

14.5 Sich regelmäßig satt essen – 3 x täglich!

Brauchen Sie Ihr Frühstück? Oder gehören Sie zu den Frauen, die morgens keinen Appetit haben? Ob Sie morgens um sieben Uhr etwas essen wollen oder erst um 11 Uhr, sollten Sie nach Ihren persönlichen Vorlieben ausrichten. Entscheidend ist, dass Sie Ihre Mahlzeiten planen. Spät aufgestanden, dann ab ins Büro, um 10.30 Uhr kommt der Hunger und zwei Tische weiter steht die Schale mit den Süßigkeiten. Erinnern Sie sich an den „Willensmuskel"? Sie tun alles, um ihn zu überfordern, wenn Sie so in den Tag starten. Planen Sie Ihr Essen und planen Sie es bitte realistisch! Frühstücken Sie nicht so gerne, dann nehmen Sie sich etwas mit. Wenn Sie allerdings wissen, dass Sie im Job keine Gelegenheit haben, einigermaßen in Ruhe zu essen, dann sollten Sie über ein Frühstück zu Hause nachdenken.

Überlegen Sie vorher, wie Ihr Tag und Ihre Woche aussehen werden. Sind Sie unterwegs oder zu Hause? Welche Möglichkeiten für Ihre drei Mahlzeiten bieten sich an? Sie profitieren so sehr vom Planen, weil Sie dann entscheiden, was Sie essen. Was für eine große Veränderung: Jetzt agieren Sie, statt zu reagieren. Sie werden hochwertiger essen und sich besser fühlen, weil Sie gleichmäßiger versorgt sind.

Sie haben Hunger und kommen an einer Bäckerei vorbei. Die Wahrscheinlichkeit, dass Sie sich spontan ein süßes Teilchen holen, ist hoch. Davon bleiben Sie natürlich nicht lange satt. Im Gegenteil, Ihr Blutzucker steigt schnell an, die Bauchspeicheldrüse schüttet viel Insulin aus und der Zucker fällt stark ab. Sie spüren das in Form von Heißhunger, die Lust – ganz besonders auf Süßigkeiten – steigt.

Es ist ein großer Unterschied, ob Sie etwas Süßes genießen. Oder ob Sie es essen, weil Sie hungrig sind und gerade nichts anderes in der Nähe ist. Sich 3 x täglich satt zu essen, bedeutet, Heißhunger ade – Sie werden sich leistungsfähiger und wohler fühlen.

Zwischen den Mahlzeiten braucht Ihr Körper Pausen. Ständiger Nachschub – gleichgültig, ob gegessen oder getrunken – macht es ihm unmöglich, sich aus den eigenen Fettreserven zu versorgen. Denn die Türen der Fettzellen sind dann verschlossen. Das Insulin sorgt dafür, dass die Kalorien, die frisch von außen kommen, zuerst verarbeitet werden. Daher meine Empfehlung: Planen Sie drei regelmäßige, sättigende Mahlzeiten pro Tag. Und dann schauen Sie, ob Sie persönlich noch eine Zwischenmahlzeit brauchen. Das ist individuell verschieden. Und das Fazit? Längere Pausen zwischen den Mahlzeiten sind sehr hilfreich beim Abnehmen und Gewichthalten. Aber, Vorsicht! Sich hungernd durch die Zeit zu quälen, um die essensfreien Stunden zu verlängern, ist kontraproduktiv – siehe Heißhunger! Vorschläge für Snacks, die Ihnen Heißhunger ersparen, finden Sie in Kap. 4.2.

14.6 Langsam und ohne Ablenkung zu essen macht schlank!

Sie wissen es vermutlich: langsam zu essen wäre gut. Tatsache ist, dass Schnellesserinnen mehr verspeisen. Kein Wunder, dauert es doch 15-20 min, bis der Körper Sättigungssignale aussendet. Sind Sie schon vorher fertig, nehmen Sie sich die Chance, aufzuhören, wenn Sie merken, dass Sie satt sind.

Der Effekt beim Nebenbeiessen ist ähnlich. Denn dann übersehen wir die Sättigungssignale viel leichter. Gleichgültig, ob Ihre Mahlzeit beim Fernsehen oder vor dem Computer stattfindet – Studien bestätigen: Abgelenkte Esser nehmen mehr Kalorien auf.

Doch die Tage sind vollgepackt – Beruf, Kinder, Freizeit, Haushalt – bei vielen Frauen läuft die Geschichte mit der Nahrungsaufnahme eher unter „mal eben schnell". Sich selbst mit seinen Bedürfnissen wahrzunehmen, spielt beim langsamen Essen eine große Rolle. Was würden Sie Ihrer besten Freundin antworten, die Ihnen erzählt, dass sie keine Zeit habe, um in Ruhe zu essen? Gilt das, was Sie ihr sagen, auch für Sie selbst? Oft legen wir bei uns selbst ganz andere Maßstäbe an als bei anderen – häufig härtere.

Oder gehören Sie zu jenen, die es gar nicht wichtig finden, was sie essen? Es ist extrem schwer, etwas zu verändern, das Ihnen gar nicht so sehr am Herzen liegt.

Was und wie Sie essen, ist Pflege von innen. Ernähren Sie sich hochwertig, gönnen Sie sich Pausen und Auszeiten, dann kann Frau das sehen. Etwa an der Haut, den Haaren, der Ausstrahlung und am Gewicht. Gut auszusehen, steht auf Ihrer Prioritätenliste weit oben? Vielleicht wird das Ihr zukünftiger Motivator, um besser zu essen. Die Körperpflege von außen schreiben viele Frauen groß. Wie viel Aufmerksamkeit gönnen Sie Ihrer Ernährung – der Pflege von innen?

Entscheiden Sie, ob Sie bereit sind, etwas zu verändern. Falls ja, dann gehen Sie in die Details: Welche Möglichkeiten bietet Ihr Tagesablauf? Beginnen Sie mit der Mahlzeit, mit der Sie am wenigsten zufrieden sind. Welche neue Gewohnheit wollen Sie konkret anpacken, um langsam und genussvoll zu essen?

14.7 So essen Sie Ihr Fett weg – man nehme ...

1 Eine geringe Energiedichte – viel Essen auf dem Teller bei wenigen Kalorien!

2 Eiweißreiches in jede Mahlzeit, damit Sie lange satt bleiben!

3 Ballaststoffe immer dabei – die Multitalente!

4 Kalorienfreie Durstlöscher für Ihre Wohlfühlfigur!

5 Sich regelmäßig satt essen – Hungern macht dick!

6 Langsam und genussvoll – nicht nur Ihrer Figur zuliebe!

Sieht doch ganz überschaubar aus, oder? Ist es auch. Denn diese „goldenen Regeln" ergänzen sich perfekt mit Ihrem neuen schmackhaften Essen. Die Pyramide gibt Ihnen einen guten Überblick. Am besten machen Sie sich eine große farbige Kopie davon – für Ihren Küchenschrank.

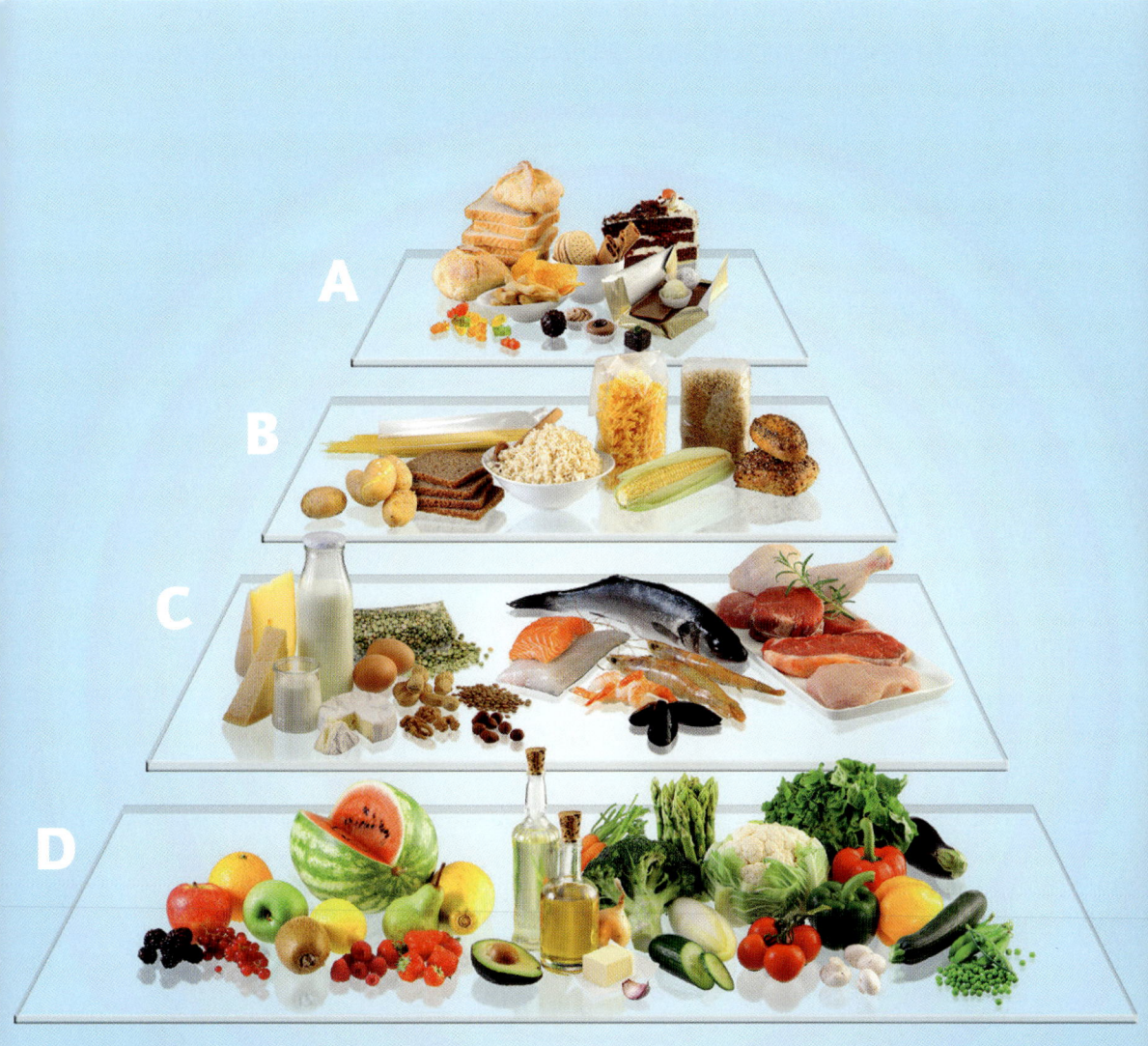

A

B

C

D

Die LOGI-Pyramide nach Dr. Nicolai Worm, 2009, aus »Die LOGI-Methode: Glücklich und schlank«, systemed Verlag, ©systemed Verlag

A Selten – wenn, dann mit Genuss: Weißmehlprodukte, Süßigkeiten, Kuchen, herzhafte Knabbereien, wie Chips oder Salzstangen, gesüßte bzw. alkoholische Getränke.

B Wenig – dosiert nach Bewegungsgewohnheiten und Gewichtsziel: Nudeln, Reis, Kartoffeln, Mais, Getreideprodukte, wie Vollkornbrot oder Müsli.

C Zu jeder Mahlzeit etwas davon: Milchprodukte, Eier, Fisch, Meeresfrüchte, Fleisch, Nüsse, Kerne, Hülsenfrüchte (auch Tofu).

D Große Portionen – so viel Sie mögen: Gemüse, Pilze, Salate.
Zubereitet mit hochwertigen Fetten: Oliven-, Raps- oder Walnussöl.
Zwei Portionen täglich: Obst.

Die LOGI-Pyramide nach Dr. Nicolai Worm, (2009), aus: „Die LOGI-Methode: Glücklich und schlank",
systemed Verlag. Copyright: systemed Verlag

14.8 Das kommt auf den Teller – die Mengen

Wie viel Fleisch oder Käse soll ich denn jetzt pro Mahlzeit essen? Solche Fragen werden in meinen Ernährungskursen häufig gestellt. Keine Angst, Sie sollen jetzt nicht anfangen, akribisch abzuwiegen. Die Mengenangaben dienen als grobe Anhaltspunkte, um ein Gefühl zu entwickeln. Dafür, in welchem Verhältnis die einzelnen Lebensmittelgruppen auf Ihrem Teller vertreten sein sollen.

Beginnen wir von unten. Und genau in dieser Reihenfolge sollten Sie Ihre Mahlzeiten auch zusammenstellen: „Auf welches Gemüse oder welchen Salat habe ich Lust?" Um sich dann zu fragen, was Sie aus der zweiten Stufe mögen: „Heute mal Fisch oder lieber Käse?" Aus diesen beiden Ebenen kombinieren Sie eine leckere Mahlzeit, die Ihren Teller füllt. Dann entscheiden Sie, ob Sie Kohlenhydratreiches dazuhaben wollen. Und wenn ja, wie viel davon zu Ihrem persönlichen Gewichtsziel passt.

Anhaltspunkte zu den Mengen

Stufe 1 – die Stufe zum Sattessen

Etwa die Hälfte Ihrer Mahlzeit besteht aus Gemüse, Salat, Pilzen oder Obst:

- Gemüse, Salat oder Pilze: mindestens 300 g und dann so viel Sie mögen
- Fett zur Zubereitung: 1-2 Esslöffel
- Obst: ca. 150-200 g (2 x täglich ein Stück oder eine Handvoll)

Stufe 2 – Eiweißreiches, das hält lange satt

Fleisch, Fisch, Meeresfrüchte: ca. 150-200 g

Eier: 1-3 Stück

Hülsenfrüchte: ca. 150-200 g

Milchprodukte: ca. 200-300 g

Käse: ca. 40-50 g

Stufe 3 – die Hauptlieferanten für Kohlenhydrate

Größere Abnehmerfolge erzielen Sie, wenn Sie diese Lebensmittel für eine Weile sehr stark reduzieren. Oder Sie wählen zum Beispiel zwei Mahlzeiten mit einer kleinen Beilage und eine ohne. Falls Sie „mit" wählen, kann das so aussehen:

Vollkornbrot: 1 Scheibe

Kartoffeln: 2 kleine

Nudeln oder Reis (gekocht), Haferflocken: 3 Esslöffel

Stufe 4 – die Abteilung für seltene Genüsse

Das gilt ganz besonders während der Abnehmphase.

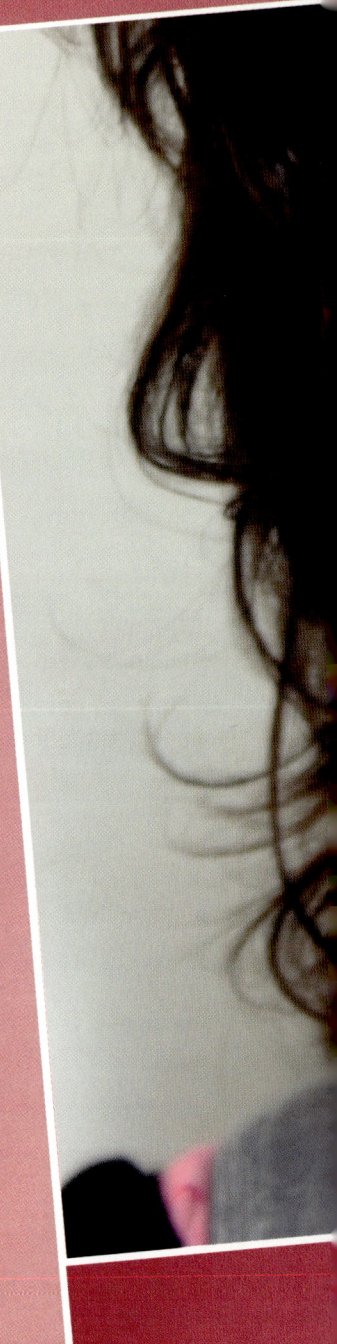

15

KOHLENHYDRATE – GUT ODER BÖSE?

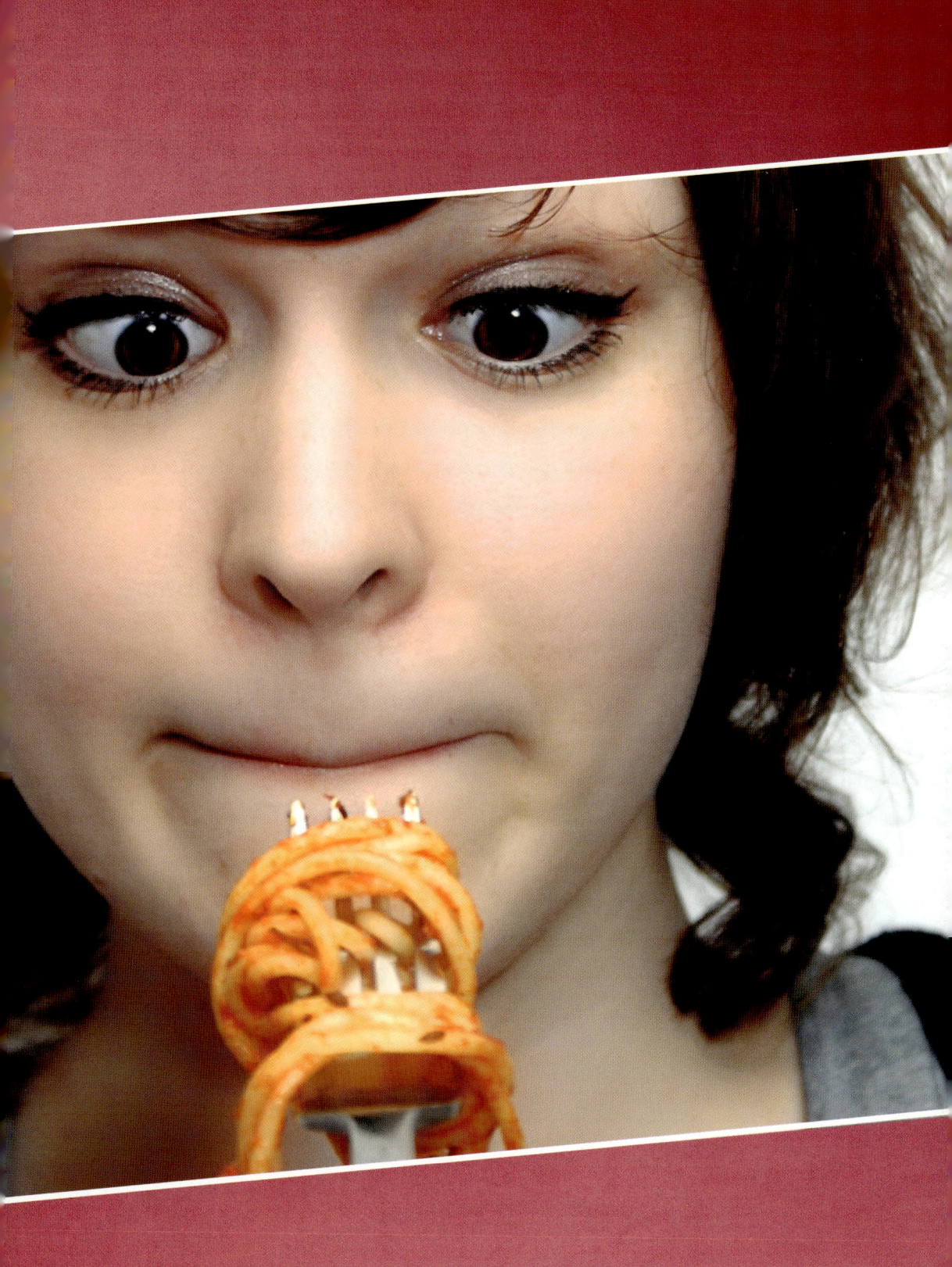

15

KOHLENHYDRATE – GUT ODER BÖSE?

„Fett macht fett!" oder: „Kohlenhydrate – die Dickmacher!". Knackige Schlagzeilen dieser Art werden von den Medien gerne eingesetzt. Sie bedienen unser Bedürfnis nach klaren Aussagen, die das Leben leicht verständlich und überschaubarer machen. „Gut oder böse", „schwarz oder weiß", sind solche eindeutigen Kategorien. Doch die Wirklichkeit lässt sich nur selten durch ein klares „Entweder-oder" erklären. Oft liegt viel Wahrheit zwischen den Extrempositionen. Das gilt ganz besonders für die Ernährungswissenschaften. Fett kann fett machen. Kohlenhydrate können dick machen. Natürlich, Sie erinnern sich an die positive Energiebilanz von Kap. 12.1: Essen Sie mehr, als Sie verbrauchen, dann nehmen Sie zu.

„Jein ... – Ja, aber ... – Nur wenn ...", so beginnen die Sätze, die dann kommen müssen, um zu verstehen, wie diese Nährstoffe tatsächlich wirken. Was genau machen sie bei wem und unter welchen Bedingungen?

Grundsätzlich lässt sich sagen: Genussvoll und gesund zu essen, bedeutet fast immer, Extreme zu meiden. Unser gesunder Menschenverstand ist häufig ein guter Berater – wenn er denn gehört wird. Jeden Abend Süßigkeiten zu naschen oder NIE mehr Schokolade essen zu wollen, sind Beispiele für solche Extreme. Besonders bei den „Nie-mehr-Vorsätzen" macht uns schon allein die Psyche einen Strich durch die Rechnung. Denn, was verboten ist, wirkt gemeinerweise besonders verlockend auf uns. Für eine Weile lässt sich das auch durchhalten, aber was dann?

Bis vor Kurzem hieß der erklärte Figurfeind noch Fett. Die Devise zum Abnehmen lautete „Fettsparen um jeden Preis" – häufig auf Kosten des Geschmacks. Genauso übertrieben wäre es, sich jetzt vorzunehmen, die Kohlenhydrate rigoros aus dem Speiseplan zu streichen. Zudem ist es nicht nur unnötig, sondern auch noch schwer realisierbar. Denn Hand aufs Herz: Ein Leben völlig ohne Brot und Nudeln dürfte den allermeisten keinen Spaß machen. Wir Menschen sind verschieden. Deshalb sollten Sie herausfinden, wie viele Kohlenhydrate Sie persönlich brauchen. Welche Menge Ihnen gut bekommt, Ihrem Gewicht, Ihrem Stoffwechsel und Ihrer Leistungsfähigkeit.

Wir benötigen Energie zum Leben und die holen wir uns aus drei verschiedenen Hauptnährstoffen: aus Fett, aus Eiweiß und aus den Kohlenhydraten. Letztere sind übrigens nicht lebensnotwendig, denn der Organismus kann sie selbst herstellen.

Kohlenhydrate sind ein hochwertiger und schneller Treibstoff, aktive Muskeln benutzen ihn gerne. Die Kalorien daraus stehen kurzfristig zur Verfügung und verbrennen wie ein helles loderndes Strohfeuer. Die meisten Leistungssportler haben kein Problem, größere Mengen an Kohlenhydraten zu verstoffwechseln. Denn je nach Sportart verbrauchen sie enorme Mengen an Energie. Sie leeren regelmäßig ihre Speicher und schaffen damit wieder Platz für neue Kohlenhydrate.

In unserem oftmals gemächlichen Alltag sieht das ganz anders aus. Die Mehrzahl lebt bewegungsarm und ist gleichzeitig übergewichtig. Das Robert-Koch-Institut untersuchte in einer repräsentativen Befragung die Sportgewohnheiten der Frauen in Deutschland: Knapp 64 % gaben an, regelmäßig für zwei oder mehr Stunden pro Woche sportlich aktiv zu sein. Diese Zahl ist seit 2003 um 5 % angestiegen. Auf der anderen Seite stehen die 36 %, die überhaupt keinen Sport treiben.

Gehören Sie zu der Gruppe, die 2 x wöchentlich eine Stunde sportelt? Eine sehr wertvolle Gewohnheit! Aber leider nur auf den ersten Blick … Denn die Woche hat die stattliche Anzahl von 168 Stunden. Da wird schnell das ungesunde Verhältnis klar. Zwei Stunden, um Körper und Stoffwechsel das zu geben, wofür sie gemacht sind und um sie gut instand zu halten?

So ein unausgewogenes Verhältnis macht den Alltag umso wichtiger, da zählt jeder Schritt. Ganz besonders, wenn Sie auch noch sitzend arbeiten. Jede noch so kleine körperliche Aktivität, die Sie in Ihr tägliches Leben einbauen, hilft Ihrem Stoffwechsel, besser mit den Kohlenhydraten zurechtzukommen. Welche Menge Sie (ver-)brauchen können, hängt auch davon ab, wie häufig Sie Ihre Muskeln einsetzen. Oder anders ausgedrückt: Nudeln wollen verdient werden.

15.1 Gewicht verlieren – dafür gibt es verschiedene Wege

Um abzunehmen, müssen Sie die Kalorienzufuhr reduzieren, mehr oder weniger stark, je nach Ziel. Die nötige negative Energiebilanz können Sie mit fast allen Diäten erreichen, auch wenn die Konzepte aus ernährungswissenschaftlicher Sicht durchaus nicht immer sinnvoll sind. Die Nachfrage ist groß, entsprechend auch das Angebot: Von der Kohlsuppendiät bis „Friss die Hälfte" gibt es unzählige Varianten. Und mit den meisten dieser Diäten verlieren Sie auch Gewicht, jedenfalls solange Sie es schaffen, sich an den vorgegebenen Ernährungsplan zu halten. Und dann? Dann reicht es Ihnen irgendwann mit dem genau festgelegten Essen und der strikte Plan ist Geschichte. Es wird wieder gegessen wie vorher und zugenommen ebenso. Eigentlich kein Wunder, denn wie sollten Sie das neue Gewicht auch halten, wenn Sie nach der Diät wieder in Ihre alten Ernährungsgewohnheiten zurückfallen?

Falls Sie mit einer bilanzierten Diät, also einer festgesetzten täglichen Kalorienmenge, abspecken, spielt es für das Gewicht keine Rolle, wie Sie die Kalorien eingespart haben. Ganz gleichgültig, ob Sie Kohlenhydrate reduzieren oder fettarm essen, der Abnehmerfolg richtet sich in erster Linie danach, wie viel Energie Sie weniger aufnehmen. Wichtig ist dabei in jedem Fall, auf ausreichend Eiweiß zu achten. Sonst verlieren Sie wesentlich mehr wertvolle Muskulatur und erhöhen so zusätzlich die Gefahr, Ihr verlorenes Gewicht nach der Diät wieder zuzulegen.

15.2 Kohlenhydrate – kombinieren in der Praxis

Warum empfehle ich Ihnen dann ausgerechnet, die Kohlenhydrate zu reduzieren? Dafür gibt es mehrere Gründe. Einerseits profitieren Ihr Stoffwechsel und Ihre Gesundheit davon. Andererseits lässt sich damit gut abnehmen, auch Ihre Muskeln werden gut versorgt. Fast noch wichtiger: Sie wählen damit eine Art zu essen, mit der Sie dauerhaft die Kalorienmenge auf Ihrem Teller besser in den Griff bekommen. Und dann schmeckt es auch noch!

Essen bedeutet Befriedigung. Fett ist ein Geschmacksträger. Reduzieren Sie es zu sehr, leidet der Genuss und die Befriedigung bleibt auf der Strecke. Wollen Sie dauerhaft mit Essen und Gewicht glücklich werden, dann brauchen Sie Mahlzeiten, die Ihnen schmecken. Sie müssen anhaltend sättigen und eine geringe Energiedichte mitbringen.

Klingt nicht nur einfach – ist es auch. Nehmen Sie sich die Pyramide auf S. 219 als groben Rahmen, um Ihre Mahlzeiten zu kombinieren. Die Nahrungsmittel auf den beiden unteren Stufen sind zum Sattessen da. Sie finden hier viel schmackhaftes Gemüse, Salate und Pilze, die mit hochwertigen Fetten zubereitet werden. Dazu gibt es Eiweißreiches, wie etwa Fisch, Fleisch, Nüsse oder Milchprodukte, das sättigt lange. Gefüllte Paprika mit Hackfleisch und Schafskäse sind ein Beispiel für so eine Mahlzeit.

Beim Zusammenstellen der Gerichte empfehle ich Ihnen, das Pferd andersherum aufzuzäumen. Anstatt sich zu fragen: „Was esse ich zum Brot? oder: „Welche Soße mache ich für die Nudeln?", überlegen Sie einfach: „Auf welches Gemüse, welchen Salat habe ich Lust? Und soll es heute Fleisch sein oder möchte ich lieber etwas Vegetarisches aus der Eiweißabteilung?" Damit füllen Sie Ihren Teller. Und dann entscheiden Sie, wie viel an Brot, Nudeln und Co. Sie noch zusätzlich brauchen. So machen Sie die „Sättigungsbeilagen" aus der zweithöchsten Pyramidenstufe wirklich zur kleinen Beilage.

15.3 So geht der Körper mit den Kohlenhydraten um

Jetzt soll es darum gehen, wie Kohlenhydrate auf den Stoffwechsel wirken. Welche chemischen Vorgänge spielen sich im Körper ab, wenn sie mit von der Partie sind? Und darum, was sie auslösen können, je nach Mensch. Denn wie viel Sie persönlich von diesem Nährstoff gut vertragen, hängt von Ihrem Lebensstil, Ihrem Gewicht und von Ihren Genen ab.

Kohlenhydrate sind, chemisch betrachtet, Zucker. Schlicht und einfach Zucker, machen Sie sich das bewusst! Ganz gleichgültig, ob sie als Nudeln, Brot oder Gummibärchen daherkommen. Stellen Sie sich Kohlenhydrate als mehr oder weniger lange Ketten vor. Die einzelnen Kettenglieder nennt man *Einfachzucker*. Ihre bekanntesten Vertreter sind *Glukose* (Traubenzucker) und *Fruktose* (Fruchtzucker). Sie stecken etwa in Obst oder Honig. Der Haushaltszucker ist ein Beispiel für ein sehr kurzkettiges Kohlenhydrat: Seine Ketten bestehen jeweils nur aus zwei Gliedern, einer Glukose und einer Fruktose. In dieser Variante kommen Kohlenhydrate besonders häufig in unserem Essen vor. Mitunter auch in Speisen, in denen Sie Zucker nie und nimmer vermuten würden. Oder wussten Sie, dass in einem einzigen Esslöffel Tomatenketchup die Zuckermenge von fast eineinhalb Würfeln stecken kann?

Bei stärkehaltigen Lebensmitteln sind die Ketten viel länger, manche auch verzweigt, doch auch sie bestehen aus aneinandergereihten Einfachzuckern.

Kohlenhydrate stecken in vielen Lebensmitteln, auch in Obst und Gemüse. Richtig große Mengen aber liefern vor allem Brot, Nudeln, Reis und Kartoffeln. Essen wir den Nährstoff in dieser Form – und das tun die meisten Frauen gerne –, müssen die langen Ketten immer zuerst in ihre Einzelglieder gespalten werden. Diese Aufgabe übernehmen die Enzyme bei der Verdauung. Nur als aufgespaltene Einfachzucker können die Kohlenhydrate vom Darm in das Blut übergehen.

Hier steigt jetzt der Glukosespiegel (Blutzucker), mal schneller, mal langsamer, mal mehr, mal weniger. Je nachdem, was gegessen oder getrunken wurde. Beim Blutzucker versteht der Körper keinen Spaß. Zu Recht, denn es ist lebenswichtig, dass der Glukosewert in einem bestimmten Bereich gehalten wird. Außerdem schädigen chronisch hohe Werte die Wände der Blutgefäße.

Die Bauchspeicheldrüse reagiert also und schüttet das Hormon Insulin aus. Es ist der einzige Stoff im Organismus, der den Blutzuckerspiegel senken kann. Das Hormon hat übrigens noch weitere wichtige Aufgaben, beispielsweise signalisiert es dem Gehirn Sättigung.

Doch zurück zu unserem hohen Blutzucker: Insulin senkt den Glukosespiegel, indem es die Körperzellen für die aufgespaltenen Kohlenhydrate öffnet. Im Idealfall wandert der Zucker in die Muskelzellen, um dort durch Muskelarbeit verbrannt zu werden.

Doch besonders bei Menschen mit Übergewicht und Bewegungsmangel sind die Speicher der Muskelzellen bis zum Anschlag gefüllt. Aber da kommen noch immer so viele Kohlenhydrate aus dem Blut daher, die ihr Plätzchen suchen. Wohin also mit denen? Da die beste Lösung nicht mehr realisierbar ist, greift unser Körper gezwungenermaßen zur zweitbesten. Und wie so oft im Leben ist das Zweitbeste kein Vergleich zum Besten. So auch in diesem Fall: Denn nun werden die überschüssigen Kohlenhydrate in Fett umgewandelt und mithilfe von Insulin in den Fettzellen gespeichert. Und die Probleme beginnen, immer dicker zu werden.

15.4 Wie Kohlenhydrate krank machen können

Gehören Sie zu den Menschen mit Gewichtsproblemen? Dann ist die Wahrscheinlichkeit erhöht, dass zu viele Kohlenhydrate Ihren Organismus überfordern. Glücklicherweise gilt das nicht für alle. Etwa 25 % der Übergewichtigen erfreuen sich eines gesunden Stoffwechsels, besonders häufig diejenigen, die sich regelmäßig bewegen.

Von jenen, die nicht mit so einem widerstandsfähigen Stoffwechsel gesegnet sind, leiden viele unter einer Insulinresistenz (S. 98). Diese Stoffwechselstörung kann eine Kaskade von Folgen auslösen. Weil die Körperzellen schlecht auf Insulin ansprechen, muss die Bauchspeicheldrüse immer mehr davon produzieren. Mit kohlenhydratreichem Essen verstärken Sie diesen Mechanismus. Ist das Organ zunehmend überfordert, steigen die Blutzuckerwerte, das wiederum schädigt die Blutgefäße. Die Gefahr, Diabetikerin zu werden, wächst ebenso wie das Risiko für Bluthochdruck und Fettstoffwechselstörungen. Und das erhöht wiederum die Wahrscheinlichkeit für Herzinfarkt und Krebs. Wer wie stark reagiert, da gibt es von Frau zu Frau natürlich große individuelle Unterschiede. Aber wie so oft bei derart komplexen Vorgängen: Verändert sich an einer Stelle etwas, dann wirkt das auf andere.

Sie sollten wissen, ob Sie zur großen Gruppe der Insulinresistenten gehören. Denn dann profitieren Sie ganz besonders, wenn Sie weniger Kohlenhydrate essen.

Sind Sie normalgewichtig, haben aber einen erhöhten Taillenumfang, also ein „Apfeltyp"? Auch das macht Sie anfälliger für eine Insulinresistenz. Lassen Sie sich ärztlich untersuchen. So finden Sie heraus, ob Ihr Zuckerstoffwechsel bereits angeschlagen ist. Ein einfacher, relativ neuer Weg, um eine mögliche Insulinresistenz abzuklären, führt über die Blutfettwerte. Liegt der Quotient aus den Triglyzeriden (S. 99) und dem HDL-Cholesterol bei Frauen über 2,5, kann von einer Insulinresistenz ausgegangen werden. Und dieses Wissen lohnt sich, denn die Stoffwechselstörung lässt sich durch Bewegung und Abnehmen in den meisten Fällen beheben.

„Sie sind insulinresistent. Wenn Sie Ihren Lebensstil unverändert beibehalten, werden Sie mit großer Wahrscheinlichkeit Diabetikerin." Kurz nach dieser schockierenden Diagnose kommen häufig Frauen zu mir. Nach dem ersten Schrecken bewirken diese Fakten für viele eine sehr starke Motivation, ihr Essverhalten und ihren Lebensstil erfolgreich anzupacken.

Bevor Sie jetzt mit leichtem Gruseln das Buch zur Seite legen, schnell die wichtigste Erkenntnis daraus: Sie können das ändern. Das Gewicht zu reduzieren, wirkt am effektivsten. Bereits mit überschaubaren 5 % weniger auf der Waage verbessern Sie Ihren Stoffwechsel, Ihre Zellen reagieren wieder sensibler auf das Insulin. Regelmäßiges Ausdauer- oder Krafttraining wirkt ebenfalls, wenn auch weniger stark.

Doch auch, falls Sie nicht abnehmen wollen oder können, profitieren Sie dauerhaft, wenn Sie nach den Empfehlungen in diesem Buch essen. Sie verbessern damit Ihre Insulin- und Blutzuckerwerte, auch bei konstantem Gewicht. Denn diese Werte reagieren sehr stark darauf, wie viele Kohlenhydrate Sie essen und welche.

15.5 Macht Insulin dick?

Sie ahnen es schon, diese Frage scheint nur simpel, auch sie braucht eine differenzierte Antwort. Schließlich haben wir es beim Stoffwechsel mit einem hochkomplexen System zu tun.

Ja – Insulin kann dick machen – aber nur, wenn Sie insgesamt mehr Kalorien aufnehmen, als Sie verbrauchen. Da ist sie wieder, unsere positive Energiebilanz. Denn was wir über den Bedarf unseres Körpers hinaus essen und trinken, das ist es, was da als Fett angelegt wird.

Insulin, obwohl lebenswichtig, hat inzwischen einen schlechten Ruf als „Dickmacherhormon". Als anaboles Hormon wirkt es aufbauend – es fördert beispielsweise das Wachstum von körpereigenem Fett. Gleichzeitig hemmt es den Abbau von Fettreserven. Ist Insulin im Blut unterwegs, um den neu angekommenen Zucker in die Zellen zu befördern, verbrennen die Muskelzellen diese Energie. Die Fettverbrennung aus den Depots ist während dieser Zeit gebremst.

Wenn wir essen, steigt der Blutzucker. Wie schnell und wie stark er das tut, hängt davon ab, was wir uns da einverleiben. Stellen Sie sich einen stressreichen Tag vor, das Mittagessen ist ausgefallen, um 14 Uhr knurrt der Magen. Gleich neben dem Schreibtisch steht die Schale mit den Gummibärchen und Sie nehmen sich eine Handvoll. Kann ja so schlimm nicht sein, denken Sie vielleicht, denn Gummibärchen sind fettarm und Sie haben ja auch mittags nichts gegessen. Danach fühlen Sie sich besser, leider nur kurz. Denn der Zucker aus den süßen Bären geht schnell ins Blut und erhöht den Blutzucker stark. Die Antwort ist eine hohe Insulinausschüttung, die den Blutzucker rapide absenkt, häufig unter das Ausgangsniveau. Das bedeutet Hunger, in aller Regel Heißhunger. Die Konzentrationsfähigkeit nimmt ab und Sensoren melden an das Gehirn: „Alarm, wir brauchen Nachschub und zwar sofort!" Bei Ihnen steigt die Lust auf alles, was schnell ins Blut geht, zum Beispiel auf Süßigkeiten. Und das Ganze beginnt von vorne.

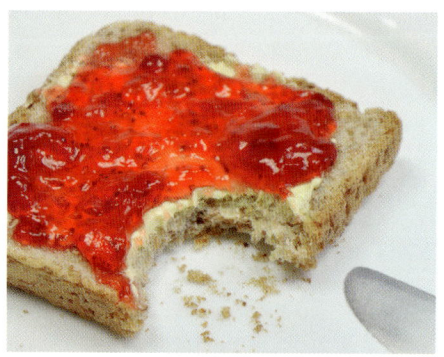 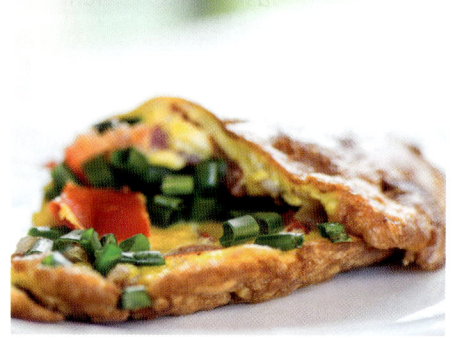

Marmeladenbrot oder Gemüseomelett? Ob Sie so oder so frühstücken, macht einen großen Unterschied. Denn damit entscheiden Sie, wie lange Sie satt bleiben. Sie steuern damit auch, ob der Heißhunger kommen soll und wie sehr Sie Ihren Kohlenhydratstoffwechsel belasten.

Dieser Kreislauf ist einer der Gründe, warum Sie sich das Abnehmen erleichtern, wenn Sie Ihre Mahlzeiten planen. Sich regelmäßig satt zu essen hilft – Hungern macht häufig dick! Durch einen knurrenden Magen erhöhen Sie die Gefahr, einfach zum „Nächstbesten" zu greifen. Denn irgendwann meldet sich Ihr Körper und zufällig steht da der Kuchen, den die Kollegin mitgebracht hat. Nichts gegen leckeres Backwerk, wenn Sie es ab und zu genießen. Doch um sich satt zu essen und Sie gut mit allen Nährstoffen zu versorgen, taugen solche Zwischenmahlzeiten nicht. Sie verschaffen Ihrem Körper nur eine weitere Runde auf der Achterbahn des Stoffwechsels. Denn nach dem süßen Snack steigt er wieder steil an, der Blutzucker. Das Insulin tut seine Arbeit und die nächste Heißhungerattacke wartet schon.

Zwischendurch hungrig zu werden, kommt vor, manche Menschen brauchen Zwischenmahlzeiten. Zunächst sollten Sie aber überlegen, ob Ihr rasch wieder auftretendes Hungergefühl an der Mahlzeit vorher liegen kann. Schlicht und einfach daran, dass Sie nicht anhaltend satt geworden sind. Brauchen Sie zwischendurch etwas gegen den kleinen Hunger, dann wählen Sie eine Kombination nach diesem Muster: Essen Sie eine Orange mit einer Handvoll Nüssen oder ein paar Radieschen und dazu ein Stück Salami. In beiden Fällen bekommen Sie Eiweiß, mit dem Sie lange satt bleiben. Dazu Gemüse oder Obst mit hohem Wasseranteil, das liefert Vitamine und Ballaststoffe bei wenig Kalorien. Und natürlich Fett, das schmeckt. Mehr Snackideen, mit denen Sie nicht in die Heißhungerfalle tappen, finden Sie in Kap. 4.2.

Das Wichtigste über Insulin

Insulin ist ein lebensnotwendiges Hormon: Es senkt den Blutzuckerspiegel, indem es die Zellen für die Glukose öffnet.

Insulin kann Heißhunger auslösen: Treiben zucker- und stärkereiche Lebensmittel den Blutzucker steil nach oben, bewirkt das eine starke Insulinantwort. Je mehr Insulin ausgeschüttet wird, desto tiefer fällt der Blutzucker. Ein Abfall unter das Ausgangsniveau fördert Hunger und Appetit, besonders auf Stärke- und Zuckerreiches. Der Kreislauf beginnt erneut.

Insulin fördert den Fettaufbau: Es schleust den Zucker aus dem Blut in die Zellen. Meist sind die Kohlenhydratspeicher in den Muskelzellen voll. Verbraucht auch der Muskel keine Energie, weil er sich nicht bewegt, dann wird der Überschuss als Fett gespeichert.

Insulin hemmt den Fettabbau: Ist das Hormon im Blut aktiv, um die Glukose in die Zellen zu schleusen, befindet sich der Körper im aufbauenden Modus. Die Muskeln nehmen den einfacheren Weg, sie decken ihren Energiebedarf mit den „neu hereinkommenden Kohlenhydraten". Die Fettreserven können nicht abgebaut werden, da die Fettverbrennung durch das Insulin gehemmt wird.

15.6 Gibt es bessere und schlechtere Kohlenhydrate?

Hier ist die Antwort klar und eindeutig: Auf jeden Fall! Süßigkeiten lassen sich da noch relativ leicht einordnen, sie gehören zu den schlechteren. Ihr Zucker geht fast immer sehr schnell ins Blut, um anschließend stark abzufallen. Das Ergebnis: Hunger und Lust auf mehr.

Zucker liefern Kohlenhydrate in den unterschiedlichsten Variationen und das bedeutet meist: jede Menge Kalorien. Möchten Sie genau wissen, wie viel Zucker in einem Lebensmittel steckt? Dafür lohnt es sich, genauer hinzusehen. Und das gilt durchaus nicht nur für Süßes. Zucker hat viele Namen. Sie erkennen die meisten Süßmacher an der Endung „-ose": Glukosesirup, Maltose und Dextrose sind Beispiele dafür. Auch wichtig zu wissen: Die Reihenfolge auf der Zutatenliste richtet sich nach der Menge. Je weiter vorne eine Zutat angesiedelt ist, desto mehr von ihr ist in diesem Lebensmittel enthalten.

„Zucker, brauner Zuckersirup, Weizenmehl, Stärke, Gelatine, Dextrose, Milchzucker", so lesen sich beispielsweise die ersten acht Zutaten einer Fruchtgummi-Lakritz-Mischung.

Mit Süßigkeiten essen Sie „leere" Kalorien. Also so gut wie nichts von dem, was Ihr Organismus braucht, damit es ihm gut geht. Für Vitamine, Mineralstoffe, Spurenelemente und sekundäre Pflanzenstoffe sind Süßigkeiten einfach die falsche Lebensmittelgruppe. Und mal ganz ehrlich: Im Grunde wissen wir das ja auch. Wenn Sie nur ab und zu von diesen leckeren Verlockungen naschen, ist das kein Problem. Aber natürlich sind sie nichts zum täglichen Sattessen. Und absolut ungeeignet für den kleinen Hunger zwischendurch.

Bei anderen Lebensmitteln fällt das Einordnen schon schwerer. Fruchtjoghurt zum Beispiel. Viele verbinden ihn mit „gesund und leicht". Mein Beispielbecher enthält 33,3 g Zucker und er ist damit durchaus kein Sonderfall. Sie essen also mit dem „gesunden" Becher Joghurt umgerechnet 11 Stückchen Würfelzucker. Haben Sie Lust auf etwas zum Naschen und wissen um die Zuckerpracht – warum nicht. Schade ist es allerdings, wenn Sie im Irrglauben, etwas „Gesundes" zu essen, auf so eine getarnte Süßigkeit hereinfallen. Tun Sie das regelmäßig, gewöhnen Sie sich zudem an die starke Süße und das macht Lust auf mehr. Das Süßempfinden ist trainierbar. Essen Sie eine Weile weniger süß, sensibilisieren Sie Ihren Geschmack. Stark Gezuckertes, das früher schmeckte, werden Sie dann als unangenehm übersüßt empfinden. Mein Tipp: Kaufen Sie sich Naturjoghurt und geben Sie leckeres Obst hinein (je nach Saison oder auch tiefgekühlt). Ein wenig Zimt oder Vanille darüberstreuen und dann, ganz zum Schluss, können Sie nach Bedarf süßen oder nicht. Ich vermute, Sie werden in jedem Fall weit weniger als 11 Stückchen Zucker brauchen. Mit hochwertigen Zutaten und mit

Gewürzen verleihen Sie Ihrem Essen mehr Geschmack. Je besser es schmeckt, umso weniger Zucker brauchen Sie.

Und der zweite Tipp: Schauen Sie genau hin, lesen Sie die Zutatenlisten Ihrer Lieblingsprodukte. Gehen Sie auf „-osen-Suche", es lohnt sich. Und dann entscheiden Sie, ob Sie in Ihrer „gesunden" Müslimischung 30 % Zucker haben möchten oder nicht.

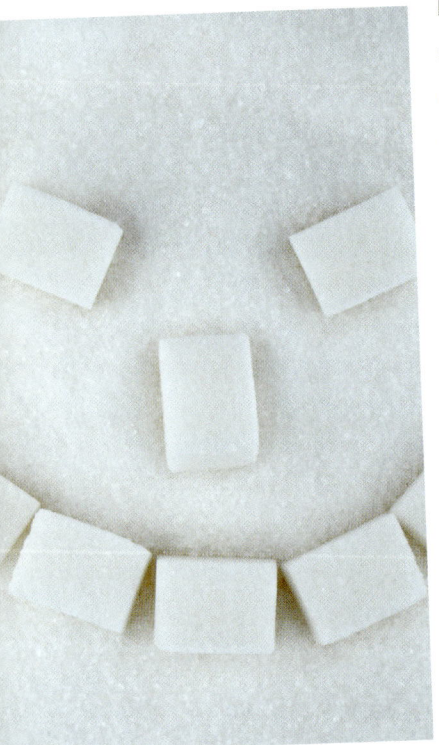

Doch zurück zum Blutzucker. Steigt er schnell und stark, etwa durch Süßigkeiten, fördert das Hunger und Heißhunger. Gibt es noch andere Lebensmittel, die besonders stark auf den Wert im Blut wirken?

Zum einen ist es die Menge der aufgenommenen Kohlenhydrate. Je mehr Zucker- und auch Stärkereiches wir essen, umso mehr belasten wir den Zuckerstoffwechsel. Es lohnt sich also, statt zwei Brötchen zum Frühstück nur eines aufzutischen. Dazu, zum Sattessen, jede Menge aus den beiden unteren Pyramidenstufen: zum Beispiel Ei, Butter, Schinken, Käse, Quark und Gurke, Tomate, Paprika oder Obst. Den Löwenanteil der Kohlenhydrate in unserer Ernährung liefern nun mal Brot, Nudeln, Reis und Kartoffeln. Deshalb bringt es besonders viel, gerade sie klug zu dosieren: Für Ihr Gewicht und für Ihren Stoffwechsel.

Zum anderen geht es um die Kohlenhydratqualität. Gehören Sie zu den diäterfahrenen Frauen, dann haben Sie wahrscheinlich schon vom *Glykämischen Index* (GI) gehört. Er gibt an, wie sehr die Kohlenhydrate aus einem bestimmten Lebensmittel den Blutzucker erhöhen. In der Praxis hat der GI große Nachteile, denn er wird immer für 50 g Kohlenhydrate ermittelt. So bekamen die Möhren ihren schlechten Ruf. Ihr Index ist mit 71 sogar etwas höher als der von Weißbrot. Sehr zu Unrecht, denn um diesen Wert zu erreichen, müssten Sie etwa 1 kg rohe Möhren essen. Dem Glykämischen Index fehlt der Bezug zu den üblichen Portionen.

Stattdessen empfehle ich Ihnen eine andere Maßzahl, die *glykämische Last* (GL). Sie bezieht mit ein, wie viele Kohlenhydrate tatsächlich in dem jeweiligen Lebensmittel enthalten sind. Und siehe da, die Möhren bekommen mit einer GL von nur vier beste Noten. Eigentlich kein Wunder, sie enthalten ja auch nur 4 % Kohlenhydrate. GL-Tabellen sind hilfreich, um einzelne Lebensmittel besser einschätzen zu können. Mit der Zeit bekommen Sie einen Überblick und können so unnötige Blutzuckerschwankungen vermeiden. Einfach, indem Sie öfter nach Lebensmitteln mit einer niedrigen GL greifen. Und wenn Sie mal Lust auf Hochglykämisches haben, essen Sie es am besten zu einer Mahlzeit. Sie finden die GL-Tabellen zum Beispiel im Internet oder in Buchform. Wundern Sie sich nicht, wenn Sie unterschiedliche Werte finden. Denn wie sehr ein Lebensmittel den Blutzucker erhöht, hängt von sehr vielen Faktoren ab. Bei einem Stück Obst steigt die GL zum Beispiel mit dem Reifegrad.

Was den Blutzuckeranstieg zusätzlich beeinflusst

1 Essen Sie Stärke- und Zuckerreiches alleine, dann lässt das den Wert sehr schnell ansteigen. Kombiniert mit eiweiß- und fetthaltigen Lebensmitteln, geht die Glukose langsamer ins Blut.

Tipp: Essen Sie Süßes besser gleich nach der Mahlzeit.

2 Für viele Speisen gilt: Je länger gekocht, umso schneller steigt der Blutzucker.

Tipp: Garen Sie Nudeln lieber „al dente" und Gemüse bissfest.

3 Ballaststoffe verzögern die Aufnahme der Kohlenhydrate in die Darmwand. Der Blutzucker steigt langsamer.

Tipp: Entscheiden Sie sich lieber für Vollkornbrot als für Weißbrot, besser für die Orange als für den Orangensaft.

4 Gesüßte Getränke über den Tag verteilt erhöhen immer wieder den Blutzucker. Fortlaufend wird Insulin ausgeschüttet, der Zuckerspiegel sinkt wieder.

Das macht Hunger, denn die Getränke sättigen nicht. Außerdem hemmt das Insulin die Fettverbrennung.

Tipp: Achten Sie auf Pausen zwischen den Mahlzeiten, denn so fördern Sie die Fettverbrennung. Wählen Sie kalorienfreie Durstlöscher. Wenn überhaupt Saftschorle, dann am besten zur Mahlzeit.

Die „schlechteren" Kohlenhydrate sind also jene, die den Blutzuckerspiegel besonders ungünstig beeinflussen. **In Lebensmitteln ausgedrückt, bedeutet das:**

- Aufgepasst bei allem, was süß schmeckt. Dazu gehören zum Beispiel Schokoriegel, Trockenobst und Marmelade. Aber auch Cornflakes und gesüßte Frühstücksmüslis.
- Kalorienhaltige, süße Getränke sind besonders ungünstig. Mehr zum klugen Trinken lesen Sie in Kap. 14.4.
- Sind kohlenhydratreiche Lebensmittel auch noch stark verarbeitet, steigt der Blutzuckerspiegel schneller. Weißmehlprodukte wie Nudeln (besonders weich gekochte), Weißbrot und Gebäck sind Beispiele dafür. Auch Instant-Kartoffelbrei gehört dazu.

Und die „besseren" Kohlenhydrate? Hier gilt, je weniger verarbeitet, je naturbelassener, umso freundlicher wirken sie auf Ihren Kohlenhydratstoffwechsel. Das liegt auch daran, dass solche Lebensmittel wertvolle Ballaststoffe mitbringen. Vollkornprodukte, Pellkartoffeln und Naturreis sind Beispiele dafür. Ebenso die Kohlenhydrate in Hülsenfrüchten und Äpfeln.

15.7 Und der Fruchtzucker?

Vermutlich denken Sie jetzt an Obst? Ja, da steckt Fruchtzucker drin. Doch den weitaus größeren Anteil liefert uns der Haushaltszucker (Saccharose). Er besteht zu einer Hälfte aus Glukose und zur anderen aus Fruktose. Nehmen wir den oben beschriebenen Fruchtjoghurt als Beispiel. Er enthält 33 g Zucker. Damit essen Sie also 16,5 g Fruchtzucker. Und die kommen eben nicht aus dem winzigen „echten" Fruchtanteil, sondern aus zugesetztem Zucker. Zum Vergleich: Eine Orange enthält etwa 4 g Fruktose. Mit diesem echten Stück Obst essen Sie gleichzeitig wertvolle Nährstoffe.

Die Industrie setzt sehr viele verschiedene Zuckerarten ein, darunter Haushaltszucker, aber auch reine Fruktose. Ein Grund für die Beliebtheit des Fruchtzuckers ist seine um 20 % höhere Süßkraft, im Vergleich zum Haushaltszucker. Fruktose findet sich in unzähligen Lebensmitteln, wie etwa in Eiscreme, weil sie auch noch bei sehr niedrigen Temperaturen süßt oder im Marzipan als Feuchthaltemittel. Weil so viele Lebensmittel inzwischen stark gesüßt sind, nehmen wir damit auch große Mengen an Fruchtzucker auf. In Fertigprodukten und Süßigkeiten steckt besonders viel, aber auch in den unscheinbaren Essiggurken oder im Ketchup.

Prüfen Sie doch mal nach: Sind Ihre täglichen Durstlöscher kalorienhaltig? Dann trinken Sie höchstwahrscheinlich viel Fruktose, etwa mit Softdrinks, Wellnesswässern oder Fruchtsäften. Auch Saftschorlen summieren sich. Denn 1,5 l Apfelsaft enthält etwa 27 g Fruchtzucker. Dafür müssten Sie 3,5 Äpfel essen.

Essen und trinken Sie fruktosereich, kann das viele ungünstige Folgen haben. Und zwar bei Weitem nicht nur für Ihr Gewicht, denn Fruktose:

- regt den Hunger an. Fruktose verarbeitet der Organismus ohne Insulin. Wird kein Insulin ausgeschüttet, fehlt auch ein Sättigungssignal an unser Gehirn. Sie verleiben sich also Kalorien ein, die kaum sättigen;
- fördert den Fettaufbau. Besonders in der Leber und im Bauchbereich. Der Anteil an viszeralem Fett (Kap. 9.1) wächst, mit viel Fruktose auf Ihrem Speiseplan werden Sie eher zum „Apfel";
- erhöht das Risiko für Stoffwechselerkrankungen.

Die Blutfettwerte steigen, besonders die Triglyzeride und die gefäßschädigenden Cholesterolarten. Die Zellen reagieren schlechter auf Insulin, die Insulinresistenz wird gefördert. (In Kap. 7.2.2 lesen Sie mehr über diese gesundheitlichen Auswirkungen.)

Und jetzt? Kein Obst mehr essen? Bitte nicht! Früchte sind sehr wertvolle Lebensmittel. Sie liefern jede Menge Vitamine und Mineralstoffe, die Ihr Stoffwechsel braucht, um gut zu arbeiten. Gleichzeitig viele Ballaststoffe und einen hohen Wasseranteil, also relativ wenig Kalorien. Die beste Fruktose, die Sie essen können, ist die in der Frucht (nicht die aus dem Saft!). Wie so oft gilt auch hier wieder: Die Menge macht's! 2 x täglich eine Portion Obst, also ein Stück

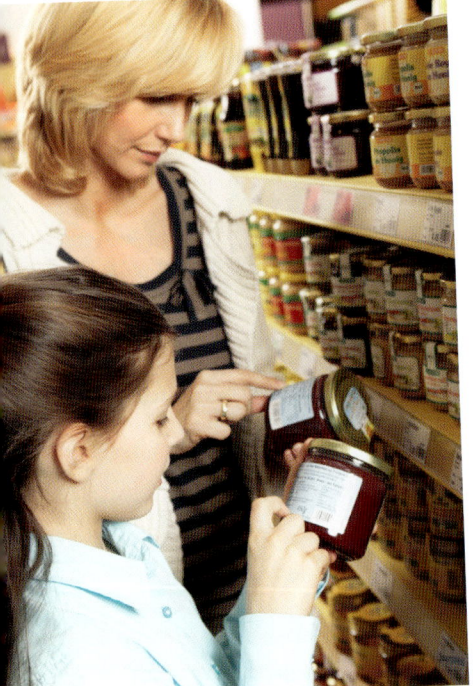

oder eine Handvoll, ist ein gutes Maß. Ganz anders sieht das dagegen aus, wenn Sie zusätzlich abends zum Fernsehen öfter mal ein Pfund Weintrauben wegnaschen. Damit machen Sie sich das Abnehmen sehr schwer.

Fruktose reduzieren Sie viel sinnvoller, indem Sie Ihre Lieblingslebensmittel gut auswählen. Und indem Sie kalorienfrei trinken. Machen Sie sich auf die Suche nach versteckten Zuckern. Wo verbirgt sich Süße, die Sie weder brauchen noch wollen?

15.8 Machen Sie sich die Kohlenhydrate passend!

Sind Kohlenhydrate wirklich so schlecht? Wie gesagt, wenn Sie Leistungssportlerin sind oder Holzfällerin, dann kann Ihr Organismus viel mehr davon umsetzen. Die Wahrscheinlichkeit, Probleme mit Gewicht und/oder Stoffwechsel zu bekommen, ist dann wesentlich geringer.

Doch so bewegungsarm, wie wir leben, beschert uns die hohe Kohlenhydratzufuhr richtig dicke Probleme. Bitte nicht falsch verstehen. Kohlenhydrate radikal zu verbieten, ist nicht das Ziel. Es geht darum, dass Sie die richtige Menge für sich herausfinden: den Kohlenhydratanteil, mit dem Sie gut mit Ihrem Gewicht zurechtkommen und sich leistungsfähig fühlen.

Verschaffen Sie sich einen Überblick, wie viel an offensichtlichen und versteckten Kohlenhydraten Sie tagtäglich verspeisen, dann ist schon mal Land in Sicht. Damit können Sie viel besser einschätzen, wie viel Änderung Sie brauchen. In der Abnehmphase müssen Sie natürlich stärker reduzieren, um die notwendige negative Energiebilanz tatsächlich zustande zu bringen.

Haben Sie Ihr Gewichtsziel erreicht, dann sind ein oder zwei kleine Portionen der Hauptlieferanten pro Tag kein Problem. Wie viel Brot, Nudeln, Kartoffeln und Reis Ihnen persönlich gut bekommen, hängt stark davon ab, wie sehr Sie körperlich aktiv sind.

Akribisches Mahlzeitenabwiegen oder Kalorienzählen ist dabei völlig unnötig. Füllen Sie Ihren Teller abwechslungsreich mit den Lebensmitteln der beiden größten Pyramidenstufen (Kap. 14.7). Damit versorgen Sie sich bestens mit allen Nährstoffen, gleichzeitig werden Sie sehr schmackhaft satt.

Diese Art zu essen, verbunden mit körperlicher Aktivität, wird es Ihnen leicht machen, Ihr Wunschgewicht dauerhaft zu halten. Mehr Gesundheit und Wohlbefinden gibt's obendrein.

Kohlenhydrate weglassen – am besten abends?

So wird es jedenfalls in vielen Abnehmprogrammen empfohlen. Der Gedanke dahinter erscheint auch sehr sinnvoll. Denn wer vor der Nachtruhe weniger Kohlenhydrate verspeist, dessen Körper schüttet geringere Insulinmengen aus. Weil Insulin die Fettverbrennung hemmt, soll so der nächtliche Fettabbau gefördert werden. Soweit die Theorie.

Stellen Sie sich zwei identische „Musterfrauen" vor. Beide verändern ihr Essen so, dass sie gleich große Energiedefizite erreichen. Frau A reduziert mittags die Kohlenhydrate, indem sie Brot, Nudeln und dergleichen weglässt. Frau B macht dasselbe, nur abends. Nimmt Frau B deshalb mehr ab?

Wir wissen es nicht. Mir ist kein wissenschaftlicher Nachweis bekannt, der belegen würde, dass gerade das Einsparen von Kohlenhydraten am Abend zu größeren Abnehmerfolgen führt.

Was bedeutet das für die Praxis? Dass es trotzdem sehr gut funktionieren kann. Die Frauen, die sich für das abendliche Reduzieren entscheiden, sind damit durchaus erfolgreich. Ein Grund dürfte darin liegen, dass sie so eine der Hauptnaschzeiten entschärfen. Wer abends Kohlenhydrate weglässt, isst auch keine Süßigkeiten oder Chips beim Fernsehen. Eine sehr sinnvolle Veränderung, wenn es um das Gewicht geht.

Das Fazit: Sie haben die Wahl. Ob morgens, mittags oder abends, entscheiden Sie am besten nach Ihren Vorlieben und Ihrem Tagesablauf. Nach heutigem Stand geht es in erster Linie darum, dass Sie insgesamt weniger Kohlenhydrate essen und nicht darum, wann Sie das tun.

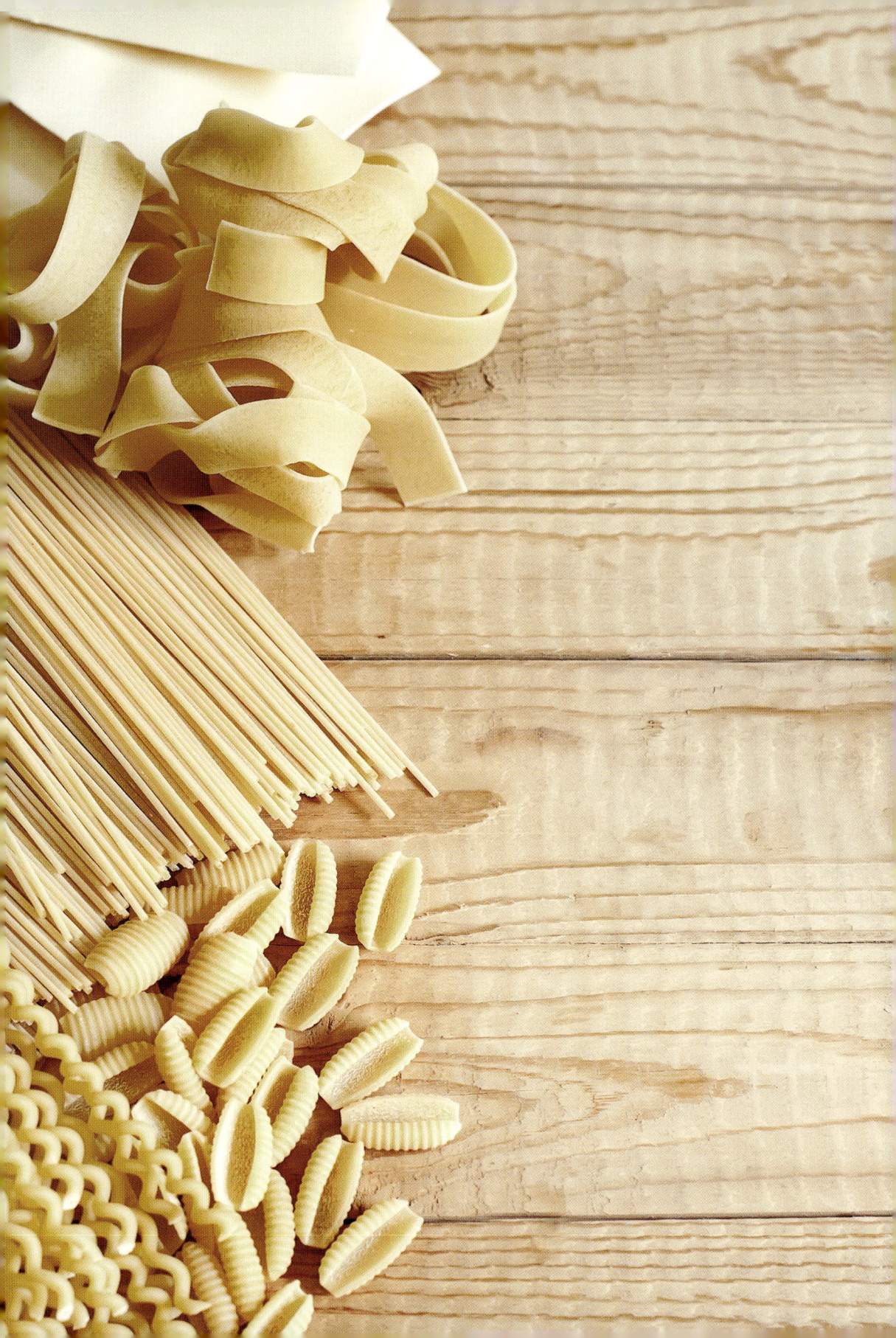

16

ODER DOCH LIEBER FETTARM?

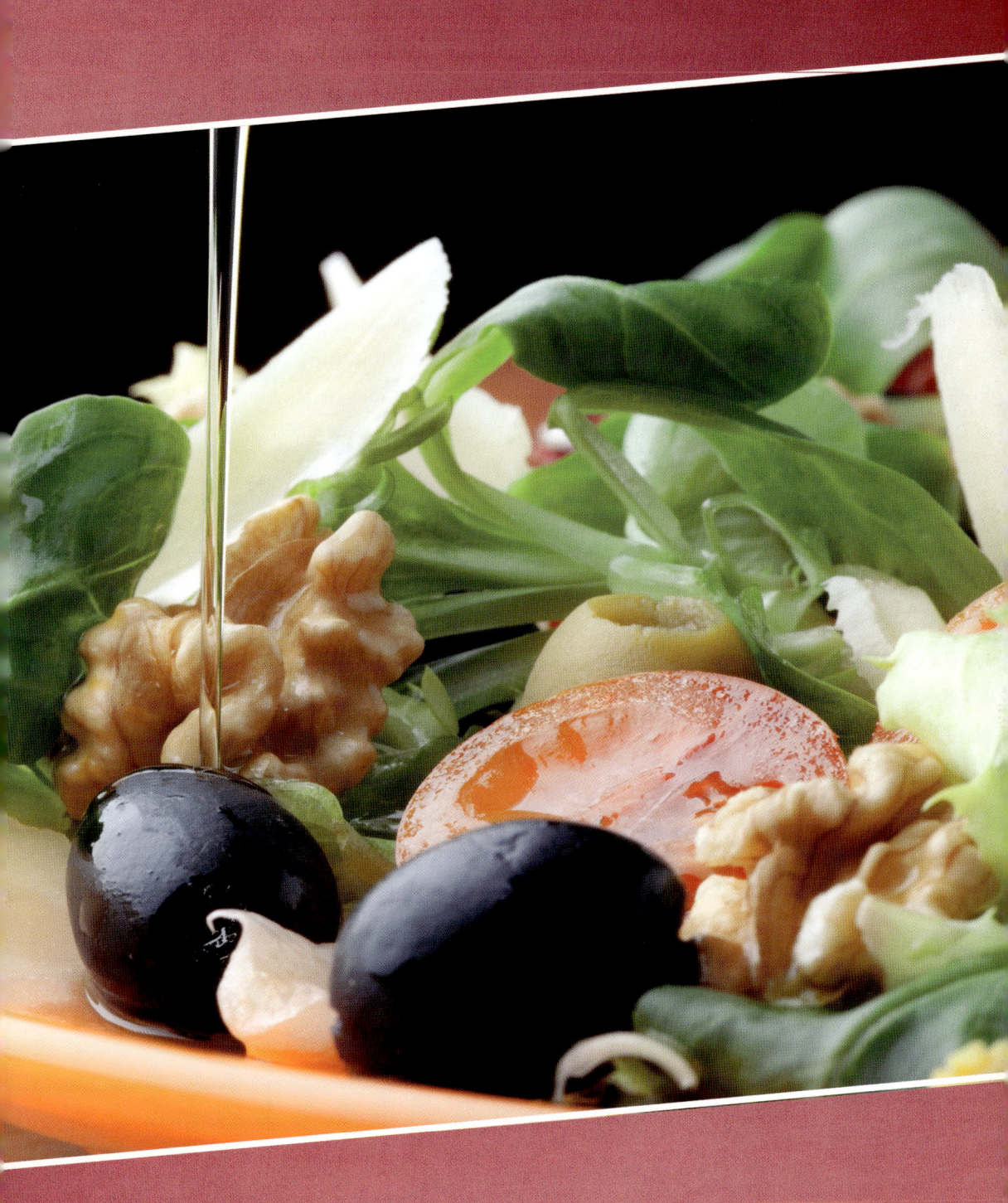

16

ODER DOCH LIEBER FETT-ARM?

Jahrzehntelang wurde es uns empfohlen und es klang so simpel. Einfach weniger fett essen und Sie nehmen ab. Auf den ersten Blick erscheint es ja auch logisch: Fett liefert pro Gramm neun Kilokalorien. Das ist mehr als doppelt so viel wie bei Eiweiß oder Kohlenhydraten mit je vier Kilokalorien pro Gramm. Da müsste sich doch mit fettarmem Essen besonders leicht ein Energiedefizit erreichen lassen.

Ja, natürlich können Sie auf diese Weise abnehmen. Auch hier gilt wieder: Das geht mit vielen Diäten, wenn Sie nur genügend Kalorien einsparen.

Wissenschaftler sahen sich das genauer an und verglichen die Erfolge unterschiedlicher Diäten. In den analysierten Studien reduzierten die Teilnehmer entweder Fett oder Kohlenhydrate, jeweils ohne eine festgelegte Kalorienzahl. Das Ergebnis: Die fettärmeren Esser hatten nach sechs Monaten durchschnittlich 3 kg verloren. Wurden die Kohlenhydrate reduziert, sank das Gewicht im Mittel um etwa 6 kg. Das ist zwar durchaus interessant, aber noch gar nicht die wichtigste Botschaft. Denn wir wissen, dass viele von denen, die erfolgreich abgenommen haben, nach etwa sechs Monaten langsam wieder zunehmen. Geht es darum, Gewicht loszuwerden, funktioniert das, wie gesagt, auf vielen Wegen. Nehmen Sie dabei genügend Eiweiß auf und betätigen Ihre Muskeln, dann haben Sie schon große Teile richtig gemacht.

Doch was passiert nach einer Diät? Wie kann eine Essweise aussehen, mit der Sie dauerhaft gut mit dem Gewicht zurechtkommen? Eben nicht nur während einer mehr oder weniger hoch motivierten Abnehmphase. Das ist schwer genug. Und doch gibt es ein paar wichtige Unterstützer, die es Ihnen wesentlich erleichtern können. Fett ist einer von ihnen.

Wie so oft ist es nicht der eine „böse" Nährstoff, der an allen unseren Gewichtsproblemen schuld ist. Sie können mit zu viel Fett, zu vielen Kohlenhydraten oder zu viel von beidem zunehmen. Es wäre ja so schön einfach. Doch Essen und Gewicht sind viel komplexer. Alles, was wir zu uns nehmen, beeinflusst sich gegenseitig. Dazu wirken dann noch die Genetik, die Psyche und die Lebensgewohnheiten.

Für die große Mehrzahl funktioniert Fettreduzieren alleine nicht, im Gegenteil. Die Menschen in den USA leben es uns besonders eindrücklich vor: In den vergangenen Jahrzehnten prangerten große Kampagnen das „böse", ungesunde Fett an. Die Lebensmittelindustrie reagierte mit einem riesigen Angebot fettarmer und fettfreier Produkte. Und siehe da, der Anteil an Kalorien, den die US-Bürger in Form von Fett essen, ging tatsächlich um bemerkenswerte 10 % zurück. Inzwischen werden dort nur noch gut 30 % der Kalorien als Fett verzehrt. Und das Übergewicht? Es nahm im gleichen Zeitraum drastisch zu. Inzwischen leiden 35 % der Nordamerikaner an der Krankheit Fettleibigkeit.

Wie kann das sein? Die Menschen ersetzen das eingesparte Fett durch mehr Kohlenhydrate. Leider nicht durch ungesüßte Vollkornflocken, sondern sie bevorzugen hochverarbeitete zucker- und stärkereiche Lebensmittel. Also genau jene Kohlenhydrate, die den Blutzucker besonders stark ansteigen lassen und damit Lust auf mehr machen, zum Beispiel mehr Süßigkeiten, mehr Knabbereien, mehr Weißmehlprodukte. Die Folge liegt auf der Hand: Weniger Fett auf dem Teller hat dazu geführt, dass jetzt die Menschen in den USA insgesamt sogar mehr Kalorien aufnehmen als vorher.

Und bei uns? Wir ziehen nach. Der Glukoseverbrauch in Deutschland hat sich seit 1990 fast verdoppelt. Inzwischen essen Frauen etwa ein Viertel ihrer Kalorien in Form von süßen Kohlenhydraten, die besonders schnell in das Blut gehen. Neben Süßwaren spielen dabei zuckerhaltige Getränke und Fertigprodukte eine große Rolle.

Natürlich sind die amerikanischen Essgewohnheiten nicht eins zu eins auf uns übertragbar. Trotzdem können wir vieles daraus lernen. Zum Beispiel, dass einfach etwas wegzulassen in der Regel dazu führt, dass es durch etwas anderes ersetzt wird. Ganz besonders ist das der Fall, wenn das Essen dann nicht mehr so gut schmeckt und daher auch weniger befriedigt.

16.1 Lightprodukte – die Lösung?

Low Fat, das hört sich doch gut an. Nach leicht und figurfreundlich. Inzwischen ist auch gesetzlich geregelt, dass ein Lebensmittel mit der Aufschrift „fettarm", nicht mehr als 3 % Fett enthalten darf. Doch wenn der ungeliebte Nährstoff rausmuss, was kommt dann hinein?

Vor mir stehen diesmal zwei Becher Fruchtjoghurt: Ein „normaler" mit 219 Kilokalorien pro Becher und ein fettreduzierter. Mit? Mit 214 Kilokalorien! Die Winzigkeit von fünf Kilokalorien weniger, doch zu welchem Preis? Das herausgenommene Fett wurde durch Stärke und Zucker ersetzt. Und das fördert die Lust auf mehr Kohlenhydrate.

In manchen Lebensmitteln lassen sich sogar tatsächlich ein paar mehr Kalorien einsparen. Zum Beispiel, wenn Zucker durch Süßstoff ersetzt wird. Trotzdem rate ich Ihnen von diesen Produkten ab.

Warum „Light" keine Lösung ist

1 Es suggeriert: „Ist ja kalorienarm, dann kann ich ja mehr davon essen." Die Wahrscheinlichkeit, dass Sie aufgrund dieses Trugschlusses größere Mengen verzehren, ist hoch.

2 Geschmack und Mundgefühl leiden. Denken Sie beispielsweise an fettreduzierte Käsesorten. Das gesunde Motto, „lieber weniger, dafür aber hohe Qualität mit vollem Genuss" können Sie damit nicht umsetzen.

3 Wird Zucker etwa durch Süßstoffe ersetzt, fördern Sie mit dem süßen Geschmack weiterhin Ihre Vorliebe für süß. Es fällt schwerer, sich für andere Geschmacksnuancen zu sensibilisieren.

16.2 Warum Fett so wichtig ist

Beim Essen geht es um so viel mehr als nur um Nahrungsaufnahme. Wollen Sie dauerhaft damit glücklich werden, muss es Sie befriedigen. Und es muss schmecken. Alles andere werden Sie mehr oder weniger lang durchhalten und dann wieder hinwerfen. Deshalb brauchen Sie Fett als wesentlichen Geschmacksträger und um gut satt zu werden. Zudem bleibt dieser Nährstoff länger im Magen, das lässt die Blutglukose langsamer ansteigen.

Fett hat unzählige Aufgaben. Bis zu etwa 30 % besteht der Körper einer jungen normalgewichtigen Frau aus Fettgewebe. Lebensnotwendig ist es sowieso, denn ohne Fett könnten wir die fettlöslichen Vitamine nicht aufnehmen. Oder viele Gewebshormone gar nicht erst aufbauen, die wir unbedingt zur Steuerung des Stoffwechsels brauchen. Alle unsere Zellen sind von Membranen eingehüllt. Fett und Cholesterol halten sie geschmeidig und durchlässig. Ob Haut, Gehirn oder Immunsystem – sie alle brauchen Fett, um gesund und leistungsfähig zu bleiben.

Die lebenswichtigen Omegas

Die Fette, die wir verspeisen, sind aus den unterschiedlichsten Fettsäuren zusammengesetzt. Außerdem kann sich der Organismus die Sorten aufbauen, die er benötigt. Fast alle. Zwei essenzielle Fettsäuren gibt es nach heutigem Wissen. Das sind solche, die der Körper braucht, selbst aber nicht herstellen kann. Um gesund zu bleiben, müssen wir sie mit der Nahrung zuführen. Beide gehören zur Familie der mehrfach ungesättigten Fettsäuren: Die Linolsäure zählt zu den Omega-6- und die Alpha-Linolensäure zu den Omega-3-Fettsäuren.

Beide brauchen wir, denn sie erfüllen sehr unterschiedliche Aufgaben im Stoffwechsel. Leider stimmt das Verhältnis nicht, in dem wir sie aufnehmen. Diese beiden Fettsäuren sind pflanzlicher Herkunft und Vorstufen. Um wirken zu können, müssen sie zunächst im Körper verarbeitet und weiter aufgebaut werden. Dazu nutzen sie dasselbe Enzymsystem und behindern sich gegenseitig. Auf unserem Speisezettel stehen üblicherweise etwa 10-12 x so viel Omega-6- als Omega-3-Fettsäuren. Daher haben Letztere kaum eine Chance zu wirken. Empfohlen wird derzeit ein Omega-6- zu Omega-3-Verhältnis von maximal 5:1, manche Experten raten zu 2:1.

Was Sie sich dazu merken sollten, ist ganz einfach: Es geht in erster Linie darum, das Verhältnis zwischen den beiden Säuren zu verbessern. Nicht mehr davon zu essen. Wir essen viel zu viel von den Omega-6-Fettsäuren, weil sie so oft in unseren Speisen vorkommen. Besonders reichlich sind sie in Ölen aus Getreide, Mais und Sonnenblumen zu finden. Auch über Fleisch nehmen wir immer mehr Omega-6-Fettsäuren auf, denn die Tiere werden häufig mit Mais und Getreide gemästet. Dadurch verändert sich die Fettsäurenzusammensetzung ihres Fleisches.

Tipp 1: Reduzieren Sie Sonnenblumen-, Soja-, Maiskeim- und Distelöl und daraus hergestellte Margarinen. Und bevorzugen Sie Fleisch, Eier und Milch von Tieren aus artgerechter Haltung.

Die Omega-3-Fettsäuren sind es auch, denen ein besonders hoher gesundheitlicher Wert nachgesagt wird. Doch immer mehr Forschungsergebnisse lassen zweifeln, wie weit das auch für die pflanzlichen Vorstufen gilt. Der Körper muss die pflanzlichen Omega-3-Fettsäuren erst weiter aufbauen, damit er sie dann im Stoffwechsel nutzen kann. Wie viel wirksame Substanz über diesen Weg wirklich im Gewebe ankommt, darüber diskutiert die Wissenschaft. Nachgewiesen ist die schützende Wirkung vor Herz- und Gefäßerkrankungen dagegen für die tierischen Omega-3-Säuren (Eikosapentaensäure/EPA und Dokosahexaensäure/DHA). Sie verbessern etwa die Fließeigenschaften des Blutes und wirken hohem Blutdruck entgegen.

Das könnte daran liegen, dass „die tierischen Vertreter" bereits zu den hoch ungesättigten Fettsäuren aufgebaut sind. Sie nehmen damit sozusagen gleich die wirksame Substanz auf.

Tipp 2: Essen Sie etwa 2 x pro Woche fetten Fisch, wie Lachs, Hering, Makrele, Thunfisch oder Sardine.

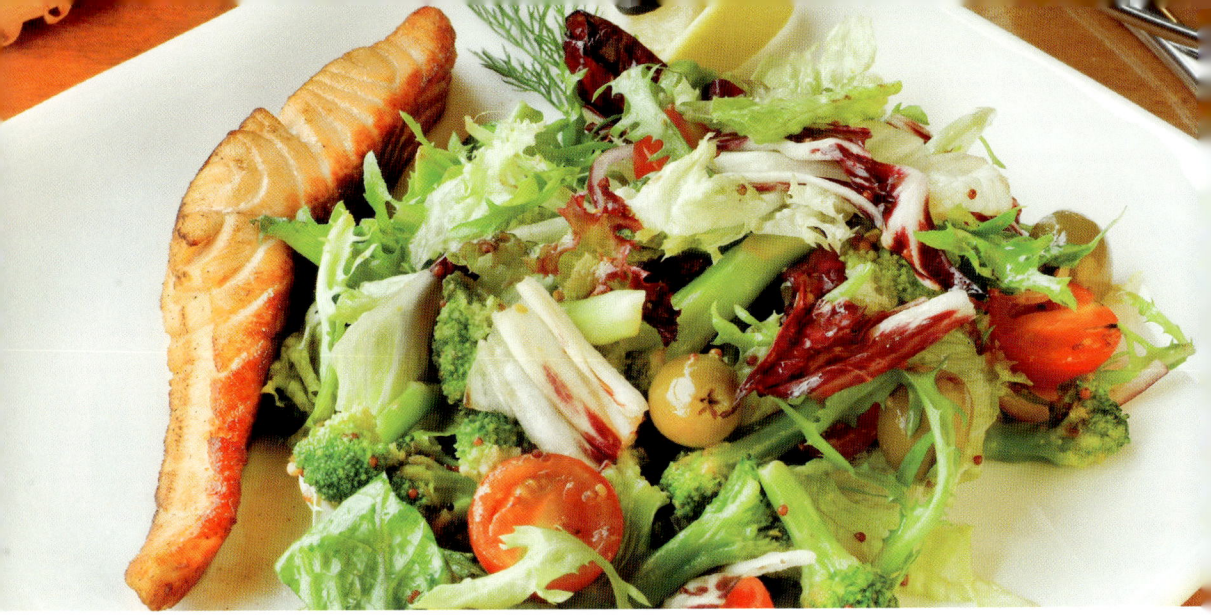

16.3 So machen Sie Fett figurfreundlich: Die Energiedichte

Mit unserem üblichen Lebensstil verbrauchen wir wenig Energie und essen doch gleichzeitig so viele hoch konzentrierte Lebensmittel. Das passt nicht zusammen. Wie kommen Sie also besser mit Ihrem Gewicht zurecht, ohne dass der Genuss leidet? Dazu brauchen Sie drei Dinge auf Ihrem Teller: viel Geschmack, eine große Portion, die Sie sättigt und die gleichzeitig wenig Kalorien liefert. Mit anderen Worten: eine niedrige Energiedichte. Das Prinzip dahinter ist eine der wichtigsten Botschaften dieses Buches.

Weniger Kalorien, ohne fettarm essen zu müssen? Und das soll funktionieren? Ja, das tut es. Solange Sie den Hauptteil Ihrer Mahlzeit aus der untersten Pyramidenstufe aussuchen (Kap. 14.7). Gemüse, Salate, Pilze und Obst haben einen sehr hohen Wasseranteil. Damit bekommen Sie eine ordentliche Mahlzeit und die Kalorienzahl sinkt. Diese Lebensmittel bereiten Sie schmackhaft zu, etwa mit Olivenöl, Nussölen oder Butter. Dazu kommt natürlich Eiweißreiches, wie Fisch, Fleisch oder Käse, damit Sie schön lange satt bleiben. Mit dieser Kombination gleichen Sie den höheren Energieanteil aus den Fetten mehr als aus. Das Ergebnis: Sie werden mit weniger Kalorien sehr schmackhaft satt.

Schauen Sie sich die Rezepte in Kap. 4 an, das ist wichtig. Dort ist angegeben, wie viel Prozent der Energie, also der Kalorien, aus welchem Nährstoff kommt.

Zum Beispiel steht da 45 E% (Energieprozent) Fett. Ja, das klingt erschreckend, wir wurden lange genug zur Fettphobie erzogen. Und dann lesen Sie bitte weiter. Darunter finden Sie die Energiedichte. Sie sagt Ihnen, wie viele Kalorien in 100 g dieses Gerichts stecken. Je kleiner diese Zahl, umso besser. Alles, was in Richtung 120 und tiefer geht, hilft Ihnen, satt zu werden, ohne zuzunehmen. Die Rezepte sind auf eine niedrige Energiedichte ausgelegt und gleichzeitig schmecken sie. Letzteres liegt zu großen Teilen am Fett. Und es funktioniert, weil Sie die großen Kohlenhydratberge dann nicht mehr brauchen. Es sei denn, Sie sind Holzfällerin – aber das hatten wir ja schon.

16.4 Und gesund ist es auch noch

Um es noch einmal zu betonen: Sie können sich grundsätzlich mit jedem Nährstoff übergewichtig und krank essen. Völlerei macht dick, gleichgültig, ob die Kalorien aus Fett, Kohlenhydraten oder Alkohol kommen. Gesund oder krank hängt zu großen Teilen von Ihrer Ernährung insgesamt ab. Und natürlich von Ihren Lebensgewohnheiten und Ihren Genen.

Die Botschaft heißt nicht, jetzt möglichst viel Fett zu essen. Das Ziel ist, die großen und ungesunden Mengen an Zucker- und Stärkereichem zu reduzieren. Es ist die hohe Summe von Kohlenhydraten, die Ihr wenig bewegter Körper nicht verwerten kann und deshalb in Form von Fettgewebe speichert. Weniger davon bedeutet, dass Sie nicht mehr darüber nachdenken müssen, ob Sie sich das Rapsöl zum Braten in der Pfanne noch leisten können. Gleichzeitig haben Sie das wesentlich wertvollere Lebensmittel gewählt.

Gerade Fett wurde uns über Jahrzehnte als der krank machende Bösewicht schlechthin verkauft. Heute wissen wir glücklicherweise mehr.

Das mag auch daran liegen, dass die wissenschaftlichen Methoden inzwischen entscheidend verbessert wurden. Zum Beispiel wird immer klarer, wie Studien aufgebaut sein müssen, um überhaupt aussagekräftige Ergebnisse liefern zu können. Und ganz besonders wichtig: Seit es die sogenannten *Metaanalysen* gibt, können damit die unzähligen Einzelstudien zusammengefasst und gemeinsam ausgewertet werden. Möchten Sie mehr darüber wissen, wie der Mythos vom „bösen" Fett entstanden ist? Dann empfehle ich Ihnen das lesenswerte Buch *Mehr Fett* von Ulrike Gonder.

Exkurs: Steigern gesättigte Fette das Risiko für Herz-Kreislauf-Erkrankungen?

Nein. Immer mehr umfangreiche Metaanalysen geben Entwarnung: Sie finden keinen Zusammenhang zwischen gesättigten Fetten und Herz- oder Hirninfarkt. Ob die Studienteilnehmer mehr oder weniger Butter, Sahne oder Schmalz verzehrten, spielt keine Rolle für die Gesundheit von Herz und Blutgefäßen.

Sie müssen sich also nicht die Butter zum Abschmecken Ihres Gemüses verkneifen. Ganz besonders dann nicht, wenn Sie stattdessen weniger Brot oder Nudeln essen. Auch Fisch oder Fleisch in Kokosfett zu braten, ist Ihrer Gesundheit zuträglich. Umso mehr, wenn Sie dafür die gesüßten Getränke und die Panade weglassen.

Was erreichen Sie damit? Sie ersetzen einen Teil der Kohlenhydrate durch Fett beziehungsweise Eiweiß. Und das danken Ihnen Ihre Blutwerte: Die Triglyzeridwerte sinken. Also jene Blutfette, die aus überschüssigen Kohlenhydraten aufgebaut und als Fett im Körper gespeichert werden. Das passiert ganz besonders bei Übergewicht und Bewegungsmangel. Auch ein erhöhter Blutdruck und die Cholesterolwerte verbessern sich.

Aber Cholesterol ist doch gefährlich?

Einer der Hauptgründe für den schlechten Ruf der gesättigten Fettsäuren ist ihre cholesterolerhöhende Wirkung. Zu viel LDL-Cholesterol im Blut erhöht das Risiko für Arterienverkalkung und damit die Wahrscheinlichkeit für Herz- und Hirninfarkt.

Hier wird viel geforscht und längst sind nicht alle Mechanismen, die dahinterstecken, geklärt. Wer sagt: „Cholesterol ist ungesund", der macht es sich auf jeden Fall viel zu einfach. Wichtig ist die Unterscheidung der Cholesterolarten: Im Gegensatz zum „bösen" LDL-Cholesterol schützt das „gute" HDL-Cholesterol vor den gefährlichen Ablagerungen in den Blutgefäßen. Dazu gibt es noch weitere Untergruppen.

Cholesterol ist lebenswichtig, der Körper stellt große Mengen davon selbst her. Wir wissen, dass die große Mehrzahl der gesättigten Fettsäuren das LDL-Cholesterol gar nicht erhöht. Von den dreien, die es tun, erhöhen zwei gleichzeitig auch das schützende HDL-Cholesterol. Und zwar etwas stärker als das LDL-Cholesterol. Sie wirken also gefäßschützend. Die dritte Fettsäure erhöht das LDL-Cholesterol in sehr geringem Maße. Übrigens wird diese erhöhende Wirkung größer, je mehr Zucker und Stärke gegessen wird.

Durch fettarmes Essen können Sie das ungünstige LDL-Cholesterol durchaus senken. Doch gleichzeitig sinkt auch das schützende HDL-Cholesterol und zwar wieder umso mehr, je kohlenhydratreicher Ihre Kost ist. Ein niedriger HDL-Cholesterolwert und hohe Triglyzeridwerte sind zudem typisch für eine sehr weit verbreitete Stoffwechselerkrankung. Auch erhöhte Blutzuckerwerte, Blutdruck und Bauchumfang gehören zu diesem Krankheitsbild. Treten mindestens drei dieser fünf Symptome gemeinsam auf, spricht man vom *Metabolischen Syndrom*. Etwa jede fünfte erwachsene Frau leidet darunter. Und hat damit ein erhöhtes Risiko für Diabetes, Herz-Kreislauf-Erkrankungen und dafür, früher zu sterben.

Fazit: Möchten Sie herausfinden, ob Ihre Gesundheit gefährdet ist, dann ist dafür nicht das Cholesterol insgesamt entscheidend. Das Verhältnis zwischen Gesamt- und HDL-Cholesterol sagt schon mehr. Und auch das ist nur ein Aspekt von vielen. Ihr Arzt ist der richtige Ansprechpartner für ein persönliches Risikoprofil. Er bezieht die weiteren entscheidenden Faktoren mit ein. Zum Beispiel Ihren Bauchumfang, den Grad Ihrer körperlichen Fitness, die Höhe Ihres Blutdrucks und welche Erkrankungen in Ihrer Familie vorkommen.

Übrigens: Dass der LDL-Cholesterolwert nach der Menopause ansteigt, ist normal.

Was Sie über Cholesterol wissen sollten

- Es ist lebenswichtig: zum Beispiel für ein funktionsfähiges Gehirn, durchlässige Zellmembranen und um Hormone zu produzieren.
- Der Körper stellt den weitaus größten Teil selbst her.
- Nur etwa 10 -15 % des Cholesterols, das wir brauchen, decken wir über die Nahrung ab.
- Der Hauptgrund für erhöhte Cholesterolwerte ist eine persönliche Veranlagung.
- Überernährung und Bewegungsmangel erhöhen das ungünstige LDL-Cholesterol zusätzlich.
- Durch Ausdauertraining lässt sich das schützende HDL-Cholesterol anheben.
- Wer ballaststoffreich isst, erhöht die Ausscheidung von Gallensäuren und kann so den LDL-Cholesterolspiegel senken.

Und Eier? Die sind doch cholesterolreich!

Auch hier gilt: Das Cholesterol, das Sie essen, spielt kaum eine Rolle. So verwundert es auch nicht, dass wissenschaftliche Studien keinen Zusammenhang finden, zwischen der verzehrten Eiermenge und dem Risiko für Herz- oder Hirninfarkt. Genießen Sie Ihre Eier also unbesorgt.

Die echten Bösewichte: Transfettsäuren

Sie entstehen bei der industriellen Fetthärtung. Das ist ein chemischer Prozess, mit dem Lebensmittelhersteller Fette und Öle festigen.

Bei diesen teilgehärteten Fetten sind sich die Ernährungswissenschaftler ausnahmsweise einig: Sie haben eine Vielzahl von gesundheitlich bedenklichen Wirkungen. Transfettsäuren verschlechtern die Blutfettwerte gravierend. Das LDL-Cholesterin steigt, das schützende HDL-Cholesterin sinkt dagegen. Gleichzeitig steigen die Triglyzeride an und das Risiko für Arteriosklerose und Herzinfarkt.

Teilgehärtete Fette werden immer noch eingesetzt, etwa in Gebäcken, in Knabberartikeln und Fertigprodukten. Auch wenn Frittieröle lange und mehrfach erhitzt werden, entstehen sie. Wie viel von den problematischen Transfettsäuren einzelne Lebensmittel enthalten, wurde untersucht. Es zeigten sich sehr große Schwankungen – je nachdem, welches Fett genutzt wurde. Leider ist es für Sie als Verbraucherin kaum möglich, herauszufinden, in welchem Produkt wie viele davon stecken. Es gibt in Deutschland weder eine Obergrenze noch eine Kennzeichnungspflicht.

Da hilft nur: Berliner, Waffeln, Pommes frites und dergleichen in Maßen zu essen. Was immerhin sehr gut zu Ihren Gewichtzielen passen dürfte.

16.5 Wie viel Fett braucht der Mensch?

Eine klar festgelegte Menge gibt es nicht. Die Ernährungsgesellschaften empfehlen zwar nach wie vor, nicht mehr als 30 % der Kalorien als Fett zu verspeisen. Doch dafür, dass gerade dieser Fettanteil der gesündere ist, fehlen stichhaltige wissenschaftliche Belege.

Diejenigen, die einfach essen, ohne besonders auf den Fettanteil zu achten, nehmen im Durchschnitt etwas mehr als 40 % ihrer Kalorien durch Fett auf. Und nach dem heutigen Stand der Wissenschaft gibt es keine Fakten, die es rechtfertigen würden, ihnen davon abzuraten. Solange die Kalorienmenge stimmt und alle nötigen Nährstoffe aufgenommen werden, gibt es schlicht und ergreifend viel Spielraum.

„Aber Fett macht doch dick!", wundern Sie sich jetzt vielleicht. Dieser Frage ging die große europäische EPIC-Studie nach. Die Daten von knapp 90.000 Menschen wurden dafür analysiert. Es fand sich kein Zusammenhang zwischen der aufgenommenen Fettmenge und dem Körpergewicht. Kein Wunder also, dass im Fazit der Studie fettarme Diäten nicht zur Vorbeugung von Übergewicht empfohlen werden. Außerdem folgern die Autoren: Sich beim erfolgreichen Umgang mit dem Gewicht nur auf das Fett zu konzentrieren, dürfte zu eng gedacht sein.

Bitte nicht falsch verstehen. Es wäre ein großes Missverständnis, jetzt das andere Extrem anzustreben und unbegrenzte Mengen an Fett aufzutischen. Soll Ihr Gewicht für Sie zum entspannten Nebenthema werden, zählt am Ende des Tages, wie viele Kalorien Sie auf dem Teller hatten. Und dafür gibt es verschiedene Methoden. Weder nehmen Sie mit fettarmem Essen automatisch ab noch mit fettreichem in jedem Fall zu.

Doch radikales Fettsparen dürfte für viele der wesentlich schwerere Weg sein. Finden Sie Ihren! Essen ist sehr individuell, Ihnen muss es schmecken. Kombinieren Sie Ihre Mahlzeiten wie in diesem Buch beschrieben, dann enthalten Ihre Gerichte 40, 50 oder auch mehr Prozent der Kalorien aus Fett. Und es gibt nichts, was dagegenspricht. Mit den Rezepten lernen Sie das Prinzip dahinter kennen. Viel Gemüse, Salate und Pilze sind immer die Basis, sie werden mit hochwertigen Ölen oder Butter zubereitet. So bekommen die Speisen eine wesentlich niedrigere Energiedichte als die üblichen kohlenhydratlastigen Mahlzeiten. Und obendrein lässt sich damit sehr gut essen. Probieren Sie es aus!

16.6 Guter Umgang mit Fett – die Praxis

Sorgen Sie für Abwechslung! Mit einer guten Mischung bekommen Sie das ganze Spektrum wertvoller Fettsäuren: verschiedene Öle, Fett aus Nüssen, Fisch, Fleisch und Milchprodukten. Um ein Gefühl für die Mengen zu bekommen, ist ein Blick auf die Rezepte in Kap. 4 hilfreich. Solange Sie gleichzeitig genügend „Grünzeug" auf den Tisch bringen, stimmen auch die Kalorien. Ganz ohne fade Magerkost.

16.6.1 Welche Fette sind besonders empfehlenswert?

Wenn Sie die folgenden Lebensmittel bevorzugen, steigt damit die Fettqualität. Sie bekommen ein gutes Verhältnis zwischen Omega-6- und Omega-3-Fettsäuren. Mit einfach ungesättigten und mehrfach ungesättigten Fettsäuren werden Sie reichlich versorgt. Und vor den gesättigten Fetten brauchen Sie, in der Kombination mit weniger Kohlenhydraten, keine Bedenken zu haben.

Fettgesund essen ganz praktisch

- Verwenden Sie hauptsächlich Oliven-, Raps- und Nussöle.
- Fetter Fisch, wie Hering, Makrele, Lachs oder Sardinen sollte regelmäßig auf den Tisch kommen.
- Wählen Sie Fleisch, Butter, Milch und Milchprodukte möglichst von Tieren aus artgerechter Haltung. Was die Tiere fressen, beeinflusst das Muster der enthaltenen Fettsäuren in den Lebensmitteln.
- Mit Nüssen und Samen bereichern Sie Ihren Speiseplan. Besonders günstig fällt das Fettsäuren-Verhältnis bei diesen Sorten aus: Walnüsse, Erdnüsse, Macadamianüsse, Pecannüsse, Pinienkerne, Sesam und Leinsamen.
- Oliven und Avocado bereichern Ihre Salate.
- Verfeinern Sie Ihr Gemüse mit Butter oder Sahne.

16.6.2 Kohlenhydrate und Fett – geht das auch zusammen?

Abnehmen oder nicht weiter zunehmen heißt, Entscheidungen zu treffen. Irgendwo müssen Sie Kalorien einsparen, um das nötige Energiedefizit zu erreichen. Fett- und gleichzeitig kohlenhydratreich essen, bedeutet geballte Energie. Damit fördern Sie Ihre überschüssigen Pfunde.

Lebensmittel und Gerichte, die viel von beidem mitbringen, sollten Sie gedanklich in die Abteilung „Genussmittel" einordnen. Dafür steht die Spitze der Pyramide und sie bedeutet: Ab und zu – kein Problem. Oft gegessen – umso mehr. Das gilt beispielsweise für Süßigkeiten, Kuchen oder salzige Knabbereien. Ebenso ungeeignet als tägliche Sattmacher sind Pizza, Salamibrot oder Nudeln mit Sahnesoße. Die meisten dieser Speisen haben kaum Ballaststoffe und einen geringen Wasseranteil. Das bedeutet konzentrierte Kalorien mit wenig Volumen. Daher müssen Sie mehr davon essen, um den Magen zu dehnen und satt zu werden.

Fazit: Mit der Kombination „fett- und gleichzeitig kohlenhydratreich" machen Sie sich das Leben so richtig schwer. Dass Sie mehr Energie aufnehmen, als Sie verbrauchen, wird damit sehr wahrscheinlich. Und damit nehmen Sie zu!

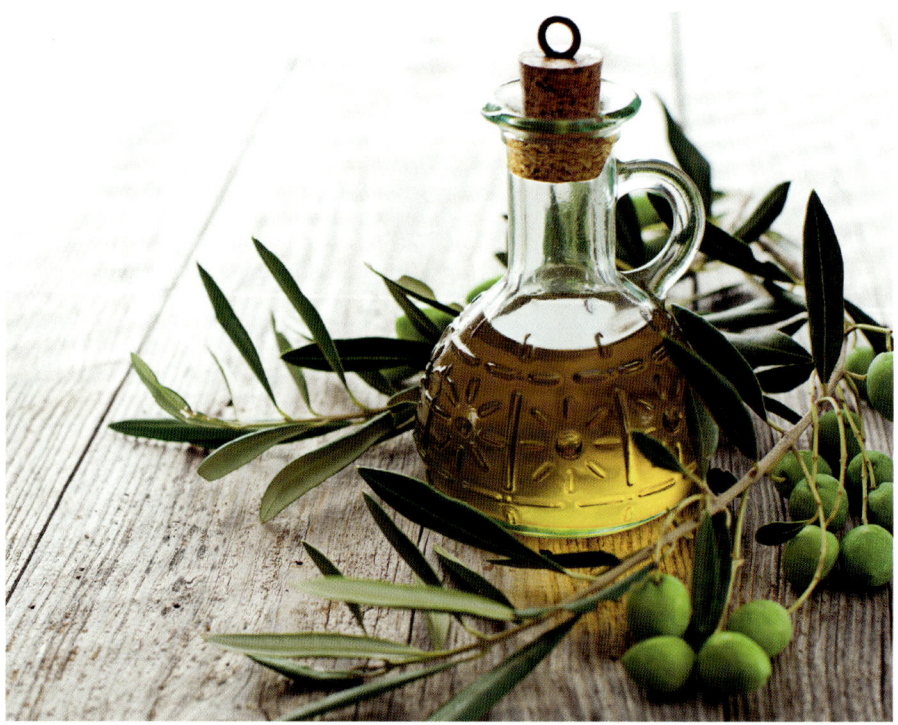

Praktische Tipps, um Dickmacher zu entschärfen

- Möchten Sie Nudeln essen, dann statt Sahnesoße lieber Tomaten- oder Gemüsesoßen, nach Belieben zum Beispiel mit Hackfleisch.
- Wenn Brot, dann besser mit mageren Wurstsorten wie Schinken und Roastbeef. Oder mit Quark und Hüttenkäse – dazu immer viel „Frisches", wie Salat oder Obst.
- Fettreiche Wurst- und Käsesorten sättigen durch ihren Eiweißanteil gut. Doch bitte nicht zusammen mit Brot verspeisen. Sonst bekommen Sie dicht gedrängte Kalorien, die Ihren Abnehmerfolg erheblich gefährden.
- Haben Sie Lust auf Mettwurst und dergleichen, dann lassen Sie das Brot weg und packen auch hier wieder üppig „Grünzeug" dazu, etwa Gurken, Tomaten oder Kohlrabi. Snackvorschläge finden Sie in Kap. 4.2.
- Das Brötchen oder das Croissant mit Butter und Marmelade sind weitere Beispiele für Fett- und Kohlenhydratreiches. Ab und an ein Croissant zum Sonntagsfrühstück beschert Ihnen noch kein Figurproblem. Vorausgesetzt allerdings, Sie gleichen diesen besonderen Genuss an den sechs anderen Tagen der Woche wieder aus. Frühstücksalternativen, die länger sättigen und keinen Heißhunger auslösen, gibt es bei den Rezepten in Kap. 4.

Bleibt noch zu sagen: Die Mischung macht es! Sie kennen Ihre „Lieblingssünden" am besten. Wählen Sie mit Bedacht, wann und wie oft Sie diese genießen möchten. Und entscheiden Sie gleichzeitig, wodurch Sie die Dickmacher ausgleichen.

17

WIE SIE AUCH KÜNFTIG ENTSPANNT MIT ESSEN UND GEWICHT ZURECHTKOMMEN

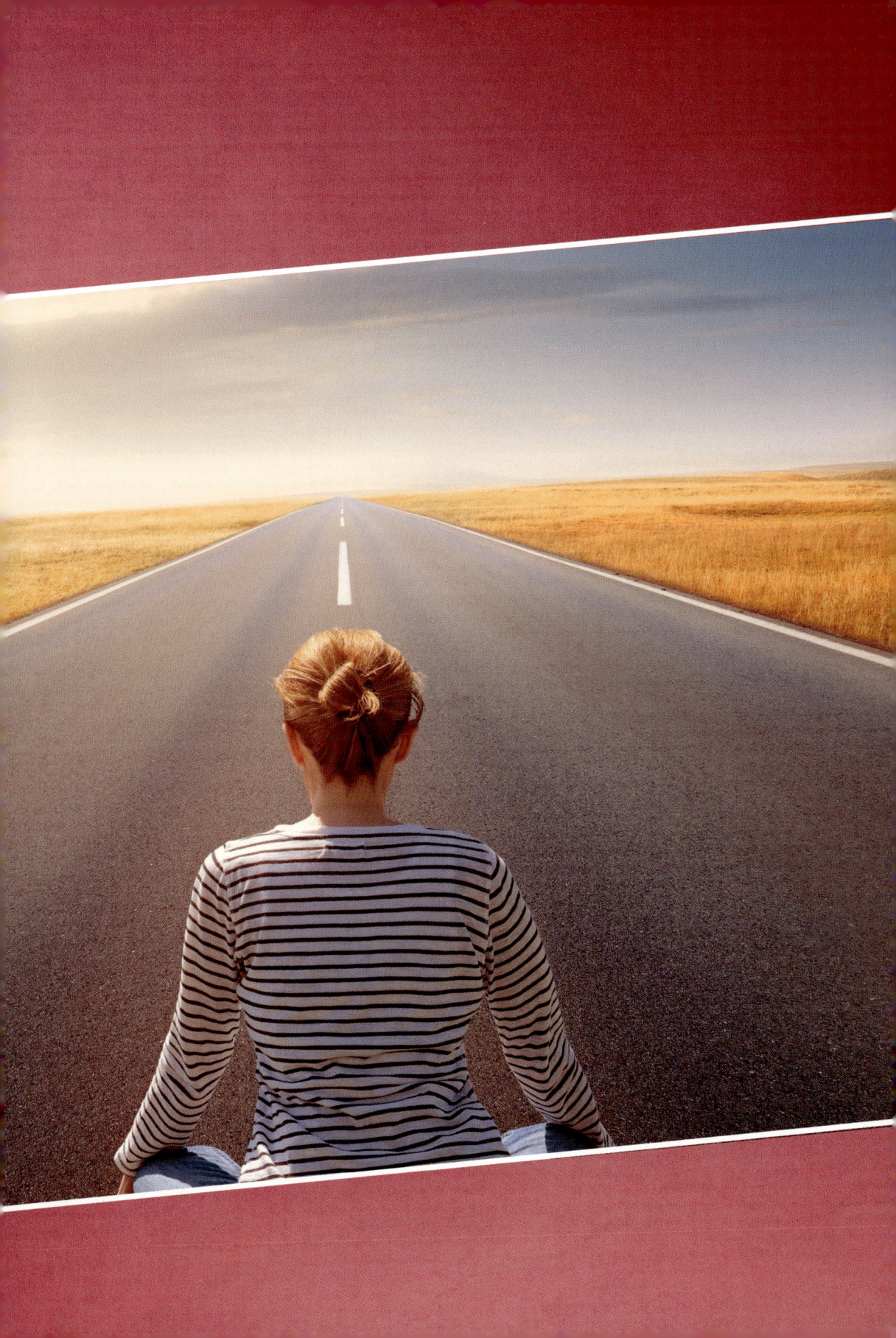

17

WIE SIE AUCH KÜNFTIG ENTSPANNT MIT ESSEN UND GEWICHT ZURECHTKOMMEN

Sie haben es angepackt. Auf Ihre Weise. Zum Beispiel mit den beiden Startertagen, mit dem Wochenplan und mit mehr Aktivität in Ihrem Leben. Und damit haben Sie abgenommen – Glückwunsch! Seien Sie sehr stolz, auf das, was Sie erreicht haben!

Denn Sie haben Zeit investiert und vermutlich viel gelernt. Sind Sie zum Beispiel überrascht, wie viel Sie auf diese Weise essen können, ohne zuzunehmen?

Überlegen Sie, wo Sie stehen! Haben Sie Ihr Wohlfühlgewicht bereits erreicht und möchten es halten? Oder wollen Sie noch weitere Kilos loswerden?

In beiden Fällen stellt sich spätestens jetzt die Frage, wie es nun weitergehen soll. Genau mit der neuen Essweise, die Sie in diesem Buch kennengelernt haben! Sie ist etwas fürs Leben. Weil sich damit vielseitig und sehr gut essen lässt.

Außerdem bekommen Sie so genügend Eiweiß und weniger blutzuckerbelastende Kohlenhydrate. Diese beiden Faktoren schützten Studienteilnehmer, auch noch nach sechs Monaten, gegen das leidige „Wiederzunehmen".

Solche Unterstützer brauchen Sie und zwar alle, die Sie bekommen können! Falls Ihnen jemand sagt, dass es ganz einfach sei, Ihr neues Gewicht zu halten – glauben Sie es nicht! Sind Sie diäterfahren? Dann kennen Sie vermutlich diesen

Ablauf: Zunächst haben Sie hoch motiviert abgenommen und dann langsam und stetig wieder zu. Der Körper wehrt sich gegen die verlorene Substanz, er möchte sie auffüllen.

Doch es geht auch anders. Lernen Sie von denjenigen, die ihr Gewicht erfolgreich halten.

17.1 Ihre persönliche Erfolgsliste

Was haben Sie verändert? Oft sind es besonders die kleinen Dinge, die wir gerne übersehen. Nehmen Sie jede positive Veränderung wahr! Und natürlich auch, wie gut sich Ihre neuen Verhaltensweisen anfühlen.

Schreiben Sie alle Ihre kleinen und großen Erfolge auf. Damit werden sie sichtbar – das spornt an.

Ihre Liste könnte zum Beispiel so aussehen:
- Ich esse langsamer.
- Ich nehme wieder wahr, wenn ich satt bin.
- Ich plane jetzt an XX Tagen der Woche meine Mahlzeiten.
- Ich habe während der beiden letzten Wochen an acht von 10 Arbeitstagen ein Mittagessen mit viel Gemüse oder Salat ausgewählt.
- Ich verspüre wesentlich seltener Heißhunger.
- Ich nasche jetzt ohne schlechtes Gewissen, denn ich habe festgelegt, wie viel Süßes ich in Ordnung finde.
- Ich genieße mein Essen viel mehr als vorher.
- Ich habe XX Kilogramm abgenommen.
- Ich halte jetzt mein Gewicht.
- Ich habe 2 x wöchentlich Sport in mein Leben eingebaut.
- Ich benutze seit drei Wochen die Treppe anstelle des Fahrstuhls. Und merke, wie es mir immer leichter fällt.
- Ich habe mehr Energie.

- Ich fühle mich entspannter und zufriedener.
- Ich bin selbstbewusster geworden.
- Ich habe bereits mehrmals mein neues Atemritual in angespannten Phasen ausprobiert. Und spüre, wie gut es mir tut.

Es ist immer wieder erstaunlich, was da so alles zusammenkommt. Wenn die Teilnehmerinnen am Ende eines Ernährungskurses notieren, was sie alles verändert haben, sind sie oft von der Menge überrascht.

Belohnen Sie sich für Ihre Erfolge

Auch für die kleinen. „Wenn ich fünf Tage hintereinander in Ruhe zu Mittag gegessen habe, kaufe ich mir einen schönen Blumenstrauß." „Seit zwei Wochen umgehe ich Rolltreppen – dafür gönne ich mir jetzt das Buch, das ich schon so lange haben wollte." Sammeln Sie persönliche Belohnungen – große und kleinere. Eine Massage, ein Spaziergang in der Natur mit der besten Freundin, eine halbe Stunde Zeit nur für sich. Der neue Lippenstift, die exklusive Lieblingszeitschrift oder etwas zum Anziehen. Schreiben Sie auf, was immer Ihnen Freude bereitet. Aus dieser Liste wählen Sie dann aus. Sie lernen gerade, besser mit sich umzugehen – und das durchaus nicht nur beim Essen.

17.2 Keine Angst vor bösen Fallen

„Ab jetzt esse ich nur noch gesund und kalorienbewusst." Ist das Ihr Vorsatz? Dann müssen Sie scheitern! Denn „perfekt" funktioniert beim Essen nicht. Und selbst wenn es Ihnen möglich wäre, würden Sie sich damit unendlich viel Lebensqualität nehmen. Die Lieblingsschokolade genießen, der laue Sommerabend mit dem Cocktail auf der Terrasse, feiern mit Freunden oder Familie – all das gäbe es nicht mehr. Diese traurige Vorstellung ist glücklicherweise auch völlig unnötig. Denn Sie kennen jetzt das Handwerkszeug. Sie wissen, wie Sie Ihre Mahlzeiten zusammenstellen müssen, sodass weder Genuss noch Gewicht leiden.

In diesem Buch geht es sehr oft darum, sich neue Gewohnheiten zuzulegen. Es dauert ein wenig, bis Sie sich an die Veränderungen gewöhnt haben. Bis dahin sind die neuen Verhaltensweisen sehr zarte Pflänzchen. Ein kleiner Wind genügt, um sie umzublasen. Ja, es gibt sie, die Situationen, die Ihre Erfolge gefährden können. Bereiten Sie sich vor. Mit diesen Tipps pflegen Sie Ihre Pflänzchen, bis sie groß und stark verwurzelt sind. Dann halten sie so manchen Sturm unbeschadet aus.

Vier Tipps, damit Essen und Gewicht weiterhin Ihre Freunde bleiben

1 Aus Fehltritten lernen

Kämpfen Sie gegen sich selbst? Gegen Ihre Kilos, gegen Ihre Lust auf Süßes? Je strenger Sie sich behandeln, umso eher werden Sie das eine spontane Stück Kuchen als persönliches Versagen empfinden.

Gehen Sie freundlich mit sich um. Etwas so Grundlegendes wie unsere täglichen Essgewohnheiten zu verändern, braucht Geduld. Bleiben Sie gelassen! Und Rückschläge gehören dazu. Sie sind sehr wertvoll – wenn Sie daraus lernen. Nehmen Sie wahr, in welchen Situationen Sie besonders gerne in alte Muster zurückfallen. Dann planen Sie, wie Sie beim nächsten Mal besser damit umgehen werden.

2 Schwierige Situationen planen

An ruhigeren Tagen gelingt es Ihnen gut, an der Süßigkeitenbox im Büro vorbeizugehen. Aber dann. Ein Kollege wird krank, der andere ist im Urlaub und Sie haben schlecht geschlafen. Sie fühlen sich angespannt und überfordert. Jetzt muss ein Schokoriegel her und zwar sofort. Kein Wunder, dass Sie so reagieren – denn die Willenskraft ist stressanfällig.

Realisieren Sie solche Situationen! Wann essen Sie Dinge, die Sie eigentlich gar nicht essen wollen? Dann planen Sie, wie Sie solche Stolpersteine überwinden. Legen Sie sich im Büro etwas anderes bereit. Einen Apfel beispielsweise und ein paar Nüsse, wenn Sie wirklich mal Hunger haben. Besonders gut funktionieren auch „Wenn-dann-Sätze". Etwa so: „Immer, wenn ich im Büro aus Stressgründen zum Schokoriegel greifen möchte, dann gehe ich in die Küche, atme tief durch und mache mir meinen Lieblingstee."

3   Für Auszeiten sorgen

Negativer Stress und Überlastung haben sehr viel mit Ihrem Gewicht zu tun. „Wenn ich frei habe, klappt das ja ganz gut mit meinem Essen und der Bewegung. Aber dann …" So geht es vielen Frauen. Zurück in der Arbeitsroutine fällt das Joggen aus Zeitgründen weg. Und je angespannter der Alltag, umso mehr locken Süßigkeiten und Co.

Ja, es ist schwierig, regelmäßige Entspannungsphasen einzubauen. Aber unendlich wichtig. Denn hoher andauernder Druck macht nicht nur dick, sondern auch krank. Gut mit sich selbst umzugehen, heißt auch, für Entspannung zu sorgen. Seien Sie fantasievoll: 3 x täglich drei tiefe Atemzüge am offenen Fenster? Der Zeitaufwand ist nicht der Rede wert und es tut ungemein gut. Bekommen Sie genügend frische Luft? Oder wie wär's mit Yoga, mit Meditation? Überlegen Sie, was zu Ihnen und in Ihr Leben passt. Und sorgen Sie für sich. Denn wenn Sie sich nicht um sich kümmern, wer dann?

4   Sich mit Verbündeten austauschen

Machen Sie gute Freunde oder die Familie zu Ihren Vertrauten. Es tut einfach gut, sich auszutauschen, über Zweifel zu sprechen oder gelobt zu werden. Oft hilft so ein Blick von außen auch, vermeintlich Unüberwindlichem den Schrecken zu nehmen. Suchen Sie sich einen „Notfallhelfer". Jemand, mit dem Sie schon vorher besprechen, dass Sie in „das-schaffe-ich-nie-Phasen" zu ihm kommen können. Machen Partner oder Kollegin mit bei der Umstellung, auf Ihre neue und bessere Art zu essen? Dann bedeutet das für Sie eine besonders wertvolle Unterstützung. Auf jeden Fall ist es hilfreich, andere miteinzubeziehen, zum Beispiel auch über soziale Netzwerke.

17.3 Gut essen – lebenslänglich

Betrachten Sie dieses Buch als Reise. Eine spannende, in der Sie Ungewohntes kennenlernen und ausprobieren. Ginge es hier um eine Diät, wäre der Weg irgendwann zu Ende. Danach würden Sie weitermachen wie vorher. Und wieder zunehmen.

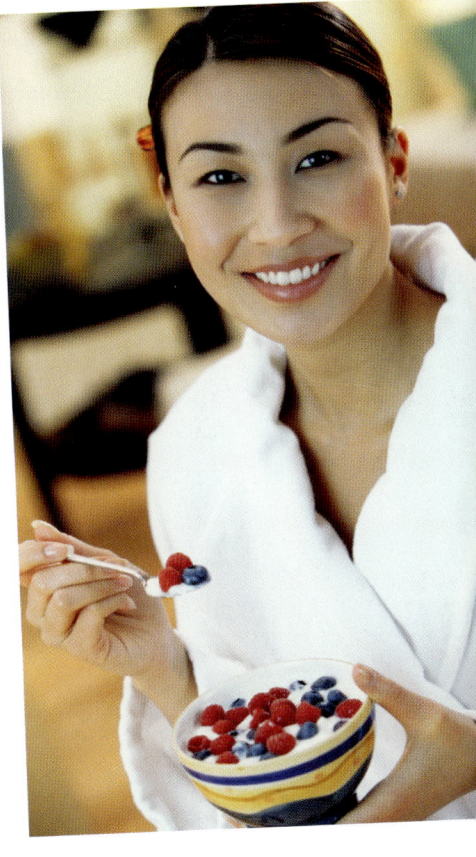

Diese Reise geht weiter. Unser ganzes Leben lang essen und trinken wir. Und vermutlich werden wir ebenso lange mit Verlockungen von allen Seiten bombardiert. Das sind Abzweigungen auf Ihrem Weg. Manchmal biegen Sie ein und oft gehen Sie einfach weiter, weil Sie nicht interessiert sind.

Vielleicht waren Sie bisher der Meinung, dass das, was für die Figur gut ist, gar nicht gut schmecken kann? Entweder – oder? Die Essweise in diesem Buch zeigt Ihnen, wie gut sich Genuss und Gesundheit vereinbaren lassen.

Bleiben Sie aufmerksam und achten Sie auf sich selbst. Fühlen Sie sich wohl mit Ihrem Lebensstil? Beim Essen und Trinken geht es immer wieder darum, eine gute Mischung zu finden, die zu Ihnen passt. Und die gleichzeitig auf der Waage funktioniert. Dasselbe gilt für Sport und Bewegung. Denn im Laufe des Lebens ändern sich die Bedürfnisse. Was mit 30 prima funktionierte, lässt mit 50 den Bauch wachsen.

Nicht nur das, was Sie verspeisen, beeinflusst Ihr Gewicht. Mindestens genauso wichtig, ist die Art und Weise, wie Sie essen. Diesen Satz empfehle ich Ihnen wärmstens als Motto für Ihr figurentspanntes Leben: „Ich esse, wenn ich Hunger habe und ich höre auf, wenn ich satt bin!" So banal es sich auch anhören mag – sobald Sie nach dieser Devise essen, haben Sie Ihre Gewohnheiten erfolgreich verändert.

Natürlich nicht immer. Aber meistens. Denn wenn Ihr tägliches normales Essen stimmt, können Sie besonders energiereiche Anlässe viel leichter ausgleichen. Ja, auch schlanke Menschen schlemmen, aber natürlich nicht jeden Tag. Anschließend treten sie wieder kürzer. Das können Sie auch. Zum Beispiel mit einem der beiden Startertage gleich nach dem üppigen Genusstag. Tun Sie das unbedingt sofort. Sonst wird aus dem kurzen traumhaften Gourmetwochenende eine dauerhafte Anlage auf Ihren Hüften.

Ich wünsche Ihnen weiterhin eine entspannte Reise, mit viel Spaß am guten Essen!

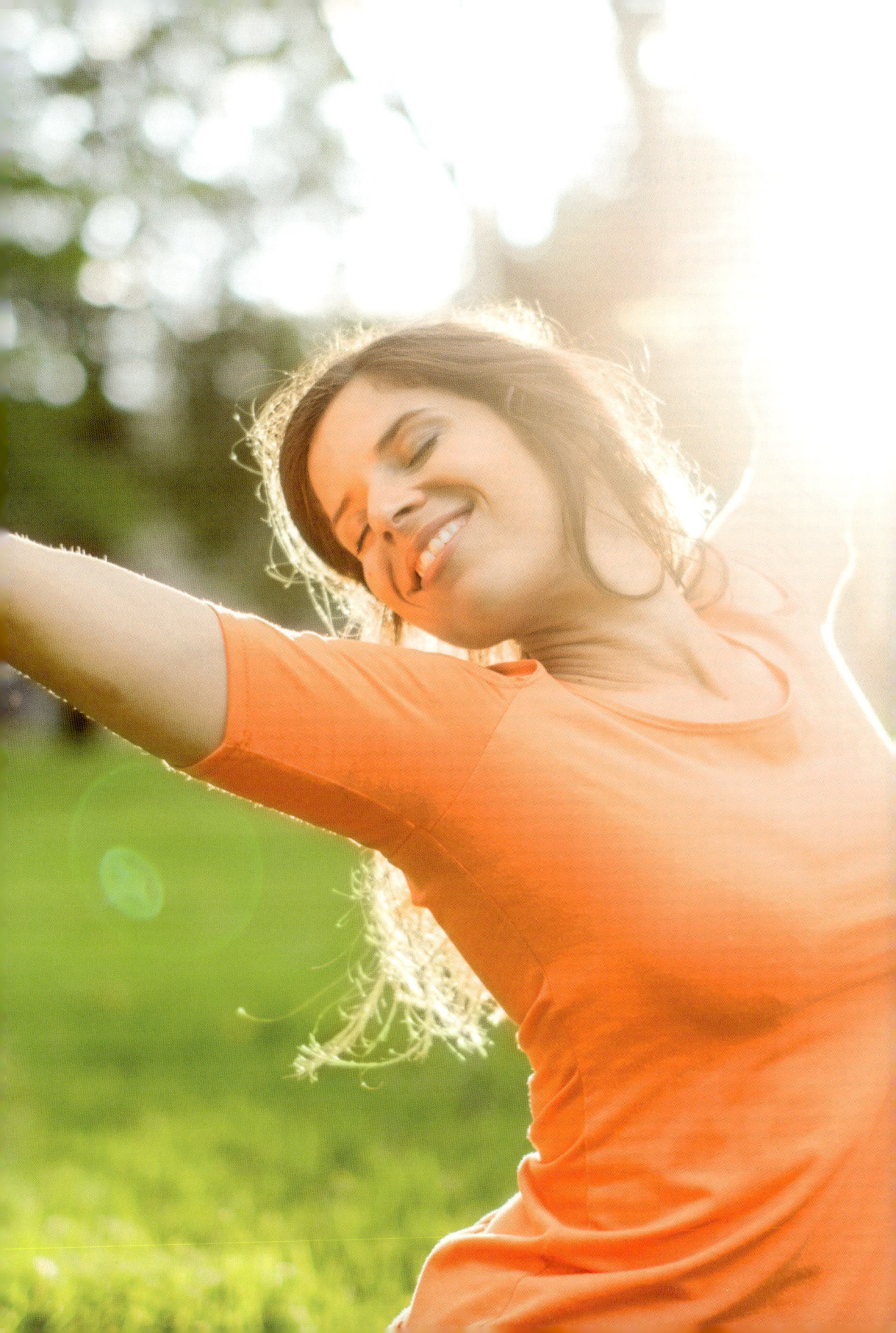

18 Literatur

- Amorim Adegboye, A. & Linne, Y. (2013). Diet or exercise, or both, for weight reduction in women after childbirth. *Cochrane Database Syst Rev.*, 7.

- Aragão, F. et al. (2013). Effects of a 12-month multi-component exercise program on the body composition of postmenopausal women. *Climacteric*. [Epub ahead of print]

- Asher, R. et al. (2013) Very low-energy diets for weight loss in adults: A review. *Nutrition & Dietetics, 70* (2), 101-112.

- Basu, S. et al. (2013). Relationship of soft drink consumption to global overweight, obesity, and diabetes: a cross-national analysis of 75 countries. *American Journal of Public Health, 103* (11), 2071-2077.

- Biesalski, H. & Grimm, P. (2011). *Taschenatlas Ernährung.* (5. Aufl.). Stuttgart: Thieme.

- Bray, G. (2013). Energy and fructose from beverages sweetened with sugar or high-fructose corn syrup pose a health risk for some people. *Advances in Nutrition, 4* (2), 220-225.

- Byrne, N. et al. (2012). Does metabolic compensation explain the majority of less-than-expected weight loss in obese adults during a short-term severe diet and exercise intervention? *International Journal of Obesity, 36*, 1472-1478.

- Casazza, K. et al. (2013). Myths, presumptions, and facts about obesity. *New England Journal of Medicine, 368*, 446-454.

- Chaput, J. & Tremblay, A. (2012). Sleeping habits predict the magnitude of fat loss in adults exposed to moderate caloric restriction. *Obesity Facts, 5* (4), 561-566.

- DAK Forschung. (2014). *Gesundheitsreport 2014. Die Rushhour des Lebens. Gesundheit im Spannungsfeld von Job, Karriere und Familie.* Zugriff am 15. Februar 2014 unter

  https://www.dak.de/dak/download/Vollstaendiger_bundesweiter_Gesundheitsreport_2014-1374196.pdf

- Davis, S. et al. (2012). *Understanding weight gain at menopause. Climacteric, 15* (5), 419-429.

- De-Regil, L. et al. (2010). Effects and safety of periconceptional folate supplementation for preventing birth defects. *Cochrane Database Syst Rev. 6* (10).

- Deutsche Gesellschaft für Ernährung et al. (2013). *Referenzwerte für die Nährstoffzufuhr.* (1. Aufl., 5. überarbeiteter Nachdruck). Neustadt an der Weinstraße: Neuer Umschau Buchverlag.

- De Oliveira Otto, M. et al. (2013). Circulating and dietary Omega-3 and Omega-6 polyunsaturated fatty acids and incidence of CVD in the Multi-Ethnic Study of Atherosclerosis. *Journal of the American Heart Association, 2*, 2-17.

- DiNicolantonio, J. (2014). The cardiometabolic consequences of replacing saturated fats with carbohydrates or Ω-6 polyunsaturated fats: Do the dietary guidelines have it wrong? *Open Heart, 1*, 1-4.

- Du, H. et al. (2010). Dietary fiber and subsequent changes in body weight and waist circumference in European men and women. American Journal of Clinical Nutrition, 91, 329-336.

- Forouhi, N. et al. (2009). Dietary fat intake and subsequent weight change in adults: Results from the European Prospective Investigation into Cancer and Nutrition cohorts. American Journal of Clinical Nutrition, 90, 1632–41.

- Freundin Verlag. (2013). Freundin feiert ... beim DREAMBALL. *Freundin, 22*, 240.

- Gonder, U. & Worm, N. (2010). *Mehr Fett! Warum wir mehr Fett brauchen, um gesund und schlank zu sein.* (1. Aufl.) Lünen: Systemed Verlag

- Gosby, A. et al. (2013). Protein leverage and energy intake. *Obesity Reviews*, 1-9.

- Graf, C. (2010). Rolle der körperlichen Aktivität und Inaktivität für die Entstehung und Therapie der juvenilen Adipositas. *Bundesgesundheitsblatt, 53*, 699-706.

- Hilbig, A. (2013). Ernährung in Schwangerschaft und Stillzeit. *Ernährungs Umschau, 8*, 466-474.

- Hession, M. et al. (2009). Systematic review of randomized controlled trials of low-carbohydrate vs. low-fat/low-calorie diets in the management of obesity and its comorbidities. *Obesity Reviews, 10* (1), 36-50.

- Holzapfel, C. & Hauner, H. (2011). Gewichtserhaltung nach Gewichtsreduktion – wie der Körper sein Gewicht verteidigt. *Deutsche Medizinische Wochenschrift, 136* (3), 89-94.

- Khan, M. et al. (2010). Treatment of cellulite: Part II. Advances and controversies. *Journal of the American Academy of Dermatology, 62* (3), 373-384.

- King, N. et al. (2012). Exercise, appetite and weight management: understanding the compensatory responses in eating behaviour and how they contribute to variability in exercise-induced weight loss. *British Journal of Sports Medicine, 46* (5), 315-322.

- Kirchengast, S. (2010). Gender differences in body composition from childhood to old age: An evolutionary point of view. *Journal of Life Sciences, 2* (1), 1-10.

- Koch, T. (2010). *Macht der Gewohnheit? Der Einfluss der Habitualisierung auf die Fernsehnutzung.* Wiesbaden: VS-Verlag.

- Kröner, C. & Koletzko, B. (2010). *Basiswissen Pädiatrie.* Berlin Heidelberg: Springer.

- Lally, P. et al. (2010). How are habits formed: Modelling habit formation in the real world. *European Journal of Social Psychology, 40* (6), 998-1009.

- Lemberger, H. (2013). *So isst Mann sein Fett weg.* (4. Aufl.) Aachen: Meyer & Meyer Verlag.

- Lenz, M. et al. (2009). Morbidität und Mortalität bei Übergewicht und Adipositas im Erwachsenenalter: Eine systematische Übersicht. *Deutsches Ärzteblatt International, 106* (40), 641-648.

- Mangiameli, F. & Lemberger, H.(2009). *Das neue große LOGI-Kochbuch.* Lünen: Systemed.

- Mangiameli, F. & Lemberger, H. (2012). *Kurskonzept: Abnehmen mit der Essformel.* Zugriff am 10. Januar 2014 unter http://www.essteam.de/ess-gruppencoaching.html

- Max Rubner-Institut Bundesforschungsinstitut für Ernährung und Lebensmittel. (2008). *Nationale Verzehrsstudie II. Die bundesweite Befragung zur Ernährung von Jugendlichen und Erwachsenen.* Zugriff am 11. Januar 2014 unter

  http://www.was-esse-ich.de/uploads/media/NVS_II_Abschlussbericht_Teil_1_mit_Ergaenzungsbericht.pdf

  http://www.mri.bund.de/fileadmin/Institute/EV/NVSII_Abschlussbericht_Teil_2.pdf

- Mensink, G. et al. (2013). Übergewicht und Adipositas in Deutschland. Ergebnisse der Studie zur Gesundheit Erwachsener in Deutschland (DEGS1). *Bundesgesundheitsblatt, 56*, 786-794.

- Mischel, W. et al. (1989). Delay of gratification in children. *Science, 244*, 4907, 933-938.

- Nackers, M. et al. (2010). The association between rate of initial weight loss and long-term success in obesity treatment: does slow and steady win the race? *International Journal of Behavioral Medicine, 17* (3), 161-167.

▪ Rathmann, W. et al. (2013). Typ-2-Diabetes: Prävalenz und Relevanz angeborener und erworbener Faktoren für die Prädiktion. *Deutsches Ärzteblatt International, 110* (19), 331-337.

▪ Schulze-Lohmann, P. (2012). Ballaststoffe. *Ernährungs Umschau, 7*, 408-417.

▪ Thomson, C. et al. (2012). Relationship between sleep quality and quantity and weight loss in women participating in a weight-loss intervention trial. *Obesity, 20* (7), 1419-1425.

▪ Volek, J. et al. (2008). Dietary carbohydrate restriction induces a unique metabolic state positively affecting atherogenic dyslipidemia, fatty acid partitioning, and metabolic syndrome. *Progress in Lipid Research, 47*, 307-318.

▪ Worm, N. et al. (2011). Ernährungsstrategie bei Patientinnen mit polyzystischem Ovarsyndrom. *Gynäkologische Endokrinologie, 9* (2), 102-108.

▪ Worm, N. (2013). *Menschenstopfleber. Die verharmloste Volkskrankheit Fettleber. Das größte Risiko für Diabetes und Herzinfarkt.* Lünen: Systemed.

▪ World Health Organization. (2006). *BMI classification.* Zugriff am 11. Januar 2014 unter

http://apps.who.int/bmi/index.jsp?introPage=intro_3.html

Bildnachweis

Fotos: Thinkstock/iStock

Gestaltung Titelbild/Umschlag: Kristina Ehrhardt

Layout und Satz: Kristina Ehrhardt

Lektorat: Dr. Irmgard Jaeger, Katrin Thiele

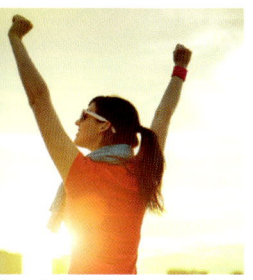

MIT DIESEN TITELN UNTERSTÜTZEN WIR SIE

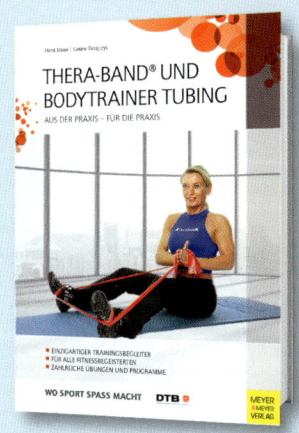

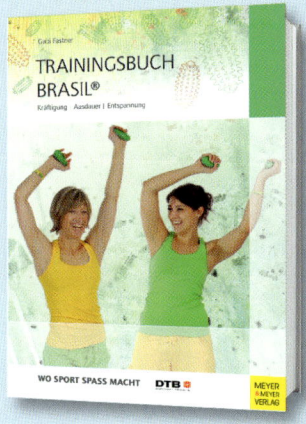

3. Auflage 2014

160 Seiten, in Farbe, 13 Abb., 7 Tab.,

Klappenbroschur,

16,5 x 24 cm

ISBN 978-3-89899-952-6

€ [D] 16,95/€ [A] 17,50

2. Auflage 2014

176 Seiten, in Farbe, 406 Fotos,

Klappenbroschur,

16,5 x 24 cm

ISBN 978-3-89899-832-1

€ [D] 16,95/ € [A] 17,50

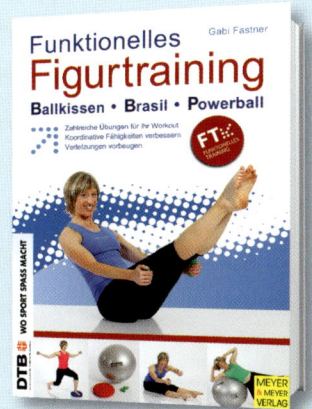

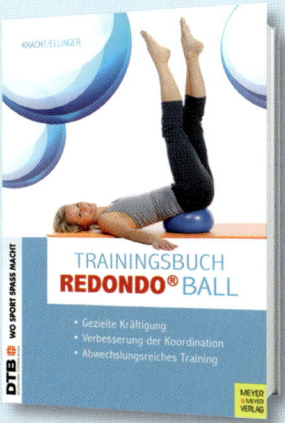

216 Seiten, in Farbe, 438 Fotos,

Klappenbroschur,

16,5 x 24 cm

ISBN 978-3-89899-752-2

€ [D] 19,95/€ [A] 20,60

5. Auflage 2012

160 S., in Farbe, 201 Fotos, 2 Abb.,

Klappenbroschur,

16,5 x 24 cm

ISBN 978-3-89899-569-6

€ [D] 16,95/ € [A] 17,50

MEYER & MEYER
Fachverlag
Von-Coels-Str. 390
52080 Aachen

Telefon   02 41 - 9 58 10 - 13
Fax   02 41 - 9 58 10 - 10
E-Mail   vertrieb@m-m-sports.com
E-Books   www.dersportverlag.de

MEYER
& MEYER
VERLAG

Unsere Bücher erhalten Sie online oder bei Ihrem Buchhändler.

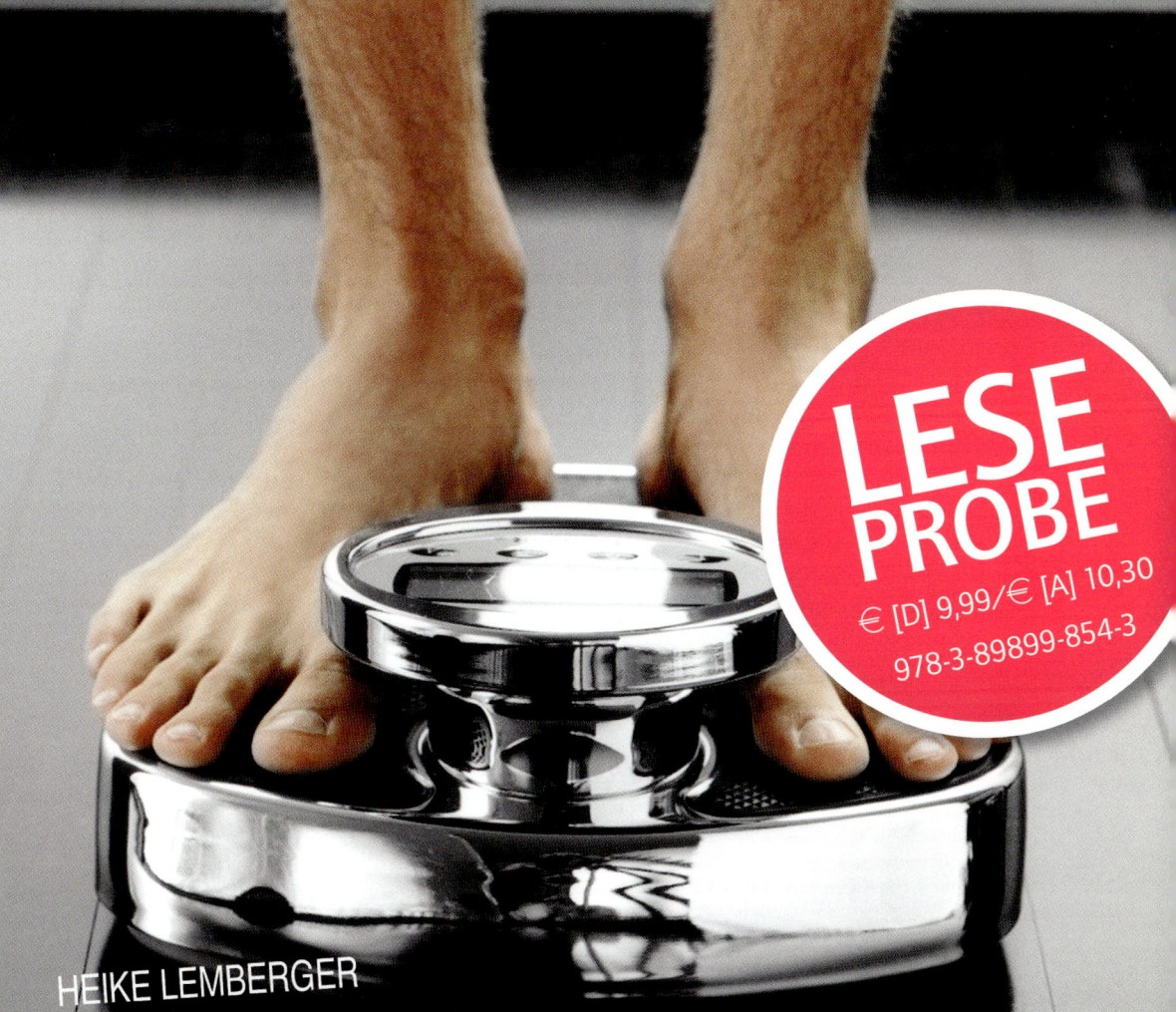

HEIKE LEMBERGER

SO ISST MANN SEIN FETT WEG!

Clever genießen und abnehmen

MEYER
& MEYER
VERLAG

Wie bekommt man die Wampe weg? Die Theorie!

GIBT ES EIN GEHEIMREZEPT, WIE MAN DIE WAMPE LOSWIRD?

Wer diese Frage mit „Ja" beantwortet, lügt. Um ein richtiges Essverhalten und mehr Bewegung wird man nicht herumkommen, es sei denn, man erfüllt die gesundheitlichen Voraussetzungen, die einen Arzt dazu zwingen, verschreibungspflichtige Diätpillen zu verordnen. Aber auch diese sind nicht als Dauerlösung gedacht, sondern dienen gewissermaßen nur als Krücke, bis man erstens durch einen ersten Erfolg motiviert ist und zweitens sich an ein neues Bewegungs- und Ernährungsverhalten gewöhnt hat. Eine gute Nachricht gibt es trotzdem: Bauchfett – insbesondere bei Männern – gehört zu den ersten Depots, die durch weniger Kalorien und mehr Sport abgebaut werden.

Stellen Sie sich Essen und Bewegung als zwei verschiedene Schrauben vor: Je weniger Sie an einer Schraube drehen, desto mehr müssen Sie an der anderen drehen. Mit anderen Worten, wenn Sie sich wenig bewegen, dann richten Sie Ihr Augenmerk auf das, was Sie essen, und vor allem, wie viel Sie davon essen.

Die einzig erprobte und für wirksam befundene (seriöse) Methode abzunehmen, basiert im Wesentlichen auf folgenden Pfeilern:

- Hören Sie auf zu essen, wenn Sie satt sind. Um das Sättigungsgefühl zu spüren, müssen Sie langsam essen.

- Essen Sie regelmäßig dreimal am Tag.

- Achten Sie auf die Energiedichte: Essen Sie große Portionen mit wenig Kalorien.

- Reduzieren Sie die Menge der kohlenhydratreichen Nahrungsmittel. Somit verhindern Sie eine starke Ausschüttung von Insulin. Das ist das Hormon, das Ihr Gewichtsabnehmvorhaben sabotiert.

- Trainieren Sie sich bestimmte Essgewohnheiten an, die es Ihnen erlauben, ohne Hungerkuren zu einem gesunden und attraktiven Gewicht zu gelangen (vgl. Kapitel 8, S. 101).

- Das darf nicht fehlen: Verbrennen Sie Fettpolster, indem Sie Bewegung in Ihre tägliche Routine einbauen.

Wampe weg und zwar für immer. Was müssen Sie wissen?

Um schlank zu werden und zu bleiben,
- muss Ihnen das Essen schmecken,
- muss die Portion groß sein,
- muss Ihre Mahlzeit wenige Kalorien enthalten und Sie lange sättigen.

Welches Lebensmittel gehört zu welchen Nährstoffen!

Eiweißreiche Lebensmittel	Fettreiche Lebensmittel	Eiweiß- und kohlenhydratreiche Lebensmittel	Kohlenhydratreiche Lebensmittel	Kohlenhydrat- und fettreiche Lebensmittel
• Ei • Fleisch, z. B. Steak • Fisch, z. B. Forelle, Karpfen • Meerestiere • Quark • Hüttenkäse • Käse • Tofu	• Fettreiches Fleisch, z. B. Schmalz, Speck • Fettreicher Fisch, z. B. Lachs, Hering, Aal • Avocado • Oliven • Nüsse • Kerne • Butter • Öl	• Hülsenfrüchte, z. B. Erbsen, Bohnen, Linsen, Sojabohnen • Milch, Joghurt, Buttermilch, Dickmilch	• Getreide, wie Brot, Brötchen • Haferflocken • Müsli • Teigwaren • Reis, Glasnudeln • Kartoffeln • Mais, z. B. Cornflakes, Polenta • Hirse (Couscous) • Amaranth • Quinoa • Säfte • Limonade, Cola • Fettfreie Süßigkeiten, z. B. Gummibärchen, Lakritz	• Bratkartoffeln, Pommes • Panade • Schokolade • Kekse • Chips • Flips • Tacos oder Lebensmittel-kombinationen: • Brötchen mit Streichfett und Käse, Salami • Nudeln in Käse-Sahne-Soße

WAS MACHT SIE LANGE SATT, SCHMECKT GUT UND HAT WENIG KALORIEN?

DIE BESTEN SATTMACHER

Sattmacher Nr. 1 – Eiweiße

Eiweiße, auch *Proteine* genannt, bestehen aus Aminosäuren. Sie sind die wichtigsten Körperbausteine. Unter anderem sind sie Bestandteil von Enzymen, Zellwänden, Muskelmasse, Transportmolekülen und Hormonen. Außerdem gehören sie neben Fett und Kohlenhydraten zu den Energielieferanten.

Eiweiß ist im Vergleich zu Kohlenhydraten und Fetten einzigartig. Seine Funktionen können weder durch Kohlenhydrate noch durch Fett ersetzt werden. Also weder Kohlenhydrate noch Fett helfen Ihnen, Muskeln aufzubauen, noch schützen sie Sie vor einem Muskelabbau. Aber genau das kann Eiweiß.

WARUM MACHEN EIWEISSE SATT?

Eiweiße lösen eine besonders ausgeprägte Sättigung über die Stimulation von Sättigungsarealen im zentralen Nervensystem aus. Der genaue Mechanismus ist jedoch noch nicht abschließend geklärt. Die bekannteste Theorie hierzu liefern Mellinkoff et al. (1956). Sie gehen von einem Sättigungszentrum im Gehirn aus, welches ganz sensibel auf die Aminosäurenkonzentration im Blut reagiert. Wird eine bestimmte Aminosäurenkonzentration unterschritten, entsteht ein spezifischer Hunger nach Eiweiß. Stimmt das Aminosäurenverhältnis, stellt sich Sättigung ein.

Die „Sattheit" hält nach einer eiweißreichen Kost besonders lange an. Das hat möglicherweise mit der günstigen Wirkung des Eiweißes auf den Blutzuckerspiegel zu tun. Bleibt der Blutzuckerspiegel niedrig, wird der kleine Hunger zwischendurch unterdrückt.

WAS KANN EIWEISS NOCH?

- **Stoffwechselbooster**

Eine eiweißreiche Nahrung kurbelt nach dem Essen den Stoffwechsel viel stärker an als eine fett- oder kohlenhydratreiche Kost. Das liegt daran, dass der Körper überhaupt Energie verbrennen muss, um Nahrungseiweiße zu verdauen und zu verstoffwechseln. Dabei entsteht Wärme, die der Körper abgibt. Dieser Prozess wird in der Fachsprache auch „nahrungsinduzierte Thermogenese" genannt.

- **Körperfett schmilzt**

Einige Diätstudien konnten zeigen, dass Probanden, die eiweißreich aßen, vergleichsweise mehr an Körperfett abnahmen als die Probanden mit einer kohlenhydratreichen Kost.

- **Wenig Kalorien**

Ein Gramm Eiweiß hat wie die Kohlenhydrate nur 4,1 Kalorien. Im Vergleich dazu hat ein Gramm Alkohol 7,1 Gramm Kalorien und ein Gramm Fett sogar 9,3 Kalorien.

EXKURS: EIWEISSE (PROTEINE)

Die Proteine sind die Grundbausteine der Zellen aller Lebewesen. Aus diesem Grund heißen sie auch *Proteine* (griech. protos = der Erste), weil sie die ersten, also wichtigsten Stoffe sind, ohne die Leben nicht möglich ist.

Dabei hat jedes Lebewesen seine individuelle Eiweißzusammensetzung, sodass es sehr schwierig ist, von einem Organismus auf den anderen Organe, Blut oder Gewebe zu übertragen. In jeder Zelle gibt es bis zu 5.000 verschiedene Eiweißarten, überwiegend Enzyme. In den Strukturen des Zellkerns sind Informationen für über 2.000.000 verschiedene Eiweißstoffe gespeichert. Eiweiße bestehen aus Aminosäuren.

Trotz der Vielzahl der verschiedenen Eiweißstoffe liegen ihnen nur wenige Bausteine (Aminosäuren) zugrunde. Insgesamt gibt es für den Menschen nur 22 verschiedene Aminosäuren, die allerdings eine unvorstellbar große Zahl von Verknüpfungsmöglichkeiten (10.130!) bieten. Alle Aminosäuren besitzen als typischen Bestandteil eine Aminogruppe, die als wichtigstes Element den Stickstoff enthält. Die einzelnen Aminosäuren unterscheiden sich durch diverse Restgruppen.

Wie bei den anderen Nährstoffen gibt es auch bei den Aminosäuren solche, die der menschliche Organismus nicht selbst bilden kann (essenzielle Aminosäuren), sodass sie mit der Nahrung von außen zugeführt werden müssen. Für den Menschen sind acht Aminosäuren essenziell, also lebensnotwendig (siehe Tabelle).

Halbessenzielle oder semiessenzielle Aminosäuren sind solche, die unter bestimmten Stoffwechselumständen nicht ausreichend gebildet werden können. So ist zum Beispiel die Aufnahme der Aminosäure Histidin nur im Säuglingsalter lebensnotwendig. Alle anderen Aminosäuren sind nicht essenziell, da sie der Organismus im Stoffwechsel aus Vorstufen selbst aufbauen kann, wenn ihm aus anderen Aminosäuren genügend Stickstoff (N) zur Verfügung steht.

Einteilung der Aminosäuren nach ihrem qualitativen Bedarf

Essenziell	Semiessenziell	Nicht essenziell
Isoleucin	Arginin	Alanin
Leucin	Histidin	Tyrosin
Lysin		Cystein
Methionin		Glutaminsäure
Phenylalanin		Glycin
Threonin		Hydroxyprolin
Tryptophan		Prolin
Valin		Asparaginsäure
		Serin

EIWEISSBEDARF

Das Eiweiß in der Nahrung hat die Aufgabe, Aminosäuren zum Aufbau körpereigener Eiweißstoffe zu liefern. Daher ist es eigentlich nicht ganz richtig, wenn man von einem minimalen oder optimalen Eiweißbedarf spricht, da es nicht auf den Bedarf von Eiweiß an sich, sondern auf den von essenziellen Aminosäuren ankommt. Der Bedarf an den einzelnen Aminosäuren ist je nach Lebensalter und körperlicher Belastung verschieden. Die Qualität der Nahrungseiweiße zeichnet sich durch das Maß an essenziellen Aminosäuren aus.

Die **biologische Wertigkeit (BW)** der Nahrungseiweiße gibt an, wie viel Gramm Körpereiweiß durch 100 Gramm des betreffenden Nahrungseiweißes aufgebaut werden können.

BESTNOTE FÜR DAS EIER-EIWEISS

Tierisches Eiweiß hat grundsätzlich eine höhere biologische Wertigkeit als pflanzliches Eiweiß, denn es ist dem menschlichen Aminosäurenmuster ähnlicher. Das Eiweiß des Hühnereies hat mit 100 die höchste biologische Wertigkeit und ist folglich für den Menschen sehr wertvoll. So kann der menschliche Körper allein aus 100 Gramm Eiereiweiß 100 Gramm körpereigenes Eiweiß bilden. Das Milcheiweiß hat im Vergleich zum Eiereiweiß eine Wertigkeit von bis zu 88. Getreideeiweiß hingegen ist mit einer biologischen Wertigkeit von 60 im Vergleich zum Hühnerei für den Menschen in Bezug auf das verwertbare Eiweiß geringwertiger.

DENN AUF DIE MISCHUNG KOMMT ES AN

Erinnerungen bestehen – nüchtern betrachtet – lediglich aus Eiweiß.

Eine gesundheitsbewusste Ernährung legt insbesondere Wert auf eine ausgewogene Mischung unterschiedlicher Nahrungsproteine. Durch die Kombination von tierischen und pflanzlichen Proteinen kann die biologische Wertigkeit der Nahrung noch gesteigert werden, da sich die Eiweiße unterschiedlicher Herkunft in ihrer Aminosäurenzusammensetzung sehr gut ergänzen können. Oft geschieht diese Ergänzungswirkung ganz unbewusst, wenn „klassische" Mahlzeiten, wie z. B. Kartoffeln mit Ei oder Fleisch, Brot mit Käse oder Aufschnitt oder einfach Bohneneintopf verzehrt werden.

Eier machen satt
Eine neuere US-amerikanische Studie der Saint Louis University in Missouri ergab, dass Eier zum Frühstück stark sättigen und die Sättigung vor allem lange vorhält. Die Kontrollgruppe in der Studie hatte ein eifreies Frühstück bekommen und hatte schon sehr bald wieder Hunger. Die Forscher halten daher Eier für eine gute Abnehmhilfe.

5

Sattmacher Nr. 2 – Ballaststoffe

Ballaststoffe sind Pflanzenfasern, die für den menschlichen Organismus eigentlich unverdaulich sind. Deshalb sind sie aber kein nutzloser Ballast, wie man lange glaubte, sondern erfüllen wichtige Aufgaben bei der Verdauung und dem Stoffwechsel. Dazu zählen folgende positive Funktionen:

- Sie haben eine günstige Wirkung auf den Zucker- und Insulinhaushalt.

- Sie senken den Cholesterinspiegel.

- Sie verbessern die Verdauung.

- Sie machen satt.

Getreideprodukte und vor allem Vollkornprodukte sind ballaststoffreich. Da diese aber zu viele Kohlenhydrate enthalten, die wiederum das Masthormon Insulin locken, bieten sich Gemüse, Salat, Pilze, Obst, Hülsenfrüchte und Nüsse als wichtigste Ballaststoffquellen an.

BALLASTSTOFFE MACHEN SATT!

MAGENDEHNUNG DURCH GROSSES NAHRUNGSVOLUMEN SIGNALISIERT IM GEHIRN SÄTTIGUNG

Ballaststoffe binden Wasser im Magen und erhöhen damit das Gewicht und das Volumen des Speisebreis. Das verstärkt die Dehnung der Magenwand, was ein wesentliches Sättigungssignal im zentralen Nervensystem auslöst.

LANGSAMER UND KONSTANTER ANSTIEG DES BLUTZUCKER-SPIEGELS

Vor allem die wasserlöslichen Ballaststoffe aus Gemüse, Salat und Obst bewirken eine kleisterartige Konsistenz des Nahrungsbreis, was dazu führt, dass darin enthaltene Kohlenhydrate nur verzögert ins Blut abgegeben werden. Dies hat den Vorteil, dass starke Blutzuckerschwankungen, die Hunger auslösen, vermieden werden. Ein konstanter Blutzucker bedeutet nämlich weniger Hunger.

Sattmacher Nr. 3 – Nahrungsvolumen und Energiedichte

Wasser ist schwerer als andere Lebensmittel. Wenn es im Magen durch Nahrungsbestandteile gebunden wird, hilft es, dem Nahrungsbrei das notwendige Volumen und Gewicht zu verleihen, was wiederum das Sättigungssignal auslöst. Besonders empfehlenswert ist neben viel Trinken auch der Verzehr wasserreicher Nahrung – und da wären wir wieder bei Fisch, magerem Fleisch, Gemüse und Obst.

SETZEN SIE MAGENFÜLLER:
NAHRUNGSVOLUMEN KONTRA KALORIEN

Das Nahrungsvolumen hat mehr Einfluss auf das Sättigungsgefühl als die Kalorienmenge. Für das Beenden der Nahrungsaufnahme sind neben den kalorienabhängigen Sättigungssignalen auch visuelle und geschmackliche Reize von Bedeutung. Um herauszufinden, wie sich jeweils Volumen und Energiegehalt der Nahrung auf das Sättigungsgefühl auswirken, wenn das Auge nicht mehr mitisst und auch der Geschmack ausgeschaltet wird, mussten Versuchspersonen im Rahmen einer Studie ihre Mahlzeiten über einen Schlauch einnehmen. Dabei wurde ihnen an verschiedenen Tagen flüssige Nahrung mit unterschiedlichem Volumen sowie gleichem und unterschiedlichem Kaloriengehalt verabreicht. Das Ergebnis: Die Mahlzeiten mit dem höchsten Volumen erzielten die bessere Sättigung. Der Kaloriengehalt schien dagegen keine Rolle zu spielen.

Sich satt zu essen und dabei abzunehmen, ist also kein Widerspruch. Man muss nur Lebensmittel wählen, die viel Volumen liefern und gleichzeitig wenige Kalorien enthalten, also eine niedrige Energiedichte haben.

ENERGIEDICHTE VON LEBENSMITTELN!

Die Energiedichte wird definiert als Energiegehalt (Kalorien) pro Gewichtseinheit (100 Gramm). In Deutschland liegt die durchschnittliche tägliche Energiedichte einer Mischkost (ohne Getränke) für Männer bei 175 Kalorien pro 100 Gramm.
   Durchschnittlich werden 2.000 Gramm Lebensmittel am Tag gegessen, also 3.500 Kalorien. Bei einem Energiebedarf von nur 2.400-2.600 Kalorien nimmt man so konstant zu viele Kalorien auf. Achten Sie darauf, dass die Energiedichte Ihrer Mahlzeit nicht über 125 Kalorien pro 100 Gramm liegt. Qualitativ hochwertige Lebensmittel mit hoher Energiedichte, wie Fette, Nüsse oder fette Fische, können durch die Kombination mit Lebensmitteln niedriger Energiedichte, wie Salat, Gemüse und Pilze, entschärft werden.

VOLLER TELLER – WENIGER BAUCH

Um Sättigung zu erreichen, sollte das Nahrungsvolumen bei ca. 400 bis 500 Gramm pro Mahlzeit liegen.

400 Gramm Salat liefert ca. 50 Kalorien (kcal).

Fazit: Hohes Volumen, kurzfristige gute Sättigung und geringe Energiedichte.

Weißbrot dagegen liefert schon mit 20 Gramm 50 Kalorien, also mit 100 Gramm 250 Kalorien.